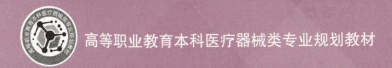

高等职业教育本科医疗器械类专业规划教材

智能医学仪器原理与设计

（供医疗器械工程技术专业用）

主　编　陈炜钢

编　者　（以姓氏笔画为序）

朱　清（浙江药科职业大学）

杨文君（顺圆弘通物流集团公司）

沈文锋［中科微感（宁波）有限公司］

陈友凯（浙江药科职业大学）

陈炜钢（浙江药科职业大学）

赵　勇（宁波普瑞柏生物技术股份有限公司）

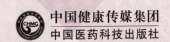

中国健康传媒集团

中国医药科技出版社

内 容 提 要

　　本教材是"高等职业教育本科医疗器械类专业规划教材"之一，系根据高等职业教育本科人才培养方案和本套教材编写要求编写而成。全书共 6 章内容：智能医学仪器概述、常用智能医学仪器的硬件平台、智能医学仪器中的数据采集技术、智能医学仪器中的通信接口技术、智能医学仪器软件设计、智能医学仪器算法分析。理论联系实际，方便学生学习和应用。

　　本教材可供高等职业教育本科医疗器械工程技术专业使用，也可作为相关从业人员的参考用书。

图书在版编目（CIP）数据

智能医学仪器原理与设计/陈炜钢主编. —北京：中国医药科技出版社，2024.5

高等职业教育本科医疗器械类专业规划教材

ISBN 978 - 7 - 5214 - 4692 - 0

Ⅰ.①智… Ⅱ.①陈… Ⅲ.①人工智能 - 应用 - 医疗器械 - 高等职业教育 - 教材 Ⅳ.①R197.39

中国国家版本馆 CIP 数据核字（2024）第 110221 号

美术编辑　陈君杞

版式设计　友全图文

出版　**中国健康传媒集团** | 中国医药科技出版社

地址　北京市海淀区文慧园北路甲 22 号

邮编　100082

电话　发行：010 - 62227427　邮购：010 - 62236938

网址　www. cmstp. com

规格　889mm × 1194mm $^1/_{16}$

印张　11 $^3/_4$

字数　323 千字

版次　2024 年 5 月第 1 版

印次　2024 年 5 月第 1 次印刷

印刷　北京金康利印刷有限公司

经销　全国各地新华书店

书号　ISBN 978 - 7 - 5214 - 4692 - 0

定价　**49.00 元**

获取新书信息、投稿、为图书纠错，请扫码联系我们。

数字化教材编委会

主　编　陈炜钢
编　者　（以姓氏笔画为序）
　　　　朱　清（浙江药科职业大学）
　　　　杨文君（顺圆弘通物流集团公司）
　　　　沈文锋［中科微感（宁波）有限公司］
　　　　陈友凯（浙江药科职业大学）
　　　　陈炜钢（浙江药科职业大学）
　　　　赵　勇（宁波普瑞柏生物技术股份有限公司）

前言 PREFACE

随着单片机、嵌入式系统的不断发展，传统的医学仪器发生了深刻变化。单片机与嵌入式系统是计算机的一个重要分支，是智能医学仪器的核心，已经成为各种仪器不可或缺的部件。正是由于嵌入了这样的单片型微处理器，加上人工智能在检测技术方面的广泛应用，使现代医学仪器具有视觉（图形及色彩辨读）、听觉（语音识别及语言领悟）、思维（推理、判断、学习与联想）等方面的能力，成为名副其实的智能医学仪器，故"智能医学仪器原理与设计"课程应用于应用型职业本科医疗器械相关专业学习是符合教学需求的。

智能医学仪器一般由硬件系统和软件系统构成，通过本课程的学习，能够使学生基本掌握医学仪器的应用方法。作为应用型职业本科医疗器械相关专业的学生，尤其是医疗器械工程技术专业，要树立新的观念，必须"软硬"融合，既要掌握硬件电路设计知识、理论分析，更要具备软件规划、程序设计能力。然而智能医学仪器面对的是一个比较复杂的系统的软硬件设计、编程规划，很容易让人摸不到"门"、找不到"北"。故在学习过程中，一定要循序渐进、精讲多练、理论联系实际，坚持在"学"中"做"，在"做"中"学"。只要能够使用单片机做出一个智能医学作品，就会极大地提升对单片机、智能医学仪器课程的兴趣，增强自己的成就感与自豪感，而且很多问题都将迎刃而解。

全书共6章，主要根据现有医学仪器产品的特点，提取的通用技术技能，总结这些技术技能的理论与应用。第1章介绍了智能医学仪器的一些基本知识，以及推动智能医学仪器发展的一些主要技术；第2章介绍了智能医学仪器的主要硬件平台，让学生知道目前主流的硬件平台STM32的相关基础知识；第3章主要介绍在仪器中提炼出的基本技能特点，在医学仪器中离不开数据的采集，通过对数据采集技术以及如何将理论知识转为实际应用过程的介绍，让学生掌握仪器前端数据采集技术的应用；第4章介绍医学仪器中各种通信的技术理论及应用，列举了常用的通信技术；第5章介绍程序设计的策略和应用，以及各种软件开发的框架，使学生能够掌握一套属于自己的软件框架，从而在以后的技能应用中可以快速上手，做出符合企业需求的应用；第6章主要介绍医学仪器中信号处理的各种算法，以使仪器更加智能。

本教材由长期从事该课程教学的一线教师以及企业工程师编写。具体分工如下：第1章由陈友凯和朱清编写，第2、5章由陈炜钢编写，第3章由沈文锋编写，第4章由赵勇编写，第6章由陈炜钢和杨文君编写，全书由陈炜钢统稿审阅。

本教材在撰写过程中参阅了许多资料，在此对所有资料的作者表示诚挚的感谢。对于书中所使用的资料没有注明出处或找不到出处的，在此郑重声明，本书内容仅用于教学，其著作权属于原作者，在此一并感谢。

由于学科发展较快，书中难免有不妥之处，望广大读者多多提出宝贵意见，以便修订时完善。

编 者
2024 年 2 月

CONTENTS 目录

第一章 智能医学仪器概述

⇒ 案例分析

实例 2020年，A公司全球首发并宣布一款具备ECG持续监控功能的智能手表，获得了NMPA医疗器械二类证，成为国内首款获证智能手表。

问题 1. 智能手表采集的是人体哪些生物信息？
　　　　2. 智能手表运用了什么感知技术？

现代医学中，许多仪器利用传感器、信号数据处理装置和显示器，把活体的信息变成人们所能观察到的形式。随着科学技术的进步，人们对医学仪器也提出了更新、更高的要求。设计便宜、可靠、具有智能的医学仪器成了广大仪表设计者的目标，而电子技术的飞速发展又为智能医学仪器的研制提供了广阔的发展前景。

智能医学仪器，简单地说，就是带有微处理器等人工智能单元的医学仪器。在微处理器问世之前，医用仪器的设计只是一种单纯的设计工作，谈不上智能。智能是研究怎样使医学仪器来模仿人脑所从事的推理、学习、思考、规划等思维活动，来解决需要人类专家才能处理的复杂问题，如医疗诊断。智能化仪器不仅仅体现在仪器内部有了CPU，更重要的是，它通过大数据分析，机器学习、预测能做到真正的智能化。

第一节 生物信息简介

一、人体系统的特征

在医学仪器没有大量出现之前，医生主要凭经验，通过手和五官来获取诊断信息。现在医学仪器可以将人体的各种信息提供给医生观察和诊断。因此，以人体为应用对象的各种医学仪器是与人体系统特征密切相关的。

人体是一个复杂的自然系统，它由神经系统、运动系统、循环系统、呼吸系统等分系统组成，分系统间既相互独立，又保持有机的联系，共同维持生命。运用现代理论分析研究人体，可将人体，系统分为器官自控制系统、神经控制系统、内分泌系统和免疫系统等。

1. 器官自控制系统 具有不受神经系统和内分泌系统控制的机制。如舒张期心脏的容积越大，血流入量就越多，则心脏收缩期每搏输出量亦越多，这是由心脏本身特性所决定的，不受神经或激素的影响。

2. 神经控制系统 在神经系统中，由神经脉冲 $1 \sim 100 m/s$ 的速度传递信息。神经控制系统是一种由神经进行快速反应的控制调节机制。以运动系统为例，从各级神经发出的控制信号到达被称为"最终公共通路"的传输路径，在运动神经元处加起来，最终表现为运动。

3. 内分泌系统 通过循环系统的路径将信息传递到全身细胞进行控制。与神经快速反应的控制调节相比，内分泌系统的传导速度较慢。由内分泌腺分泌出来的各种激素，沿循环系统路径到达相应器官，极微量的激素就可使其功能亢进或抑制。

4. 免疫系统 免疫的作用是识别异物，并对这种非自体的异物抑杀和排除。对人体来说，人体内的非自体识别及其处理形式是最基本的控制机制，许多病态都可用免疫机制加以说明。

二、生物信息的基本特征

1. 不稳定性 生物体是一个与外界有密切联系的开放系统，有些节律由于适应性而受到调控。另外，生物体的发育、老化及意识状况的变化都会使生物信息不稳定。长时间保持一定的意识状态而不影响神经系统的活动是比较困难的。所以，生物信息不存在静态的稳定性，因此在检测和处理生物信息时，就有选择时机的问题。有时为了方便分析问题，在一定的条件下，亦可将这种不稳定近似为稳定来处理。

2. 非线性 因生物体内充满非线性现象，反映生物体机能的生物信息必然是非线性的。用非线性描述生物体显示出的生物特性才比较准确。但在检测和处理生物信息时，在一定的条件下，仍可用线性理论和方法。

3. 概率性 生物体是一个极其复杂的多输入端系统，各种输入会随着在自然界中所能遇到的任何变化而变化，并会在生物体内相互产生影响。对于任意一个被检测的确定现象来说，这些变化就会被看作噪声。生物噪声与生物机能有关，使生物信息表现出概率变化的特性。

三、生物信息的类型

从生物体表（或体内）所拾取的生物信息有形态信息和机能信息。从信息的特征来看，可分为确知的信息和概率的信息；从信息在时间上的变化来看，可分为连续信息和离散信息，或称为模拟信息和数字信息。医学仪器所检测和处理的生物信息就是这两种信息。

连续信息和离散信息一般分为四种类型，如图 1-1 所示。

1. 离散参量的离散信息 如每天测量的白细胞数值，以图 1-1（a）表示。

2. 离散参数的连续信息 如每次给受检者所测的体温值，以图 1-1（b）表示。

3. 连续参量的连续信息 如检测到的心电波形图、脑电波形图等信息，以图 1-1（c）表示。

4. 连续参量的离散信息 如表示不同灰度等级的医学图像信号便是这类信息，以图 1-1（d）表示。

通常生物信息具体为某种医学生理参量时，就可直接称其为生物信号，简称信号。

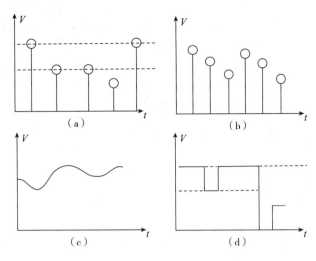

图 1-1　生物信息的四种信号波形

四、生物信息的检测与处理

为了分析研究人体（生物体）的结构与机能，给诊断提供依据，现在可以用医学仪器来检测和处理生物信息。当然，由于医学仪器的不断发展更新，检测与处理生物信息的方法和手段也在不断更新。

1. 生物信息检测　必须考虑到生物信息的特点，针对不同的生理参量，采用不同的方式检测一些十分微弱的信息时，必须用高灵敏度的传感器或电极；对一些变化极为缓慢的生物信息，则要求检测系统有很好的频率响应特性。一般实际检测到的信息，只是生物体系统信息中的一部分，我们在根据这些信息分析生物体的机能状态时，就应注意观察检测以后生物体状态的变化。

2. 生物信息处理　现在能检测到的生物信息十分丰富，不用计算机很难处理。但计算机只能处理离散信息，对模拟信息的处理必须先将其采样并做模/数（A/D）转换。另外，对不同特性的生物信息的处理，还要用到一些数学方法，如对非线性的生物信息，可通过拉普拉斯变换的方法，将其按线性处理；又如欲将检测到的以时间域表示的生物信息转换到频率域上，就需要采用傅里叶变换的方法；在生物信息的处理过程中，当需做信号波形分析时，又要用到模拟式频谱分析法（滤波法）和数字式频谱分析法（快速傅里叶变换法）等。

总之，生物信息的检测与处理对医学仪器来说十分重要，任何一台医学仪器离开生物信息的检测与处理，都将失去其存在的价值。

第二节　智能医学仪器的结构与工作方式

一、智能医学仪器的基本结构

智能医学仪器主要由生物信息检测系统、智能处理（分析）系统、信息记录与显示系统及辅助系统等部分构成，如图 1-2 所示。

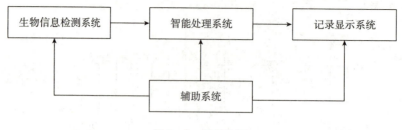

图 1 - 2   系统框图

1. 生物信息检测系统   主要包括被测对象、传感器或电极，它是智能医学仪器的信号源。

（1）被测对象   在生物体中，将需用仪器测量的物理（化学）量、特性和状态等称为被测对象，如生物电、生物磁、压力、流量、位移（速度、加速度和力）、阻抗、温度（热辐射）、器官结构等。这些量有些可直接测得，有些必须通过间接测得，但它们都需通过传感器或电极来检测。

（2）传感器或电极   传感器的作用是将反映人体机能状态信息的物理量或化学量转变为电（或电磁）信号；电极的作用是直接从生物（人）体上提取电信号。

传感器和电极的性能好坏直接影响智能医学仪器的整机性能，应该十分重视。

2. 智能处理系统   作用是对信息检测系统传送过来的信号进行处理，包括放大、识别（滤波）、变换、运算等各种处理和分析。智能信息处理系统被视为智能医学仪器的核心，因为仪器性能的优劣、精度的高低、功能的多少都主要取决于它。可以说，智能医学仪器自动化、智能化的发展完全取决于智能信息处理系统技术进步的程度。

3. 生物信息的记录与显示系统   作用是将处理后的生物信息变为可供人们直接观察的形式。医学仪器对记录显示系统的要求是记录显示的效果明显、清晰，便于观察和分析，能正确反映输入信号的变化情况，故障少，寿命长，与其他部分有较好的匹配连接。

4. 辅助系统   辅助系统的配置、复杂程度及结构均随医学仪器的用途和性能而变化。对仪器的功能精度和自动化程度要求越高，辅助系统越应齐备。辅助系统一般包括控制和反馈、数据存储和传输、标准信号产生和外加能量源等部分。

在医学仪器里，控制和反馈的应用分为开环和闭环两种调节控制系统。手动控制、时间程序控制均属开环控制；通过反馈回路对控制对象进行调节的自动控制系统为闭环控制系统。

医学仪器提供含有大量信息的数据，一般用存贮装置加以保留，既方便诊断和研究，又可重复使用。为了远距离也能调用，还需要有数据传输设备，可设专用线路，也可利用其他传输线路兼顾。

二、智能医学仪器的工作方式

医学仪器的工作方式，是指因其检测和处理生物信息方法的不同，而采用的直接的或间接的、实时的或延时的、间断的或连续的、模拟的或数字的各种工作方式。

1. 仪器的直接和间接工作方式   其区别在于：直接工作方式，是指仪器的检测对象容易接触或有可靠的探测方法，其传感器或电极能用检测对象本身的能量产生输出信号；而间接工作方式，是指仪器的传感器或电极与被测对象不能或无法直接接触，必须通过测量其他关系量间接获取欲测对象的量值。

2. 仪器的实时和延时工作方式   是指在假设人体被测参数基本稳定不变的情况下，若能在极短的时间内输出、显示检测信号，则为实时的工作方式；若需经过一段时间才能输出所检测的信息，则为延时工作方式。

3. 仪器的间断和连续工作方式   由于人体系统内有些生理参数变化缓慢，有些参数变化迅速，这就要求医学仪器选择与之变化相适应的工作方式，即检测变化缓慢的信息时采用间断的工作方式，而检测变化迅速的信息时采用连续的工作方式。

由此可见，若测量体温的变化时，可以采用直接的、实时的、间断的工作方式；而检测心电、脑电、肌电时，则需用直接的、实时的、连续的工作方式才能测出完整的波形图。

4. 仪器的模拟和数字工作方式　由于计算机在处理生物信息方面有突出的优点，使得医学仪器检测与处理生物信息的方式从模拟发展为模拟和数字两种。目前，传感器和电极均属模拟的工作方式，将模拟量进行 A/D 转换后再由计算机进行信息处理，然后再经 D/A 转换输出所测信号，这类仪器是数字的工作方式。数字的工作方式具有精度高、重复性好、稳定可靠、抗干扰能力强等特点。当然，模拟的工作方式因不需要进行两次变换而显得更加简单、方便。

第三节　智能医学仪器的特性与分类

一、智能医学仪器的主要技术特性

1. 准确度　是衡量仪器测量系统误差的一个尺度。仪器的准确度越高，说明它的测量值与理论值（或实际值、固有值）间的偏离越小。准确度可理解为测量值与理论值之间的接近程度。所以，准确度定义为如下：

$$准确度 = \frac{理论值 - 测量值}{理论值} \times 100\% \qquad (1-1)$$

准确度可用读数的百分数或满度的百分数表示，它通常在被测参数的额定范围内变化。影响准确度的系统总误差，一般是指元件的误差、指示或记录系统的机械误差、系统频响欠佳引起的误差、因非线性转换引起的误差、来自被测对象和测试方法的误差等。减小这些误差即减小系统总误差，可以提高准确度。理想情况下，测量值等于理论值，则准确度最高为零，这对任何仪器都难以做到。所以，不存在准确度为零的仪器。准确度有时也称为精度。

2. 精密度　是指仪器对测量结果区分程度的一种度量。用它可以表示出在相同条件下，用同一种方法多次测量所得数值的接近程度。它不同于准确度，精密度高的仪器其准确度未必一定高。若两台仪器在相同条件下使用，就容易比较出准确度与精密度的不同。

有些场合，将精密度和准确度合称为精确度（精密准确度），作为一个特性来考虑时，其含义不变，仍包括上述两个方面。

3. 重复性　是指在相同测量条件下，对同一被测量进行连续多次测量，所得结果之间的一致性。相同的测量条件，是指同样的测量步骤、同一观测者、同样的环境下，使用同一个测量仪表、时间间隔比较短。

测量结果的重复性可以用测量结果的分散性定量地表示，由测量值计算得到的实验标准偏差就是测量结果的重复性，也称其为组内标准偏差。

4. 稳定性　是指在所有其他条件相同时，仪器仪表在规定的时间间隔内保持其性能特征不变的能力。对于医学仪器，尤其是基准、测量标准或某些实物量具，稳定性是重要的计量性能之一，示值的稳定是保证量值准确的基础。医学仪器产生不稳定的因素很多，主要原因有元器件老化、零部件磨损、储存维护工作不仔细等。医学仪器需要周期检定或校准，这是针对其稳定性的一种考核。稳定性也是科学合理确定检定周期的重要依据之一。

二、智能医学仪器的特殊性

用医学仪器做生物检测一般分为标本化验检查和活体检测两大类。检测时生物系统不同于物理系统，在检测过程中，它不能停止运转，也不能拆去某些部分。因此，人体检测的特殊性和生物信息的特殊性构成了医学仪器的特殊性。

1. 噪声特性　从人体拾取的生物信号不仅幅度微小，而且频率低。因此，对各种噪声及漂移特性的限制和要求就十分严格。常见的交流感应噪声和电磁感应噪声危害较大，必须尽量采取各种抑制措施，使噪声影响减至最小。一般来说，限制噪声比放大信号更有意义。

2. 个体差异与系统性　人体个体差异相当大，用医学仪器做检测时，应从适应人体的差异性出发，对检测数据随时间变化的情况，要有相应的记录手段。

人体又是一个复杂的系统，测定人体某部分的机能状态时，必须考虑与之相关因素的影响。要选择适当的检测方法，消除相互影响，保持人体的系统性相对稳定。

3. 生理机能的自然性　在检测时，应防止仪器（探头）因接触而造成被测对象生理机能的变化。因为只有保证人体机能处于自然状态下，所测得的信息才是可靠的、准确的。当把传感器置于血管内测量血流信息时，若传感器体积较大，则会使血管中流阻变大，这样测得的血流信号就不准确、不可靠。同样，若做长时间的测量，就必须充分考虑生物体的节律、内环境稳定性、适应性和新陈代谢过程的影响；若在麻醉状态下测量，还需要注意麻醉的深浅度对生理机能的影响。

为了防止人体机能的人为改变，可对人体做无损测量。一般是进行体表的间接测量或从体外输入载波信号，从体内对信号进行调制来取得信息。所以，无损测量可以较好地保持人体生理机能的自然性。

4. 接触界面的多样性　为了测得人体的生物信息，必须使传感器（或电极）与被测对象间有一个合适的、接触良好的接触界面。但是，往往因传感器的实际尺寸较大，被测对象的部位太小而不能形成合适的界面；或者因人体出汗而引起皮肤与导引电极之间的接触不良。接触不良、接触面积不好等构成接触界面的多样性，对检测非常不利，于是人们想出了各种办法来保证仪器与人体有一个合适稳定的接触界面。

5. 操作与安全性　在医学仪器的临床应用中，操作者为医生或医辅人员，因此要求医学仪器的操作必须简单、方便、适用和可靠。

另外，医学仪器的检测对象是人体，应确保电气安全、辐射安全、热安全和机械安全，使得操作者和受检者均处于绝对安全的条件下。有时因误操作而危害检测对象也是不允许的，所以安全性与操作有内在关系。

6. 典型医学参数　智能医学仪器主要用于检测各种医学参数，在使用和维修医学仪器时，很有必要了解一些典型的医学和生理学参数（表1-1）。

表1-1　典型医学和生理学参数

典型参数	幅度范围	频率范围	使用传感器（电极）类型
心电（ECG）	0.01~5mV	0.05~100Hz	表面电极
脑电（EEG）	2~200μV	0.1~100Hz	帽状、表面或针状电极
肌电（EMG）	0.02~5mV	5~2000Hz	表面电极
胃电（EGG）	0.01~1mV	DC~1Hz	表面电极
心音（PCG）		0.05~2000Hz	心音传感器
血流（主动脉）	1~300ml/s	DC~20Hz	电磁超声血流计

续表

典型参数	幅度范围	频率范围	使用传感器（电极）类型
输出量	4～25L/min	DC～20Hz	染料稀释法
心阻抗	15～500Ω	DC～60Hz	表面电极、针电极
体温	32～40℃	DC～0.1Hz	温度传感器

三、智能医学仪器的分类

　　智能医学仪器的常见形态包含两类，①以诊断分析系统机器人、监护仪等硬件系统为载体，人工智能技术作为软件组件驱动，并控制相关硬件系统，从而实现预期功能；②无须医学仪器硬件，以独立软件的形式实现其预期功能。人工智能医学仪器的典型应用包括智能辅助诊断、智能辅助治疗、智能监护与生命支持、智能康复理疗、智能中医诊疗等。

　　1. 智能辅助诊断产品　是指从提升医务人员诊疗效率的角度出发，通过分析处理 CT/MRI/超声等大型诊断影像数据、组织病理图像数据、生理电信号、DNA 测序数据等多种数据辅助医务人员进行临床诊断决策的产品，具体应用场景可包括辅助分诊、辅助评估、辅助检测等。

　　当前智能辅助诊断产品在人工智能医学仪器中技术最成熟，应用最广泛，约占我国目前已获批产品的 80%。从覆盖病种来看，智能辅助诊断产品当前已覆盖眼部、肺部、骨、心血管、乳腺、脑、消化道、宫颈、肝脏等多个部位的疾病诊断。医学影像数据的标准化程度相对较高，传统医学图像处理已经有多年技术积累，因此基于图像处理的产品最为成熟，并且应用能力仍在不断拓展，从最初二维的 X 光平片拓展到了三维的 CT、MRI 影像，从静态的医学影像拓展到了动态的超声影像与内窥镜视频影像。

> 🔗 **知识链接**
>
> ### AI + 医疗器械
>
> 　　AI + 医疗器械是指采用人工智能技术的医疗器械，包括人工智能独立软件和人工智能软件组件等。其在辅助治疗、医学影像处理等领域的应用愈发广泛，已成为未来医疗器械行业发展热点赛道之一。新一代人工智能技术的兴起，为医疗行业实现智能化转型提供了新的思路和手段，也为医疗器械产业发展带来了重大机遇。我国人工智能医疗器械产业发展势头迅猛，人工智能医疗器械产业生态已经基本形成，面向未来，AI + 医疗器械的商业化必将取得突破性进展。

　　典型产品 1：胶囊内窥镜肠道影像辅助检测软件。主要在胶囊小肠镜影像的回顾性阅片及胶囊胃镜的实时检查时使用。该产品可适用于疑似不明原因消化道出血、遗传性息肉病综合征炎症、克罗恩病、乳糜泻、血管畸形等消化道疾病患者；疑似心血管内科消化道出血患者等不易适用常规内镜的人群。

　　该产品的核心算法设计与产品的实际临床应用紧密结合，根据胶囊内镜进行图像采集的特点，模拟医生阅片时采用的顺序及前后关联等视频流的阅片模式，模型对单图片识别采用 CNN 算法，对连续性有前后逻辑关联的信息采用 RNN 算法进行处理，采用 RNN + CNN（CRNN）的模型算法实现图像序列识别。该软件首次将 CRNN 模型用于肠道病灶辅助检测，有效提高了阅片的准确度和效率。

　　典型产品 2：甲状腺超声辅助诊断系统。甲状腺超声辅助诊断系统 ITS100（Ian Thyroid Solution 100）系列产品率先实现甲状腺超声 AI 动态实时诊断一体化解决方案，在常规超声检查过程中，AI 实时同步分析超声影像，给出精准判断结果，实现甲状腺有无结节、结节良恶性以及桥本甲状腺炎、癌症亚分型等复杂病症的超声定性、定位、边界分割等多任务实时动态辅助诊断，同时还能自动识别甲状腺区域等。

ITS100 系列产品可以通过人工智能技术自动探测结节的位置，并自动提取结节的特征来预测良恶性风险，辅助医生诊断。ITS100 实时动态辅助诊断还具有便携性、操作简易、针对不同机型超声设备的高适配性等优点，在节省医生时间和精力的同时提高诊疗效率，并降低漏诊及误诊率，有望降低不必要的甲状腺穿刺活检，进一步建立起无创化诊疗决策支持，实现临床诊疗流程原创创新和系统创新。

2. 智能辅助治疗产品　通过人工智能技术提升医疗人员治疗效率及精准性，提升医学装备智能化水平。智能辅助治疗产品可根据手术阶段，分为术前产品及术中产品：术前产品为智能辅助手术规划类产品，根据患者术前病灶部分影像及其他相关数据，通过三维重建、图像分割及配准、力学分析等智能算法生成术前手术规划路径；术中产品主要为智能辅助导航定位产品，通过多模态图像融合配准光学/电磁定位等技术，将患者术前影像、术中实时影像、术中器械位置等数据信息进行医学影像重构，生成实时三维病灶模型，并对机械臂提供位置反馈形成高精度的闭环控制。目前，应用于骨科、神经外科、腔镜、肿瘤消融、口腔等手术的智能辅助治疗类产品已渐趋成熟。

典型产品 1：脊柱、创伤骨科辅助手术机器人。骨科手术机器人可用于脊柱外科和创伤骨科开放，或经皮手术中以机械臂辅助完成手术器械或植入物的定位，能够有效提高手术诊断与评估、靶点定位、精密操作的质量，辅助医生完成真正意义上的骨科精准微创手术。该产品以多模医学影像为基础，运用独创的双平面定位、机器人控制等前沿技术，扩展医生的操作技能，为手术全过程提供支持。

该产品具备标记点自动识别、图像智能配准技术，快速精准完成多空间匹配。通过三维立体术中图像，手术医生可从各个方位观察最佳的手术入路，并进行关键数据测量，从而最大限度地避开危险区，利用软件一次规划所需的全部内植入物，确定个性化手术方案。智能导航系统实时捕捉手术器械位姿信息，便于医生确定植入物通道正确性；患者实时跟踪及路径补偿技术，使机器人自动补偿由患者移动引起的定位误差，确保手术路径与规划路径一致，保障手术精度和稳定性。机器人辅助手术技术可将原有复杂骨科手术微创化，相比于传统手术，手术时间缩短 30% 以上，出血量减少 95% 以上，X 射线拍摄次数下降 70%，手术并发症发生率大大减少。

典型产品 2：全骨科手术辅助机器人。智能全骨科手术辅助机器人系统，能够辅助医生进行精准、高效和安全的全膝/单节膝关节置换、全髋关节置换、脊柱以及创伤手术。系统搭载术后康复监测平台，建立机器人辅助全骨科手术与康复治疗的医疗服务体系。

相较于传统二维 X 线透视图，骨科手术机器人基于 CT 数据的三维可视化影像，对人体骨骼解剖结构进行清晰显示与定位，实现术前智能规划、术中精准定位和稳定手术操作微创化，如膝关节置换术，不需要传统术式的开髓腔和安装髓内导杆等步骤，显著减少了患者软组织受到的创伤；对于脊柱手术，骨科手术机器人提高椎弓根通道制备、减压操作等准确性，减少传统凭经验开放式手术造成的大面积创伤。个性化，术前规划功能，实现手术方案的"私人定制"；标准化，机械臂系统过滤颤动，减少手术中因外科医生手部震颤而造成的操作失误，克服医生眼花、疲劳等生理局限，提高手术效果的一致性。运用 5G 技术，构建远程数字化智能骨科诊疗系统，可实现远程会诊、诊断、治疗与康复，为基层与偏远地区提供专家级医疗服务。目前该产品已在十多家医院提供临床服务。

3. 智能监护与生命支持产品　主要立足于提升现有监护手段，对人体各项生理体征进行长期稳定的监测分析和风险预警。可根据应用场景不同，分为院内产品和院外产品：院内产品主要为高危重症患者开展血氧饱和度、心脏起搏状态、脑电阻抗等指标的床旁监测，根据监测结果自动建立风险分析模型，实时提供智能通气、给药等自适应生命支持能力，通过无创或微创的监测方式提升重症患者生存质量，减轻护理人员工作负担；院外产品主要为患有慢性疾病患者提供便携式可穿戴的监测和干预手段。

典型产品：人工智能起搏器。智能植入式心脏起搏器，主要用于缓慢性心律失常的永久性治疗，以挽救心脏病患者生命，改善其生活质量。其产品主要功能包括起搏、感知功能；其智能化功能包括自动初始化、自动电极监测、自动阈值管理、自动感知、自动模式转换、频率自适应、自身房室传导优先、腔内心电图实时传送功能、程控与遥测功能。本产品包含了多项创新内容，使心脏起搏器在安全性、有效性等方面得到明显的改进，并具有显著临床应用价值。这些创新内容包括心脏起搏器专用芯片、起搏阈值的智能化管理、感知的智能化管理。

其中心脏起搏器专用芯片具有起搏脉冲发放、心电感知、心电数据采集、电极阻抗测试、运动采集、近场通信等功能。心脏起搏器最基本的功能是通过发放心房或心室起搏脉冲以刺激心肌收缩，治疗缓慢性心律失常。在临床应用中患者的起搏阈值会出现一定的波动，即使定期随访也无法避免出现因起搏阈值升高导致心脏停搏的可能。因此，需要心脏起搏器自动定期对其输出幅度进行优化，以保障起搏脉冲的有效性，同时要兼顾低耗电要求。产品设计采用国内首创的智能起搏阈值夺获算法，这个算法基于 50 余只实验犬起搏脉冲后心脏腔内电波数据进行训练，包括夺获波 13486 个，失夺获波 1388 个。

感知功能是起搏器检测心脏自主的心房 P 波及心室 R 波，是心脏起搏器最基础的功能。临床应用中患者的 P 波、R 波并非固定不变，若起搏器感知功能不当，将可能影响起搏脉冲的治疗，出现竞争性心脏起搏等。本产品开发了一套用于心脏起搏器的智能感知模块，其特点在于可实时监测心脏内心房波和心室波的电信号，随心电信号调整起搏器的感知灵敏度，确保心电信号能被正常检测，而且起搏器不受非正常干扰信号的影响。

4. 智能康复理疗产品　是指以人工智能为基础，借助脑机接口、生物反馈、外骨骼机器人等技术对肢体运动障碍、认知障碍、视听障碍、心理障碍等疾病的患者进行康复治疗的智能化设备。其中最为典型的是融合脑机接口与机器人技术的康复训练系统，采集脑电信号通过自适应阻抗控制技术为机器人提供反馈，为患者提供个性化的训练模式，提高患者训练主动性与康复效率。同时，随着近年来"数字疗法"概念的兴起，针对脑卒中、抑郁症、ADHD 等神经及心理类疾病的基于循证医学的康复治疗类软件系统也正不断涌现。

典型产品 1：肢体康复训练机器人。由天津大学神经工程团队研发的"神工－神甲"脑－机接口神经肌肉电刺激下肢外骨骼康复训练机器人与"神工－灵犀指"脑－肌电控外肢体（手部）康复训练机器人，可用于脑卒中导致的肢体运动障碍康复。

"神工－神甲"机器人系统，为世界首款神经调控式机械外骨骼系统，在国际上首次实现了脑机接口、神经肌肉电刺激和机械外骨骼的自主研发和集成应用，该产品基于大脑神经可塑性原理，在体外搭建"人工神经环路"，采用脑机接口技术，解码行走意图，控制外骨骼电刺激输出，驱动患肢行走逐渐接近健侧运动规律，重建脑－肢体闭环神经环路，有效解决了目前卒中康复策略患者被动参与、干预手段单一、治疗模式不精准的技术痛点。

"神工－灵犀指"机器人系统为世界首款脑－肌电控外肢体机器人系统，在国际上首次提出"第六指"脑电运动想象范式，可实现更高强度、更大范围的中枢神经运动激励效果，硬件系统包括脑电采集、肌电采集、电刺激反馈、中央处理和信息引导模块，实现了便携式可穿戴集成。该产品聚焦手部运动功能康复，通过脑肌电协同控制手指弯曲伸展，采用神经肌肉电刺激反馈手指触力觉，实现物体稳定抓握代偿和手指对指康复训练，唤醒功能障碍的中枢与外周神经系统，具备显著的临床价值。

典型产品 2：植入式脑机接口康复辅助系统。该系统通过微创手术将体内机植入颅骨中，实现在硬膜外全天候、长时程脑电数据的实时采集、传输和储存，借助体外机（与体内机进行无线供电和无线信号传输）对个体化脑电大数据的深度人工智能算法训练，通过患者运动区及语言区解码，实现患者在康复阶段的对外交流、运动功能；同时该系统还可通过计算服务中心向医生端传输全部脑电数据，实现医患之间的远程治疗服务，并建立疾病大数据库/患者大数据库，搭建脑机接口智能诊疗平台。

该植入式微创脑机接口系统是一种新型的双向脑机接口系统，在硬膜外采集和刺激，采用无线供电模式隔着皮肤与体外机无线通讯，不仅完美规避了传统有创方式的生物安全性问题，还可以通过宽频带颅内 24/7 全天候长时程脑电数据，利用智能构建疾病大数据库/患者大数据库，较现有产品在安全、有效、节约等方面有了根本性改进。

该系统主要用于患有癫痫、完全性脊髓损伤、脑卒中、肌萎缩侧索硬化或者重症肌无力等的患者，可以通过脑机接口技术帮助患者延缓/抑制发作、实现运动、语言功能的康复辅助，提高生活质量，形成有效的闭环调控方案。

5. 智能中医诊疗产品　是以中医医学模型为技术驱动，从"望、闻、问、切"四诊辅助诊断，推拿、针灸、拔罐辅助治疗展开，利用人工智能技术实现数据采集客观化、四诊合参智能化、辨证论治准确化，从而解决中医诊疗过于依赖主观性和经验性的定性分析、难以复制传播等问题。当前智能中医诊疗产品主要分为诊断和治疗两大类：①诊断产品，主要通过分析处理基于通用相机采集得到的舌像和面像、基于红外成像仪采集的热能数据、基于柔性传感器采集得到的脉相数据辅助医生决策；②治疗产品，将经络、穴位等中医领域医学指征与人体生理阻抗等可定量测量的指标关联起来，进行基于数据分析的治疗，典型产品包括智能针灸机器人、智能经络调理机器人等。

典型产品：中医经络调理机器人。中医经络调理机器人（又名经络调理仪）将传统中医经穴疗法与人工智能相结合，利用全景 AI 视觉系统，快速提取全身经穴路径，反馈给双臂机器人，模拟人的双手，持多物理场调理头在人体上进行精准治疗。其以全景 AI 视觉随动跟踪技术、多物理场精准经穴深层刺激技术为核心，凭借智能的算法，可在 1 秒内完成处方路径规划与实时追踪、30 分钟完成全身精准治疗。同时，其强大的数字化、可视化功能，可使患者在沉浸式的体验感中，实时掌握调理进程与状态。产品已申请发明、实用新型等各类知识产权 70 余项，产品为行业首创，技术达到国际领先。其在临床应用上，既可根据内置专家处方，亦可根据现场医生开具的个性处方，对患者实施自动化精准治疗，实现专病专治；或者作为康养理疗产品，对亚健康人群实施全身调理与治疗，实现通经络、治未病。

产品可广泛应用于医院，作为名老中医数字化传承、专病数字化治疗、未病/康复等数字化特色科室的建设，亦可应用于康养机构、体育训练中心、公司、社区等场景与人群，用于治未病、康养、康复与亚健康的调理。产业化后，可借助 AI、5G、物联网、大数据等技术，助推打造中医服务新业态。

第四节　推动智能医学仪器发展的主要技术

一、感知技术

1. 基于医学仪器采集产生客观数据是最主要的感知方式　医学仪器能够对某些疾病起到预防、诊断、治疗和监护的作用，对人体样本进行检测等，最终辅助医生更好地治疗病患，直接或间接地作用于人体，采集人体信息，产生具有医疗用途的客观数据。根据医学仪器所采集信息的种类可将其大致分为三类。

（1）医学影像设备　借助放射成像技术、磁共振成像技术、超声成像技术等，生成与人体内部结构有着空间和时间对应关系的影像信息，设备主要包括 CT/MRI、PET、SPECT、内窥镜、超声、眼底照相机等。

（2）医用电子设备　借助传感器、导联线等对人体生物物理信号进行长期或短时间的监测诊断，并将信号图形化或数值化，设备主要包括心电监测仪、脑电监测仪、血压仪、无创血糖仪等。

（3）体外诊断设备　利用光电比色法原理、光学扫描原理、基因测序技术等，在体内对人体样本（血液、组织等）进行检测，进而获得诊断信息，设备主要包括生化分析设备、微生物分析设备、分子生物学分析设备等。

医学仪器采集具有医疗用途的客观数据，在很大程度上改善了患者护理效果，提高了诊断准确性，便于症状跟踪，而人工智能与医学仪器的结合，在进一步提高医疗数据采集效率与准确性的同时，也改善了对医疗数据的分析功能，其结构如图1-3所示。

医学仪器采集信息

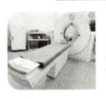

医学影像设备
CT/MRI、内窥镜、超声、眼底照相机等放射成像技术、磁共振成像技术

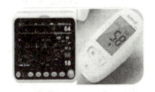

医用电子设备
心电监测仪、脑电监测仪、无创血糖仪等传感器、导联线、数模转换技术

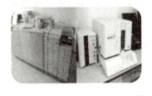

体外诊断设备
生化分析设备、微生物分析设备等光电比色原理、基因测序技术

图1-3　基于医学仪器的感知采集技术

2. 基于可穿戴设备的数据采集技术是重要的感知手段　可穿戴设备在计算机及电子产品小型化、便携化的趋势下诞生和发展起来，是一种可直接佩戴/穿戴在身上，或贴附在皮肤表面，或整合到衣服或配件的便携式设备。其利用硬件设备采集人体生理数据，在软件支持下感知、记录、分析、调控、干预甚至治疗疾病或维护健康状态，实现生命体征数据化，可通过长时间的穿戴实现用户体外数据或生理参数的连续采集。此外，可穿戴设备还可借助软件实现数据监测、采集和传输，通过云端将患者和医生衔接起来，将患者的健康数据实时同步给医生，及时开展后续诊疗或病情干预，释放医疗资源，减少就医次数，降低医患双方治疗成本，此外，医疗机构及地方卫生部门可获取海量用户健康数据，促进医疗政策科学决策。可穿戴设备结合人工智能技术，在其可穿戴性、可移动性、可持续性的基础上，又增加了简单操作性、可交互性的特点，如图1-4所示。

穿戴设备可以按照产品形态分为四类。

（1）以手腕支撑为代表　如智能手环、腕式血压计等。

（2）以脚部支撑为代表　如智能鞋、智能鞋垫等。

（3）以头部支撑为代表　如智能眼镜，无线耳机等。

（4）智能服装、书包、拐杖、配饰等各类非主流产品形态　如智能体温贴等。

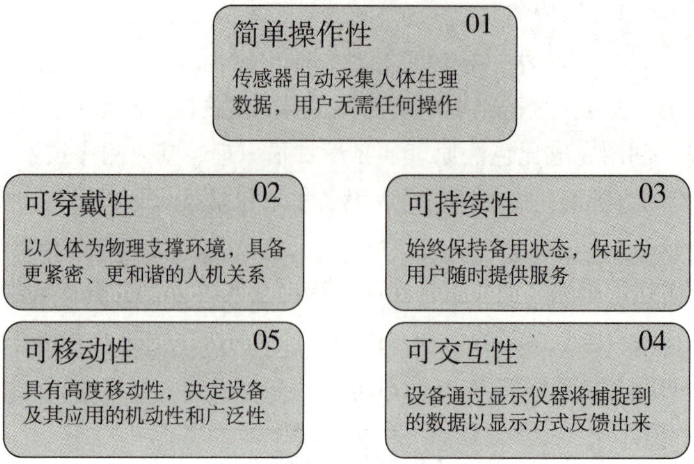

简单操作性	01
传感器自动采集人体生理数据，用户无需任何操作	

可穿戴性	02
以人体为物理支撑环境，具备更紧密、更和谐的人机关系	

可持续性	03
始终保持备用状态，保证为用户随时提供服务	

可移动性	05
具有高度移动性，决定设备及其应用的机动性和广泛性	

可交互性	04
设备通过显示仪器将捕捉到的数据以显示方式反馈出来	

图 1 - 4　基于可穿戴设备的感知采集技术

随着人工智能技术及传感器技术等不断发展，可穿戴设备正逐步向医用级产品靠拢，在实现不间断连续生理指标监测的同时，数据采集的准确性及数据的处理分析能力也在不断加强，在运动健康、医疗监护等场景有着广阔的应用前景。

3. 运动捕捉技术对人体运动姿态进行感知　运动捕捉技术主要借助运动捕捉系统，对运动物体关键点在真实三维空间中的运动轨迹或姿态进行实时测量和记录，并通过处理软件在虚拟三维空间中重建运动模型，对动作进行时空参数和运动学参数分析，探索运动规律。运动捕捉系统主要包括传感器、信号捕捉设备、数据传输设备及数据处理设备四部分。根据其工作原理不同，可将其分为光学式、机械式、电磁式、声学式和基于视频的捕捉系统。人工智能技术的发展，使得运动捕捉系统的数据处理更准确，效率更高，并逐步应用于医疗领域。运动捕捉技术在康复领域的应用主要包括人体步态分析、静态体姿分析、运动数据获取等，其中步态分析是研究康复治疗过程中患者运动状态最常用的技术手段之一。在步态分析中结合运动捕捉技术，可以实时监护捕捉患者的运动状况，提高精准的空间定位，量化数据并进行分析，将结果传输给医生，辅助医生进行评估及康复方案制定，弥补了患者康复过程中没有准确性数据，医生只能通过周期性观察，凭借经验进行康复评估的缺陷。

4. 融合 AR/VR 的脑机接口技术进一步提升感知能力　人工智能和脑科学融合发展为机器智能与人类智能的融合提供了可能，实现脑机智能融合的关键技术就是人脑与机器之间的信息交互，即脑机接口。脑机接口在大脑与外部环境之间建立一种全新的不依赖于外周神经和肌肉的交流与控制通道，从而实现大脑与外部设备的直接交互（图 1-5）。该技术能够在人脑与外部环境之间建立沟通以达到控制设备的目的，进而起到对人体信息的监测作用。脑机接口技术可根据脑信号采集方式不同，分为侵入式和非侵入式两种。

（1）非侵入式脑机接口　通过附着在头皮上的穿戴设备测量大脑的电活动或代谢活动，无须手术，安全无创，目前应用相对广泛，但是空间分辨率较低，且受大脑容积导体效应的影响，传递至头皮表面时衰减较大，易被噪声污染，信噪比低。

（2）侵入式脑机接口　需要采用神经外科手术方法将采集电极植入大脑皮层、硬脑膜外或硬脑膜下直接记录神经元电活动，信号衰减小，信噪比和空间分辨率高，但属有创伤植入，技术难度大，存在继发感染可能性，目前仍有待深入研究，突破相关技术瓶颈。

脑机接口技术通常与 AR/VR 技术相结合，创建脑机接口同步闭环感知反馈系统，模拟产生三维空间的虚拟场景，患者可利用大脑皮层信号完成肢体控制，并在三维空间中完成运动，同时通过 VR 向用户进行视觉反馈，从而完成障碍康复。

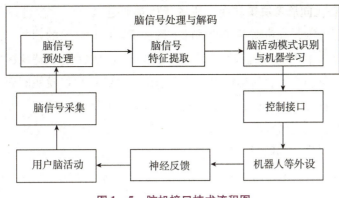

图 1-5　脑机接口技术流程图

二、分析技术

分析能力是人工智能医学仪器的核心，其底层基础算法主要包括知识图谱、机器学习、深度学习和隐私计算等。知识图谱，是以结构化的形式描述客观世界中概念、实体及其之间的关系，可以对医疗数据进行统一建模、组织和管理；机器学习，利用已有的医疗数据进行算法选择，并基于算法和数据构建模型，最终对新的医疗数据做出决定或预测；深度学习，通过学习医疗数据样本的内在规律和表示层次，并在学习过程中获得对医疗数据进行解释的信息，最终使机器具有识别能力、分析学习能力和决策能力；隐私计算，即在多个主体间不直接共享样本数据的情况下，实现合作处理，医疗数据的处理需要使用和收集大量的用户信息，隐私计算则在一定程度上保护了患者的隐私。

技术方向可分为计算机视觉、语音处理、自然语言处理和数据分析等。由于技术发展所处的阶段不同，不同技术方向的成熟度也不相同。计算机视觉通过对影像进行智能处理以获得影像中的信息，由于医学影像数据的标准化程度相对较高，且传统医学图像处理有多年的技术积累，因此最为成熟。语音处理和自然语言处理以语言为对象进行分析、理解和处理，在日常生活中应用较为广泛，相应算法也较为成熟，但是由于此类技术在医疗场景下的数据基础较为薄弱，没有形成规模化的知识库与语料库，因此成熟度相对较差。数据分析是通过对大量数据进行分析总结，最大化开发数据功能，发挥数据作用，更多地被应用于前沿领域，逐步趋于成熟。

各个技术方向被逐步细化应用于不同的技术场景。计算机视觉技术可以对患者的病理影像进行目标检出、判别分类等处理，主要应用于病灶识别、疾病分类等场景，辅助医生诊断，提高诊疗效率和准确率。语音处理、自然语言处理的技术可以对患者的语言进行智能处理，主要应用于语音识别、语音理解和语义识别等场景，协助管理，节省医疗资源。数据分析则作为一种重要的分析工作被更多地用于靶点发现、病症筛查等场景，提高疾病筛查效率。

随着人工智能技术的发展和底层算法的不断更新，智能医学仪器分析技术的能力不断提高，应用范围也逐步扩大（图 1-6）。

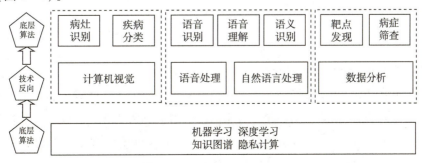

图 1-6　人工智能技术的应用方向

1. 分析模式从机械替代向思考决策转变 机械替代是通过对医疗数据进行简单的预处理，输出简单的处理结果，而决策思考则是在机械替代的基础上增加了对处理结果的判断和诊断，如图1-7所示。分析技术的应用初期主要集中于基本生产环节，对医疗数据进行预处理和特征提取，其中预处理模块聚焦于对批量医疗数据进行自动标注、目标增强、数据清洗等；特征提取模块则聚焦于对批量医疗影像的纹理、颜色、信号幅值等特征进行提取，其实际应用有通过对宫颈组织病理影像进行处理标注出癌变部位、通过处理大量基因组数据进行检测突变基因。随着算法的更新优化，分析技术的应用逐步扩展到后期诊疗环节，完成机械替代作用的同时实现思考决策，即通过对医疗数据的预处理或特征提取结果进行良恶判断，给出分诊建议，提供治疗方案规划，引导手术定位等。智能医学仪器的分析模式正在从机械替代向思考决策转变，标志着人工智能技术在医疗行业中的应用逐步走深，从基础边缘场景向核心关键任务演进。

2. 多模态融合交互技术 在人工智能医疗器械中，多模态融合交互处理则是将多种医疗信息与数据同时处理并得出一个更加准确的结果。随着各类医疗器械的成熟应用，可获取的客观医疗数据越来越多，同一个患者可能会有不同设备的检查结果。但是早期由于算力等限制，利用分析技术对医疗数据进行处理时，会根据特定的任务选择一种数据模态，随着算法、算力等的优化，多模态融合交互被逐步应用于对医疗数据进行处理。多模态融合交互技术分为多模态融合技术和多模态交互技术。

（1）多模态融合技术 是将来自不同模态的医疗信息进行整合，以得到一致、公共的模型输出，提高输出结果的准确性和全面性，如结合脑电图、脑磁图和脑部的功能磁共振成像图像三种模态数据，可以实现对患者脑部的高时空分辨率分析，弥补单模态数据可能存在的信息缺损，提高临床决策水平。

（2）多模态交互技术 是充分模拟人与人之间的信息交换，利用语音、图像、文本等多模态信息进行人与计算机之间的信息交换，如高分辨的传感器将会在手术中提供更即时的信息反馈和人机交互过程，提高设备自适应与智能化水平（图1-8）。

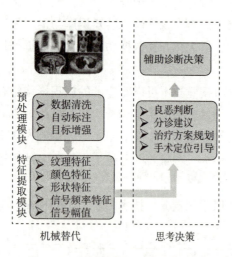

图1-7 机械替代与思考决策对比

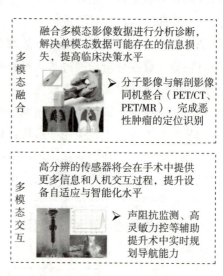

图1-8 多模态融合交互技术

3. 情绪识别分析技术 初期的分析技术主要用于提高诊疗效率，缓解就诊压力，因此更多地集中于对医疗数据进行分析判断，包括医学影像、生理信号和患者病历等，随着人们对情绪和精神状态的关注程度日益提高，针对情绪、情感、精神状态等方面的分析识别成为热点方向。人的情绪是对客观事物的态度体验和相应的行为反应，是一种有意识或无意识的情况感知触发的心理生理过程，具有很强主观性。情绪的表现与干预对于部分疾病的诊断和治疗有着重要作用，例如对于注意力缺陷、自闭症等认知障碍类疾病，以及抑郁症、创伤后应激障碍等精神类疾病而言，精确地分析计算情绪并进行实时的回应反馈，对于患者日常生活与康复预后具有重要意义。情绪识别技术可通过非侵入脑机接口以及外在行为表现共同感知情绪状态，针对部分患者存在的社交与交流障碍，进行基于大脑实时信号的精准闭环干预和评测，通过视听反馈促进神经可塑性，提高社交脑功能，提升行为训练的效果。目前用于情绪识别的人工智能技术在医疗领域的研究尚且处于起步阶段，但随着人们对情绪、精神、认知等疾病的关注度逐渐提高，情绪识别将成为分析技术的热点方向。

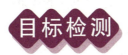

答案解析

一、选择题

下列不属于生物信息基本特征的是（　　）

A. 不稳定性　　　　　　　　B. 非线性　　　　　　　　C. 随机性　　　　　　　　D. 稳定性

二、简答题

1. 结合你对智能医学仪器概念的理解，讨论"智能化"的层次。

2. 简述推动智能医学仪器发展的主要技术。

3. 你学过的哪些课程能为智能医学仪器设计奠定基础？

4. 智能医学仪器的主要技术特性是什么？

5. 智能医学仪器有哪些特殊性？

书网融合……

本章小结

第二章　常用智能医学仪器的硬件平台

⇒ 案例分析

实例 多传感器融合的人体健康监测系统设计并实现了一个人体健康智能监测系统，该系统包括数据采集模块、单片机主控模块、显示模块、传输模块和监测终端。

问题 单片机主控模块若选用 STM32 实现，其最小系统应包含哪些部分？

第一节　单片嵌入式系统

在各种不同类型的嵌入式系统中，以单片微控制器（microcontroller）作为系统的主要控制核心所构成的单片嵌入式系统（国内通常称为单片机系统）占据着非常重要的地位。单片嵌入式系统的硬件基本构成可分成两大部分：单片微控制器芯片和外围的接口与控制电路。其中单片微控制器是构成单片嵌入式系统的核心。

单片微控制器又被称为单片微型计算机（single - vhip microcomputer 或 one - chip microcomputer），或者嵌入式微控制器（embedded microcontroller）。而在国内普遍采用的名字为"单片机"。尽管单片机的"机"的含义并不十分恰当，比较模糊，但考虑到多年来国内习惯了单片机的叫法，为了符合我国的实际情况，本书仍采用单片机的名称。

所谓的单片微控制器即单片机，它的外表通常只是一片大规模集成电路芯片。但在芯片的内部却集成了中央处理器单元（CPU），各种存储器（RAM、ROM、EPROM、EEPROM 和 FlashROM 等），各种输入/输出接口（定时器/计数器、并行 I/O、串行 I/O 以及 A/D 转换接口等）等众多功能部件。因此，一片芯片就构成了一个基本的微型计算机系统。

🖉 知识链接

存储器

RAM 即随机存取存储器（random access memory），它的速度要比硬盘快得多，但同时 RAM 断电会丢失数据；ROM 即只读存储器（read - only memory），是计算机内部存储器，断电不丢失数据，用来存放程序；EPROM（easerable programable rom），是一种具有可擦除功能，擦除后即可进行再编程的 ROM 内存；EEPROM（eelectrically easerable programable rom）即电可擦除 ROM，只要有电就可擦除数据，再重新写入数据，可频繁地反复编程。

由于单片机芯片体积微小、成本极低、设计面向控制，使它作为智能控制的核心器件被广泛地应用于嵌入工业控制、智能仪器仪表、医学仪器、电子通信产品等各个领域中的电子设备和电子产品。可以说，由单片机为核心构成的单片嵌入式系统已成为现代电子系统中最重要的组成部分。

一、嵌入式系统概述

以往我们按照计算机的体系结构、运算速度、结构规模、适用领域，将其分为大型计算机、中型机、小型机和微型计算机，并以此来组织学科和产业分工，这种分类沿袭了约 40 年。近 20 年来，随着计算机技术的迅速发展，以及计算机技术和产品对其他行业的广泛渗透，使得以应用为中心的分类方法变得更为切合实际。具体来说，就是按计算机的非嵌入式应用和嵌入式应用，将其分为通用计算机系统和嵌入式计算机系统。

通用计算机具有计算机的标准形态，通过装配不同的应用软件，以类同面目出现，并应用在社会的各个方面。现在我们在办公室里、家庭中，最广泛普及使用的 PC 机就是通用计算机其最典型的代表。

而嵌入式计算机则是以嵌入式系统的形式隐藏在各种装置、产品和系统中。在许多的应用领域，如工业控制、智能仪器仪表、医学仪器、电子通信设备等电子系统和电子产品中，对计算机的应用有着不同的要求。这些要求的主要特征如下。

（1）面对控制对象。面对物理量传感器变换的信号输入；面对人机交互的操作控制；面对对象的伺服驱动和控制。

（2）嵌入应用系统。体积小、低功耗、价格低廉，可方便地嵌入应用系统和电子产品中。

（3）能在工业现场环境中可靠运行。

（4）优良的控制功能。对外部的各种模拟和数字信号能及时地捕捉，对多种不同的控制对象能灵活地进行实时控制。

可以看出，满足上述要求的计算机系统与通用计算机系统是不同的。换句话讲，能够满足和适合以上这些应用的计算机系统与通用计算机系统在应用目标上有巨大的差异。

我们将具备高速计算能力和海量存储，用于高速数值计算和海量数据处理的计算机称为通用计算机系统。而将面对工控领域对象，嵌入各种控制应用系统、各类电子系统和电子产品中，实现嵌入式应用的计算机系统称为嵌入式计算机系统，简称嵌入式系统（embedded system）。

特定的环境、特定的功能，要求计算机系统与所嵌入的应用环境成为一个统一的整体，并且往往要满足紧凑、高可靠性、实时性好、低功耗等技术要求。这样一种面向具体专用应用目标的计算机系统的应用，以及系统的设计方法和开发技术，构成了今天嵌入式系统的重要内涵，也是嵌入式系统发展成为一个相对独立的计算机研究和学习领域的原因。

二、单片嵌入式系统概述

嵌入式计算机系统的构成，根据其核心控制部分的不同可分为几种不同的类型。

（1）各种类型的工控机。

（2）可编程逻辑控制器。

（3）以通用微处理器或数字信号处理器构成的嵌入式系统。

（4）单片嵌入式系统。

采用上述不同类型的核心控制部件所构成的系统都实现了嵌入式系统的应用，成为嵌入式系统应用的庞大家族。

以单片机作为控制核心的单片嵌入式系统，大部分应用于专业性极强的工业控制系统中。其主要特点：结构和功能相对单一、存储容量较小、计算能力和效率比较低、用户接口简单。由于这种嵌入式系统功能专一可靠、价格便宜，因此在工业控制、电子智能仪器设备等领域有着广泛的应用。

作为单片嵌入式系统的核心控制部件单片机，它从体系结构到指令系统都是根据嵌入式系统的应用特点专门设计的，它能最好地满足面对控制对象、应用系统的嵌入、现场的可靠运行和优良的控制功能要求。因此，单片嵌入式应用是发展最快、品种最多、数量最大的嵌入式系统，也有着广泛的应用前景。由于单片机具有嵌入式系统应用的专用体系结构和指令系统，因此在其基本体系结构上，可衍生出能满足各种不同应用系统要求的系统和产品。用户可根据应用系统的各种不同要求和功能，选择最佳型号的单片机。

作为一个典型的嵌入式系统——单片嵌入式系统，在我国大规模应用已有几十年的历史。它不但是中小型工控领域、智能仪器仪表、家用电器、电子通信设备和电子系统中最重要的工具和最普遍的应用手段，同时正是由于单片嵌入式系统的广泛应用和不断发展，也大大推动了嵌入式系统技术的快速发展。因此对于电子、通信、工业控制、智能仪器仪表等相关专业的学生来讲，深入学习和掌握单片嵌入式系统的原理与应用，不仅能对自己所学的基础知识进行检验，而且能够培养和锻炼自己分析问题、综合应用、动手实践的能力，掌握真正的专业技能和应用技术。同时，深入学习和掌握单片嵌入式系统的原理与应用，能为更好地掌握其他嵌入式系统打下重要的基础，这个特点尤其表现在硬件设计方面。

三、单片机的发展历史

1970 年微型计算机研制成功后，随后就出现了单片机。美国 Inter 公司在 1971 年推出了 4 位单片机 4004；1972 年推出了雏形 8 位单片机 8008。特别是在 1976 年推出 MCS - 48 单片机以后的 30 年中，单片机的发展和其相关的技术经历了数次更新换代。其发展速度基本上每三四年要更新一代、集成度增加一倍、功能翻一番。

单片机出现的历史并不长，以 8 位单片机的推出为起点，其发展大致可分为四个阶段。

1. 第一阶段（1976—1978 年）：初级单片机阶段　以 Inter 公司 MCS - 48 为代表。这个系列的单片机内集成有 8 位 CPU、I/O 接口、8 位定时器/计数器，寻址范围不大于 4kB，简单的中断功能，无串行接口。

2. 第二阶段（1978—1982 年）：单片机完善阶段　在这一阶段推出的单片机其功能有较大的加强，能够应用于更多的场合。这个阶段的单片机普遍带有串行 I/O 口、有多级中断处理系统、16 位定时器/计数器，片内集成的 RAM、ROM 容量加大，寻址范围可达 64kB。一些单片机片内还集成了 A/D 转换接口。这类单片机的典型代表有 Inter 公司的 MCS - 51、Motorola 公司的 6801 和 Zilog 公司的 Z8 等。

3. 第三阶段（1982—1992 年）：8 位单片机巩固发展及 16 位高级单片机发展阶段　在此阶段，尽管 8 位单片机的应用已广泛普及，但为了更好满足测控系统的嵌入式应用的要求，单片机集成的外围接口电路有了更大的扩充。这个阶段单片机的代表为 8051 系列。许多半导体公司和生产厂以 MCS - 51 的 8051 为内核，推出了满足各种嵌入式应用的多种类型和型号的单片机。其主要技术发展如下。

（1）外围功能集成。满足模拟量直接输入的 ADC 接口；满足伺服驱动输出的 PWM；保证程序可靠运行的程序监控定时器 WDT（俗称"看门狗电路"）。

（2）出现了为满足串行外围扩展要求的串行扩展总线和接口，如 SPI、I2C Bus、单总线（1 - Wire）等。

（3）出现了为满足分布式系统，突出控制功能的现场总线接口，如 CAN Bus 等。

（4）在程序存储器方面广泛使用了片内程序存储器技术，出现了片内集成 EPROM、EEPROM、FlashROM 以及 MaskROM、OTPROM 等各种类型的单片机，以满足不同产品的开发和生产的需要，也为最终取消外部程序存储器扩展奠定了良好的基础。

与此同时，一些公司面向更高层次的应用，发展推出了 16 位的单片机，典型代表有 Inter 公司的 MCS－96 系列的单片机。

4. 第四阶段（1993 年至今）：百花齐放阶段　现阶段单片机发展的显著特点是百花齐放、技术创新，以满足日益增长的广泛需求。其主要技术发展如下。

（1）单片嵌入式系统的应用是面对最底层的电子技术应用，从简单的玩具、小家电，到复杂的工业控制系统、智能医学仪器、电器控制，再发展到医疗机器人、个人通信信息终端、机顶盒等。因此，面对不同的应用对象，不断推出了适合不同领域要求的，从简易性能到多全功能的单片机系列。

（2）大力发展专用型单片机。早期的单片机以通用型为主。由于单片机设计生产技术的提高、周期缩短、成本下降，以及许多特定类型电子产品，如家电类产品的巨大市场需求能力，推动了专用单片机的发展。在这类产品中采用专用单片机，具有低成本、资源有效利用、系统外围电路少、可靠性高等优点。因此，专用单片机也是单片机发展的一个主要方向。

（3）致力于提高单片机的综合品质。采用更先进的技术来提高单片机的综合品质，如提高 I/O 口的驱动能力；增加抗静电和抗干扰措施；宽（低）电压低功耗等。

四、单片机的发展趋势

综观三十多年的发展过程，作为单片嵌入式系统的核心——单片机，正朝着多功能、多选择、高速度、低功耗、低价格、扩大存储容量和加强 I/O 功能等方向发展。其进一步的发展趋势是多方面的。

1. 全盘 CMOS 化　CMOS 电路具有许多优点，如极宽的工作电压范围；极佳的低功耗及功耗管理特性等。CMOS 化已成为目前单片机及其外围器件流行的半导体工艺。

2. 采用 RISC 体系结构　早期的单片机大多采用 CISC 结构体系，指令复杂，指令代码、周期数不统一；指令运行很难实现流水线操作，大大阻碍了运行速度的提高。如 MCS－51 系列单片机，当外部时钟为 12MHz 时，其单周期指令运行速度也仅为 1MIPS。采用 RISC 体系结构和精简指令后，单片机的指令绝大部分成为单周期指令，而通过增加程序存储器的宽度（如从 8 位增加到 16 位），实现了一个地址单元存放一条指令。在这种体系结构中，很容易实现并行流水线操作，大大提高了指令运行速度。目前一些 RISC 结构的单片机，如美国 ATMEL 公司的 AVR 系列单片机已实现一个时钟周期执行一条指令。与 MCS－51 相比，在相同的 12MHz 外部时钟下，单周期指令运行速度可达 12MIPS。一方面可获得很高的指令运行速度；另一方面，在相同的运行速度下，可大大降低时钟频率，有利于获得良好的电磁兼容效果。

3. 多功能集成化　单片机在内部已集成越来越多的部件，这些部件不仅包括一般常用的电路，如定时/计数器、模拟比较器、A/D 转换器、D/A 转换器、串行通信接口、WDT 电路、LCD 控制器等，有的单片机为了构成控制网络或形成局部网，内部还含有局部网络控制模块 CAN 总线，以方便地构成一个控制网络。为了能在变频控制中方便使用单片机，形成最具经济效益的嵌入式控制系统。有的单片机内部设置了专门用于变频控制的脉宽调制控制电路 PWM。

4. 片内存储器的改进与发展　目前新型的单片机一般在片内集成两种类型的存储器：随机读写存储器 SRAM，作为临时数据存储器存放工作数据用；只读存储器 ROM，作为程序存储器存放系统，控制程序和固定不变的数据。片内存储器的改进与发展的方向是扩大容量、ROM 数据的易写和保密等。

（1）片内存储容量的增加。新型单片机一般在片内集成的 SRAM 为 128 ~ 1000 字节，ROM 的容量一般为 4 ~ 8kB。高档的单片机在片内集成了更大容量的 RAM 和 ROM 存储器。

（2）片内程序存储器由 EPROM 型向 FlashROM 发展。EPROM 具有需要使用 12V 高电压编程写入、紫外线光照擦除、重写入次数有限等缺点，这给使用带来了不便。新型的单片机则采用 FlashROM 以及 MaskROM、OTPROM 作为片内的程序存储器。FlashROM 在通常电压（如 5V/3V）下就可以实现编程写入和擦除操作，重写次数在 10000 次以上。

5. ISP、IAP 及基于 ISP、IAP 技术的开发和应用　ISP（in system programmable）称为在线系统可编程技术。随着微控制器在片内集成 EEPROM、FlashROM 的发展，促进了 ISP 技术在单片机中的应用。首先实现了系统程序的串行编程写入（下载），不必将焊接在 PCB 印刷电路板上的芯片取下，就可直接将程序下载到单片机的程序存储器中，淘汰了专用的程序下载写入设备。其次，基于 ISP 技术的实现，使模拟仿真开发技术重新兴起。在单时钟、单指令运行的 RISC 结构的单片机中，可实现 PC 机通过串行电缆对目标系统的在线仿真调试。在 ISP 技术应用的基础上，又发展了 IAP（in application programmable）技术，也称在应用可编程技术。利用 IAP 技术，用户可随时根据需要，对原有系统方便地进行在线更新软件、修改软件，还能实现对系统软件的远程诊断、远程调试和远程更新。

6. 单片机向片上系统 SOC 的发展　SOC（system on chip）是一种高度集成化、固件化的芯片级集成技术，其核心思想是把除无法集成的某些外部电路和机械部分之外的所有电子系统电路全部集成在一片芯片中。现在一些新型单片机（如 AVR 系列单片机）已经是 SOC 的雏形，在一片芯片中集成了各种类型和更大容量的存储器，以及更多性能、更加完善和强大的功能电路接口，这使得原来需要几片甚至十几片芯片组成的系统，现在只用一片就可以实现。不仅减少了系统的体积和成本，也大大提升了系统硬件的可靠性和稳定性。

第二节　STM32 单片机

STM32 单片机是由意法半导体（ST Microelectronics）公司在 2007 年 6 月基于 ARM Cortex – M 内核研发的 32 位通用微控制器产品系列。STM32 单片机经过长达 15 的发展，已经成为业界使用最为广泛的微控制器。包括一系列产品，集高性能、实时功能、数字信号处理、低功耗、低电压等特性于一身，同时还保持了集成高、易开发的特点。

一、STM32 单片机的产品系列

1. 主流 STM132 单片机　主要面向实时控制应用，可满足不同领域和应用场合的大多数融合需求，并满足工程应用中对成本、开发周期、稳定性等需求。主流 STM32 单片机包括 STM32F0、STM32G0、STM32F1、STM32F3 和 STM32G4 共 5 个产品系列，每个产品系列针对不同适用市场又细分为多个子系列，每个子系列根据具备的功能特性及封装，划分为多个具体型号的单片机供开发人员选择，以适合各种应用和市场。主流 STM32 单片机各系列之间高度兼容，可最大限度地实现代码重用，确保了衍生工程具有较短的开发周期。

2. 高性能 STM32 单片机　是利用 ST 公司的新兴非易失性存储（non – volatile memory，NVM）技

术，集顶尖系统性能（面向代码执行、数据传输和数据处理的高性能）、高度集成（最大范围的嵌入式内存容量和高级外设）、高能效于一体的 32 位实时微控制器。高性能 STM32 单片机包括 STM32F2、STM32F4、STM32F7 和 STM32H7 等可兼容产品系列。

3. 超低功耗 STM32 单片机　主要面向电池供电或供电来自能量收集场合的便携式、低功耗实时控制应用。超低功耗 STM32 单片机包括 STM32L0、STM32L1、STM32L4、STM32L4 + 和 STM32L5 共 5 个产品系列，每个产品系列针对不同适用市场细分为多个子系列，每个子系列又根据具备的功能特性及封装，划分为多个具体型号的低功耗单片机供开发人员选择。超低功耗 STM32L 系列与 STM32F 系列引脚高度兼容，可最大限度地实现代码重用，确保衍生工程具有较短的开发周期。

4. 无线通信 STM32 单片机　采用二合一架构，在同一芯片上集成了通用微控制器和无线电收发控制单元，主要面向工业和消费物联网（internet of things，IT）领域中各种低功耗无线通信应用。无线通信 STM32 单片机包括 STM32WL 和 STM32WB 两个产品系列，分别采用不同的无线电协议，具有出色的低电流消耗和内置的安全特性，适用于 Sub – GHz 频段和 2.4GHz 频段的无线通信应用。

5. STM32 微处理器　STM32MP1 是基于 ARMCortex – A7 和 ARMCortex – M4 双内核架构的 STM32 微处理器，在实现高性能且灵活的多核架构、图像处理能力的基础上，还能保证低功耗的实时控制和高功能集成度。微处理器内的 Cortex – A7 内核支持开源操作系统（Linux/Android），Cortex – M4 内核完美沿用现有的 STM32 单片机生态系统，有助于开发者轻松实现各类开发应用。

二、STM32 单片机的命名规则

STM32 单片机的命名规则，其型号命名分为 9 个字段，以 STM32F103C8T6XXX 为例进行说明。

STM32——第 1 个字段，标明芯片所属的家族系列。STM32 表明芯片是基于 ARMCortex 内核的 32 位单片机或微处理器。

F——第 2 个字段，标明单片机所属的产品类别，分为 A（汽车级）、L（超低功耗）、S（标准型）、W（无线）、H（高性能）、G（主流型）等。

103——第 3 个字段，标明所属产品类别的特定性能编码。如 103 表明芯片属于增强型单片机，051 表明芯片属于入门级单片机，407 表明芯片是带 DSP、FPU 单元的高性能单片机。

C——第 4 个字段，标明芯片封装引出的功能引脚数量。如 T 表明 36 引脚，C 表明 48&49 引脚，R 表明 64&66 引脚，V 表明 100 引脚，Z 表明 144 引脚，I 表明 1768201（176 + 25）引脚。

8——第 5 个字段，标明芯片内部 Flash 存储器的容量。如 6 表明 32kB Flash，8 表明 64kB Flash，B 表明 128kB Flash，C 表明 256kB Flash，D 表明 384kB Flash，E 表明 512kB Flash，G 表明 1MB Flash。注意，不同闪存容量的芯片其内部可用资源不同，在选择闪存容量时，应根据具体应用需要的功能资源、所需应用程序代码空间大小等进行选择。

T——第 6 个字段，标明芯片的具体封装形式。如 T 为 QFP 封装（薄塑封四角扁平封装）。

6——第 7 个字段，标明芯片适用的温度范围。可根据不同应用场景选择所需温度范围的芯片，如商业级 0 ~ 70℃，工业级 – 40 ~ 85℃或 – 40 ~ 105℃，汽车级 – 40 ~ 125℃，军用级 – 55 ~ 150℃。6 代表 – 40 ~ 85℃。

X——第 8 个字段，标明芯片的固件版本。

XX——第 9 个字段，标明芯片的额外信息。如芯片包装、生产年月等。

三、STM32 单片机的最小系统

（一）STM32F103C8T6 单片机

STM32 单片机目前有 16 个系列，每个系列又有不同性能、特性的型号以适应不同应用的选择。不同型号 STM32 单片机内部资源存在差异，但相同功能单元的使用方法是相同的。本书以 STM32F103C8T6 单片机为例，对 STM32 单片机各功能单元的具体使用展开讲解。为便于后续章节知识点的学习，本节对 STM32F103C8T6 单片机引脚复位、启动模式等进行概述，使读者能掌握 STM32F103C8T6 芯片的具体细节，为后续各功能的学习奠定基础。

1. STM32F103 系列概述　基于 ARMCortex – M3 内核的 STM32F1 系列单片机属于主流 STM32 单片机，其中增强型 STM32F103 子系列单片机的 CPU 主频高达 72MHz，片内 Flash 容量高达 1MB，芯片引脚数量多达 144 个，有 QFN、LQFPCSPBGA 等多种芯片封装形式，并具有多种片内外设 USB 接口和 CAN 接口。根据 STM32F103 单片机片内 Flash 容量的不同，ST 公司将其分为小容量（16 ~ 32KB）、中等容量（64 ~ 128kB）、大容量（256KB ~ 1MB）3 种。由于芯片片内 Flash 容量不同，能实现的片内外设、内部资源也存在一定的差异。小容量和大容量 MCU 是中等容量 MCU 的延伸，小容量 MCU 具有较小的 Flash 存储器、RAM 空间，较少的定时器和片内外设，而大容量 MCU 具有较大的 Flash 存储器 RAM 空间和更多的片上外设，如 SDIOFSMCIS 和 DAC 等。不同容量的 STM32F103 单片机根据片上外设及内部资源，提供包括 36 ~ 144 引脚的不同封装形式，同时保持与其他同系列 MCU 的兼容。根据 MCU 片内 Flash 容量引脚数量芯片封装的不同，STM32F103 单片机又细分为多个具体型号，如图 2 – 1 所示。

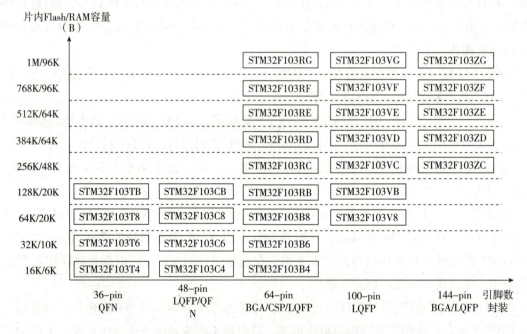

图 2 – 1　STM32F103 子系列单片机

STM32F103 子系列单片机之间引脚是完全兼容的，其软件和功能也是兼容的，为应用开发 MCU 选择提供了更大的自由度。丰富的外设配置使得增强型 STM32F103 系列微控制器适用于电机驱动和应用控制、医疗和手持设备、PC 游戏外设和 GPS 平台变频器打印机、扫描仪、警报系统、视频对讲和暖气通风空调系统等多种应用场合。

2. STM32F103 引脚定义　STM32F103C8T6 是基于 ARM Cortex – M3 内核的 32 位增强型单片机，片

内 Flash 为 64kB，RAM 为 20kB，引脚数为 48，采用 LQFP 封装，工作温度为 −40 ~ 85℃。芯片各引脚信号定义如图 2 − 2 所示。

STM32F103C8T6 的 48 个功能引脚大体可以分为 3 类。

（1）电源引脚　STM32F103C8T6 单片机共有 9 个电源引脚，分别是第 1、8、9、23、24、35、36、47、48 引脚。其中，VBAT 是备用电源引脚，接 1.8 ~ 3.6V 电池电源为 RTC 时钟提供电源，VDDA 是接模拟电源，为芯片中模拟电路部分提供电源，VSSA 是接模拟电源地，VSS_ x（x = 123）接片供电电源地；VDD_ x（x = 1，2，3）接 2.0 ~ 3.6V 电源，一般接 3.3V 电源，为芯片的数字电路部分供电。

（2）特殊功能引脚　STM32F103C8T6 单片机有 2 个特殊功能引脚，分别是第 7 引脚 NRST 和

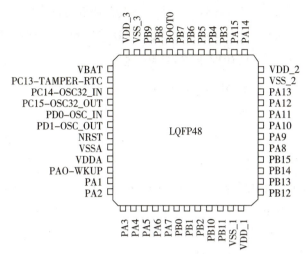

图 2 − 2　STM32F103C8T6 引脚信号定义

第 44 引脚 BOOTO。其中，NRST 是芯片复位引脚，低电平有效（该引脚为低电平时将使芯片复位）；BOOTO 是片启动模型功能选择引脚，复位时，该引脚与 BOOT1 功能引脚（第 20 引脚）共同决定系统的启动模式。有关系统启动模式说明见下文。

（3）输/输出（I/O）端口引脚　剩余 37 个引脚为 STM32F103C8T6 的 I/O 端口引脚，其默认主功能可以分为时钟功能引脚、编程功能引脚和通用输入输出（GPIO）引脚。时钟功能引脚为第 5（OSC_ IN）和第 6（OSC_ OUT）引脚，用于外接有源时钟或时钟晶体振荡器。编程功能引脚为第 3437383940 引脚，支持标准 ITAG 编程成 SWD 串行编程。

3. STM32F103C8T6 片内资源　STM32F103C8T6 单片机内部集成了多个片上功能单元，为实时控制应用设计提供了灵活性。片上集成的内部资源如下所述。

（1）内 8MHz 高速 RC 振荡器、40kHz 低速 RC 振荡器，可为芯片提供高速时钟（为芯片提供系统时钟）、低速时钟（为实时时钟 RTC 独立看门狗 IWDG 提供时钟）。

（2）内嵌 4 ~ 16MHz 晶体振荡器，可外接 4 ~ 16MH 无源晶振，为片提供外部高速系统时钟。

（3）内嵌 32kHz RTC 振荡器，可外接 32kHz、768kHz 无源晶振，为芯片实时时钟 RTC 单元提供时钟。

（4）集成了 PLL 时钟倍频单元，可对低时钟进行倍频所需的高速系统时钟。

（5）集成了上电/断电复位（POR/PDR）功能单元可以对供电进行监测复位。

（6）集成了 7 个定时器、1 个 16 位带死区控制及紧急刹车的高级定时器、3 个 16 位的通用定时器、1 个 24 位自减型系统嘀嗒定时器、2 个看门狗定时器（独立门狗和窗口门狗）。

（7）集成了 2 个 12 位模数转换器，最快 1 微秒转换时间，多达 16 个模拟输入通道。

（8）集成了片上温度传感器和实时时钟 RTC。

（9）集成了 9 个外部通信接口：3 个 USART、2 个 C、2 个 SPI（18Mb/s）、1 个 CAN（2.0B）、1 个 USB2.0 全速接口。

（10）集成了循环冗余校验（CRC）计算单元，可进行硬件 CRC 计算。

（11）集成了嵌套中断向量控制器 NVIC，支持 16 级中断优先级 60 个中断和 10 个异常处理。

（12）集成了 7 通道 DMA 控制器，支持定时器 ADCICSPI 和 USART 进行 DMA。

（13）具有 37 个高速通用输入/输出（GPIO）端口，可从其中任选 16 个作为外部中断事件输入端口，几乎全部 GPIO 可兼容 5V 输入。

（14）具有睡眠、停止、待机 3 种低功耗模式。

（15）具有串行单线调试 SWD 接口和标准 JTAG 接口。

（16）具有 96 位全球唯一编号。

（二）STM32 单片机最小系统构成

单片机最小系统，就是让单片机能正常运行并发挥其功能所必需的硬件组成部分，也可理解为单片机正常运行的最小环境。STM32 单片机应用系统一般由硬件和软件两部分构成，硬件是实现的基础，软件是在硬件基础上对资源进行合理调用，从而完成应用系统所要求的任务。STM32 单片机硬件一般由功能应用电路和最小系统电路构成。功能应用电路是实现具体应用所需的功能电路，与具体应用相关。不同应用涉及的功能应用电路也存在差异，一般涉及输入/输出控制电路、信号采集电路、存储电路、人机接口电路、显示电路等。最小系统电路是 STM32 单片机正常运行的必要电路，是 STM32 单片机应用系统硬件的核心部分，包括电源电路、复位电路、时钟电路、启动模式设置电路和编程接口电路。最小系统电路在任意应用系统硬件电路中都存在，本节以 STM32F103C8T6 单片机为例，对其最小系统电路构成进行详细的讲解。

1. 电源电路 电源对电子设备的重要性不言而喻，它是保证系统稳定运行的基础，而保证系统能稳定运行后，又有低功耗的要求。在很多应用场合都对电子设备的功耗有非常苛刻的要求。STM32 单片机有专门的电源管理单元，监控内部电源并管理片上外设的运行，确保系统正常运行，并尽量降低功耗。为了方便进行电源管理，STM32 单片机根据功能，将内部电源区域划分为数字、模拟、后备域、内核等供电区域，其内部电源结构框图如图 2－3 所示。

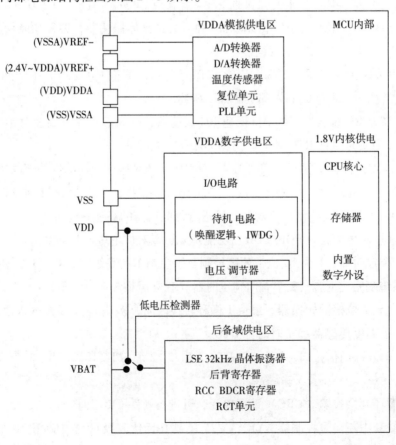

图 2－3 STM32 单片机内部电源结构

在图 2-3 中, VBAT 是后备域供电引脚, 为 32kHz 外部低速时钟振荡器、LSE 实时时钟 RTC 和后备寄存器供电。VDD 和 VSS 是数字部分供电引脚。VDDA 和 VSSA 是模拟部分供电引脚, 且必须分别连接到 VDD 和 VSS; VREF + 和 VREF - 是 A/D 转换器 (analogto digital converter, ADC), 外部参考电压供电引脚, 为其提供精确参考电压。如果芯片提供引脚 VREF -(根据封装而定), 那么它必须连接到 VSSA 脚。

注意: 100 引脚和 144 引脚封装的 MCU 提供引脚 VREF + 和 VREF -, 64 引脚或更少引脚封装的 MCU 未提供引脚 VREF + 和 VREF -, 在芯片内部与 ADC 的电源引脚 VDDA 和地引脚 VSSA 相连。

STM32 单片机的工作电压 VDD 为 2.0 ~ 3.6V, 通过内置的电压调节器提供内核所需的 1.8V 电源。当主电源 VDD 掉电后, 通过 VBAT 为 32kHz 外部低速时钟振荡器、LSE 实时时钟 RTC 和后备寄存器提供电源。为了提高 ADC 转换的精确度, ADC 使用独立电源 VDDA 供电, 过滤和屏蔽来自印制电路板上的毛刺干扰。STM32 单片机的供电方案如图 2-4 所示, 其中的 $4.7\mu F$ 电容必须连接到 VDD3。VREF + 引脚电压范围为 2.4V ~ VDDA, 可以直接连接到 VDDA 引脚。如果 VREF + 采用单独的外部参考电源供电, 则必须在 VREF + 引脚上连接一个 10nF 和一个 $1\mu F$ 的电容。

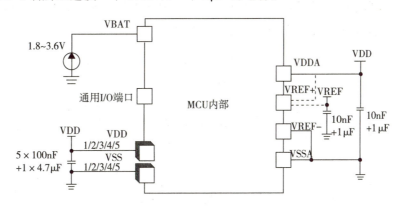

图 2-4 STM32 单片机供电方案

STM32F103 系列单片机的工作电压为 2.0 ~ 3.6V, 一般采用 3.3V 供电。由于常用电源为 5V, 必须采用转换电路将 5V 电压转换为 2.0 ~ 3.6V。电源转换芯片 ASM1117 - 3.3 是一款正电压输出的低压降三端线性稳压电路, 输入 5V 电压, 输出固定的 3.3V 电压, 其电路如图 2-5 所示。转换得到的 3.3V 电源直接与 STM32 单片机的 VDD 引脚连接, 为 MCU 提供工作电源。3.3V 和 VSS 分别经电感 L1、L2 滤波后得到 VDDA 和 VSSA, 分别连接到单片机的 VDDA 和 VSSA 引脚, 为模拟单元供电。

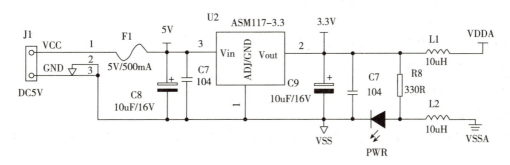

图 2-5 5V 转 3.3V 电路

VBAT 是后备域供电引脚, 为 LSERTC 和后备寄存器供电备用, 电源供电电路如图 2-6 所示。一般选择纽扣电池作为备用电池, 其电压低于主电源 3.3V。当主电源 VDD 掉电后, 外部备用电池 BAT1 通过 D1 为 VBAT 引脚供电；当主电源 VDD 未掉电时，主电源 3.3V 经 D2 为 VBAT 引脚供电，节省备用电池 BAT1 的电源。若系统无备用电池，则 VBAT 引脚必须和 100nF 的瓷片电容一起连接到主电源 VDD 上。

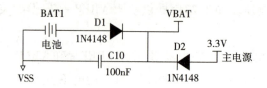

图 2-6   VBAT 备用电源供电电路

2. 复位电路   当单片机在正常运行中，由于外界干扰等因素可能会使单片机程序陷入死循环状态或"跑飞"。要使其进入正常状态，唯一的办法是将单片机复位，以重新启动。复位就是把单片机当前的运行状态恢复到起始状态的操作，其作用是复位单片机的程序计数器 PC，使单片机从代码存储器的 0x00000000 单元重新开始执行程序，并将相关寄存器复位到默认初始值。STM32 单片机的程序计数器初始值为 00000004H，00000000H 留给主堆栈指针 MSP，STM32 单片机支持 3 种形式的复位，分别是系统复位、电源复位和备份区域复位，其复位电路结构如图 2-7 所示。

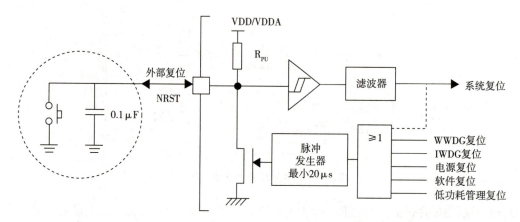

图 2-7   STM32 单片机复位电路结构

（1）系统复位   除了复位和时钟控制（reset and clock control，RCC）的控制状态寄存器 RCC_ CSR（control/status register RCC CSR）的复位标志位和后备域寄存器外，系统复位将复位所有的寄存器。当发生以下任一事件时，都将产生系统复位。

1）NRST 脚上出现低电平（外部复位）。

2）窗口看门狗计数终止（WWDG 复位）。

3）独立看门狗计数终止（IWDG 复位）。

4）软件复位（SW 复位）。

5）低管理复位。

当发生系统复位时，可通过查看 RCC_ CSR 控制状态寄存器中的复位状态标志位，识别复位事件来源。

（2）电源复位   STM32 单片机内部集成了一个上电复位（POR）电路和掉电复位（PDR）电路，形成电源复位电路。当工作电源 VDD 达到 2V 时，系统就能正常工作；当工作电源 VDD 低于指定的阈值 VPOR/PDR 时，系统保持为复位状态，而无须外部复位电路。电源复位能复位除后备域寄存器以外的所有寄存器，当发生上电/掉电复位（POR/PDR 复位）或从待机模式中返回时，将产生电源复位。

图2-7中任意一个复位源发生复位事件时，脉冲发生器输出均有效，最终作用于 NRST 引脚。在复位过程中保持 NRST 低电平，使复位入口向量被固定在地址 0x00000004。芯片内部的复位信号会在 NRST 引脚上输出，且脉冲发生器保证每一个（外部或内部）复位源都能有至少 20 皮秒的脉冲延时，当 NRST 引脚被拉低产生外部复位时，它也将产生复位脉冲。

（3）备份区域复位　备份区域拥有两个专门的复位，它们只影响备份区域寄存器。当发生下列事件之一时，产生备份区域复位。

1）软件复位：后备区域复位可由设置备份域控制寄存器（RCC_ BDCR）中的 BDRST 位产生。

2）电源复位：在 VDD 和 VBAT 两者均掉电的前提下，VDD 或 VBAT 上电将引发备份区域复位。

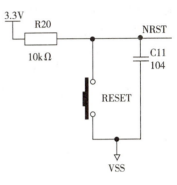

最简单、最常用的复位电路是在 NRST 引脚上产生一个低电平信号（外部复位）引发系统复位，它由电容串联电阻构成，如图2-8所示。当按键"RESET"被按下时，NRST 引脚和地相接，从而被拉低，产生一个低电平信号，实现复位。在系统上电瞬间，电容开始充电，由于电容电压不能突变，导致 NRST 引脚在上电瞬间被拉成低电平，这个低电平持续的时间由复位电路的电阻、电容值决定（t = 1.1RC = 1.1 × 100002 × 0.0000001F = 0.011s = 11000μs）。STM32 单片机的 NRST 引脚检测到持续 20μs 以上的低电平后，会对单片机进行复位操作。所以，适当选择 RC 的值就可以保证可靠的复位。

图2-8　外部复位电路

3. 时钟电路　是单片机系统中用于产生并发出原始"嘀嗒"节拍信号的、必不可少的信号源电路，常常被视为单片机系统的心脏。时钟节拍是处理器、存储器、I/O 接口等正常工作的必备条件，它的每一次跳动（振荡节拍）都控制着单片机执行代码的工作节奏。振荡得慢时，系统工作速度就慢；振荡得快时，系统工作速度就快。

为简化 STM32 单片机系统时钟电路，在单片机内部集成了 8MHz 高速 RC 振荡器（HSI RC）、40kHz 低速 RC 振荡器（LSI RC）、4~16MHz 晶体振荡器（HSE OSC）和 32.768kHz RTC 晶体振荡器（LSE OSC）。其时钟单元及接口框图如图2-9所示。当利用 STM32 单片机内部集成的 HSI RC、LS IRC（又称为内部时钟，作为单片机内部功能单元的时钟信号源）时，HSE OSC 和 LSE OSC 被禁用，外部 OSC_ OUT、OSCIN、OSC32_ IN 和 OSC32_ OUT 引脚可以作为其他功能引脚使用。当使用 HSE OSC、LSE OSC（又称为外部时钟）作为单片机内部功能单元的时钟信号源时，HS RC 和 LSI RC 被禁用，可从 OSC_ OUT、OSC_ IN、OSC32_ IN 和 OSC32_ OUT 引脚输入外部时钟信号或外接石英晶体产生所需的时钟信号。

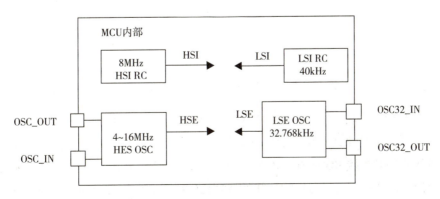

图2-9　STM32 单片机的时钟接口

内部时钟单元 HSI RC、LSI RC 虽然可以产生时钟信号供单片机内部功能单元使用，但时钟精度不高，仅适用于时钟精度要求不高的应用场合。为了获取稳定、精确的时钟信号，可以使用外部无源石英晶体配合单片机内部的振荡电路（HSE OSC 或 LSE OSC）来产生时钟信号；也可以从单片机外部直接输入有源时钟信号作为单片机的时钟信号。

当外接外部时钟源时，必须连到 OSC_ IN 和 OSC32_ IN 引脚，同时保证 OSC_ OUT 和 OSC32_ OUT 引脚悬空。负载电容推荐使用高质量的陶瓷电容，其值必须根据所选择的振荡器来调整，取值范围为 10 ~ 40pF，典型值为 20pF 或 30pF。对于晶体振荡器的电容来说，电容值越小越容易起振，但振荡器相对不稳定；电容值越大振荡器越稳定，但会增加起振时间，不容易起振。为减少时钟输出的失真和缩短启动稳定时间，石英晶体/陶瓷谐振器和负载电容器必须尽可能地靠近振荡器引脚。外部时钟电路原理图如图 2 - 10 所示。

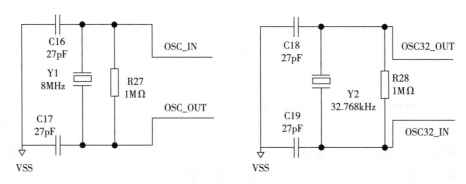

图 2 - 10　外部时钟电路

内嵌的 HSI RC 或 HSE OSC 可为单片机提供高速时钟，为 MCU 的系统时钟 SYSCLK 提供时钟。内嵌的 LSI RC 或 LSE OSC 可单片机提供低速时钟，为 MCU 的实时时钟 RTC 独立看门狗 IWGD 提供时钟。当不使用 LS RC 或 LSE OSC 时可以禁用，OSC32_ IN 和 OSC32_ OUT 引脚可以作为其他功能引脚使用。

4. 启动模式选择电路　STM32 单片机启动时需要根据 BOOT0 和 BOOT1 引脚的状态来确定系统的启动模式。为方便根据需要调整 STM32 单片机的启动模式，设计的模式设置电路如图 2 - 11 所示。

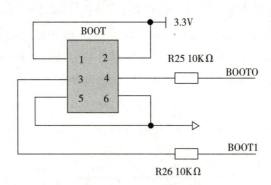

图 2 - 11　启动模式设置电路

若需要从 Flash 存储区启动，需要设置 BOOT1X，BOOT0 = 0，因此可以用跳线帽同时短接 BOOT 接口的 3 - 5 和 4 - 6；若需要从系统存储区启动（ISP 串口下载程序时），需要设置 BOOT1 = 0，BOOT0 = 1，因此可以用跳线帽同时短接 BOOT 接口的 3 - 5 和 4 - 2；若需要从内部 SRAM 存储区启动，需要设置 BOOT1 = 1，BOOT0 = 1，因此可以用跳线帽同时短接 BOOT 接口的 3 - 1 和 4 - 2。STM32 单片机一般用作在闪存存储区启动模式上电启动时运行 Flash 存储区中保存的用户程序。

5. 编程接口电路

（1）JTAG/SWD 编程接口 STM32 单片机支持标准 JTAG 协议编程和串行调试 SWD（serial wire debug）编程，STM32F103C8T6 芯片的编程引脚见表 2-1。PA13 和 PA14 引脚既作为 JTAG 编程引脚，又作为 SWD 编程引脚。

表 2-1 JTAG/SWD 编程引脚

引脚（LQFP48）	引脚名称	类型	I/O 电平	主功能（复位后）
34	PA13	I/O	FT	JTMS/SWDIO
37	PA14	I/O	FT	JTCK/SWCLK
38	PA15	I/O	FT	JTDI
39	PB3	I/O	FT	JTDO
40	PB4	I/O	FT	NJTRST

STM32 单片机上电复位时，引脚 PA13、PA14、PA15、PB3、PB4 默认作为 JTAG/SWD 编程功能引脚。JTAG 编程时需要 JTMS、JTCK、JTDI、JTDO 和 NJTRST 5 个信号引脚，SWD 编程时仅需要 SWDIO 和 SWCLK 2 个信号引脚。在 Flash 存储器启动模型下，可以通过 JLink、ULink、ST - Link、CMSIS - DAP 等仿真器，将用户程序代码编程到单片机的 Flash 存储器中，也可以通过仿真器对程序进行单步调试。标准 JTAG 编程接口和 SWD 编程接口电路图如图 2-12 所示。在实际应用时，JTAG 和 SWD 编程接口选择其中一种即可。一般选择 SWD 编程接口，以节约引脚和减小接口面积。

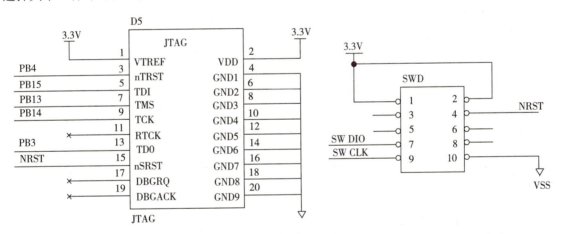

图 2-12 JTAG/SWD 编程接口

（2）ISP 编程接口 STM32 单片机内嵌 ISP Bootloader 自举程序，存放在系统存储区。ST 公司在生产线上写入，用于通过串行通信接口对 Flash 存储器进行重新编程。对于小容量、中容量和大容量 STM32 单片机而言，可以通过 USART1 行通信接口启用自举程序进行编程；对于互联型 STM32 单片机而言，可以通过 USART1、USART2（重映射的）、CAN2（重映射的）或 USBOTG 全速接口的设备模式（通过设备固件更新 DFU 协议），启用自举程序进行编程。

使用内嵌的 ISP Bootloader 自举程序进行 Flash 存储器重新编时，STM32 单片机需要工作在系统存储器启动模式，随后通过 USART1 进行编程。编成功后若需要让单片机运行 Flash 存储器中的用户程序，则需要将启动模式重新设置为 Flash 存储器启动模式，这样上电启动时才能运行 Flash 存储器中保存的用户程序。另外，新型台式计算机或笔记本电脑很少有串行通信接口，但有 USB 通信接口，因此可以利用 USB 转 UART 接口芯片 CH340G 设计 ISP 编程接口电路。鉴于反复设置启动模式会给 USART1 串行 ISP 编程带来不便，可以将启动模式固定设置成 Flash 存储器模式。

四、STM32 的通用输入/输出引脚

STM32F103C8T6 提供 4 个通用输入/输出（general purpose input output，GPIO）接口。PA 接口提供 PAO ~ PA15 共 16 个引脚；PB 接口提供 PBO ~ PB15 共 16 个引脚；PC 接口提供 PC13 ~ PC15 共 3 个引脚；PD 接口提供 PDO ~ PD1 共 2 个引脚。4 个 GPIO 接口共提供 37 个 GPIO 引脚。

其中，PA13、PA14、PA15、PB3、PB4 默认（上电复位后的）功能不是 GPIO。若要用作 GPIO 引脚，则需要设置引脚重映射功能；PDOPD1 没有 GPIO 引脚功能；PC3、PC14、PC15 在作输出引脚使用时有很多限制（电流不超过 3mA，速度不超过 2MHz），因此主要使用 PA 接口和 PB 接口的引脚作为 GPIO。

（一）推挽输出和开漏输出

1. 推挽（push - pull）输出 其等效电路如图 2 - 13 所示。当要向外输出 1 时，即 D 触发器中是 1，则 Q 输出 0，使 NMOS 管截止、PMOS 管导通，I/O 引脚和 VDD 连接，因此 I/O 引脚向外输出高电平 1；当要向外输出 0 时，即 D 触发器内是 1，则 Q 输出 1，使 PMOS 管截止 NMOS 管导通，则 I/O 引脚和 VSS 连接，因此 I/O 引脚向外输出低电平 0。

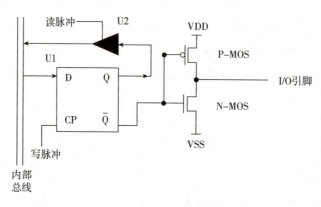

图 2 - 13　推挽输出的等效电路

推挽电路是两个参数相同的三极管或 MOSFET 分别受两个互补信号的控制导通，在个 MOS 管导通时，另一个截止，两个对称的功率开关管每次只有一个导通。推挽式输出既提高了电路的负载能力，又提高了开关速度。

2. 开漏（open - drain）输出 图 2 - 14 中只有 NMOS 管参与输出等效电路。当要向外输出 0 时，D 触发器中是 0，此时 Q 向外输出 1，使 NMOS 管导通 I/O 引脚和 GND 连接，因此 I/O 引脚向外输出 0；当要向外输出 1 时，D 触发器内是 1，Q 向外输出 0，使 NMOS 管截止，此时 I/O 引脚向外输出高阻状态。

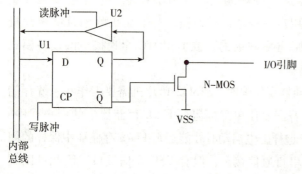

图 2 - 14　开漏输出等效电路

开漏输出可以方便地实现"电平转换"，因为开漏输出 1 时，引脚向外输出高阻态，需要在引脚外接"上拉电阻"拉到高电平，因此只要将上拉电阻接到不同的高电平（如 3.3 ~ 5V），输入 1 时就可以向外输出不同的高电平。利用这个特点，可以外接不同工作电压的器件。开漏输出具有"线与"的特点，当多个开漏输出的电路连接到一起时，只要有一个电路输出 0，则整条线路都为低电平 0。

（二）上拉和下拉输入

输入电路上各有一个带开关控制的上拉下拉电阻。可以通过开关控制输入电路接上拉电阻（上拉输入模式），或接下拉电阻（下拉输模式），或都不接（浮空输入模式）。很容易知道，在上拉输入模式下，由于引脚内部通过上拉电阻接到高电平，因此引脚默认（没有信号输入时）是高电平状态，当有输入时，才是输入信号的状态；在下拉输入模式下，引脚内部通过下拉电阻接地，因此引脚默认（没有信号输入时）是低电平状态，当有输入时，才是输入信号的状态；浮空输入时，引脚默认（没有信号输入时）是高阻态。

五、外部中断的原理与应用

外部中断（EX Ternal Interrupt，EXTI）通过 GPIO 引脚输入外部中断请求信号（上升沿或下降沿），引发中断——CPU 在正常执行程序的过程中，由于某个事件的原因，暂停 CPU 正在执行的程序，转去执行处理该事件的中断服务程序，中断服务程序执行完后，再返回刚才暂停的位置，继续执行刚才被暂停的程序，这个过程叫作"中断"。

（一）中断的概念

最初中断技术引入计算机系统，是为了消除快速 CPU 和慢速外设之间进行数据传输时的矛盾。因为慢速外设准备好数据需要很长时间，如果不使用中断技术，就会使快速 CPU 长时间等待，降低了 CPU 的效率。而使用中断技术后，在慢速外设准备数据期间，快速 CPU 可以处理其他事务，待慢速外设准备好数据后，向 CPU 发出中断请求。CPU 收到慢速外设的中断请求后，暂停正在执行的程序，转去接收慢速外设的数据，接收完数据后，再返回刚才暂停处，继续执行刚才暂停的程序，这就提高了 CPU 的效率。除此之外，中断还具有以下几个功能。

（1）可以实现多个外设同时工作，提高了效率。

（2）可以实现实时处理，对采集的信息进行实时处理。

（3）可以实现故障处理。由于故障是随机事件事先无法预测，因而中断技术是故障处理的有效方法。

（二）中断的常见术语

1. 中断源　可以引起中断的事件或设备称为"中断源"。根据中断源不同，中断可分为 3 类。

（1）内部异常中断　由计算机本身的硬件异常引起的中断。

（2）软件中断或软中断　由 CPU 执行中断指令引起的中断。

（3）硬件中断或外部中断　由外部设备（输入设备/输出设备）请求引起的中断。

2. 中断请求、中断响应、中断服务、中断返回

（1）中断请求　就是中断源对 CPU 发出处理中断的要求。

（2）中断响应　就是 CPU 转去执行中断服务程序。

（3）中断服务　就是 CPU 执行中断服务程序的过程。

（4）中断返回　就是 CPU 执行完中断服务程序后，返回响应中断时暂停的位置。一个完整的中断处理过程包含了中断请求、中断响应、中断服务和中断返回。

3. 中断服务程序和中断向量

（1）中断服务程序　即处理中断的程序。

（2）中断向量　即中断服务程序的入口（起始）地址。

4. 中断的优先级　当多个中断源同时发出中断请求时，需要设置一个优先权等级以决定 CPU 响应中断请求（执行对应的中断服务程序）的先后顺序，这个优先权等级就是中断的优先级。

5. 中断嵌套　一个低中断优先级的中断，在执行过程中可以被高中断优先级的中断打断——CPU 暂停正在执行的低优先级中断，转去执行高优先级的中断，高优先级中断执行完后，返回刚才暂停处继续执行低优先级中断，这个过程叫中断嵌套。

6. 中断系统　即实现中断处理功能的软件和硬件系统。

（三）NVIC 中断管理

Cortex - M3 内核支持 256 个中断，其中包含了 16 个内核中断和 240 个外部中断，并且具有 256 级的可编程中断设置。STM32F103 系列有 60 个可屏蔽中断（在 STM32F107 系列才有 68 个），那这么多个中断是如何管理的呢？

1. 抢占优先级和响应优先级　STM32 的中断优先级有两种：一种是"抢占优先级"，另一种是"响应优先级"。优先级数值越小，优先级越高。抢占优先级具有"抢占"的属性，即"高抢占优先级"的中断可以打断"低抢占优先级"的中断。而响应优先级只有"响应"的属性，即这种优先级只影响哪个中断优先被响应。但要注意，由于抢占优先级可以打断其他中断，所以哪个中断先被响应是"抢占优先级"起决定作用，即使一个中断因为高的响应优先级而先被响应（CPU 先去执行该中断的处理程序）了，也会因为低抢占优先级而被其他中断打断，实际上还是先处理了高抢占优先级的中断。

例如，假定设置中断 3（RTC 中断）的抢占优先级为 2，响应优先级为 1 中断 6（外部中断 0）的抢占优先级为 3，响应优先级为 0 中断 7（外部中断）的抢占优先级为 2，响应优先级为 0。那么这 3 个中断的优先级顺序为：中断 7 > 中断 3 > 中断 6。

2. 中断优先级分组　STM32 使用中断优先级控制的寄存器组 IP［240］设置中断的优先级，每个中断使用一个寄存器来确定优先级。STM32F103 系列一共有 60 个可屏蔽中断，使用 IP［59］~ IP［0］。每个 IP 寄存器的高 4 位用来设置抢占和响应优先级的等级，低 4 位没有用到。那么在这高 4 位中，用多少位设置抢占优先级的等级，多少位用来设置响应优先级的等级，这是由"中断优先级分组"决定的。

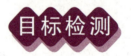

答案解析

一、选择题

1. STM32F103ZET6 的内部 flash 大小为（　　）

   A. 32kB　　　　　　　　B. 48kB　　　　　　　　C. 64kB　　　　　　　　D. 512kB

2. STM32F103VET6 的脚个数为（　　）

   A. 100　　　　　　　　　B. 48　　　　　　　　　C. 144　　　　　　　　D. 64

3. GPIO_ ResetBits（GPIOD，GPIO_ Pin_ 13），这个函数的作用是（　　）

   A. 将 GPIO 引脚 PD13 拉高　　　　　　　　　　B. 将 GPIO 引脚 PD13 拉低

   C. 将 GPIO 引脚 PD13 初始化　　　　　　　　　D. 将 GPIO 引脚 PD13 配置成输出

4. NVIC_ PriorityGroupConfig（NVIC_ PriorityGroup_ 2），这个函数的作用是（　　）

   A. 0bit 抢占优先级，4bit 响应优先级　　　　　　B. 1bit 抢占优先级，3bit 响应优先级

   C. 2bit 抢占优先级，2bit 响应优先级　　　　　　D. 3bit 抢占优先级，1bit 响应优先级

二、简答题

1. 什么叫嵌入式系统?

2. STM32 单片机最小系统由哪几个部分组成?

3. 什么是中断嵌套?

书网融合……

本章小结

第三章　智能医学仪器中的数据采集技术

学习目标

1. **掌握**　智能医学仪器中的数据采集系统的基本功能；STM32 内部 A/D 转换器的使用步骤。
2. **熟悉**　简数据采集系统的基本结构形式及特点；智能医学仪器的技术指标。
3. **了解**　STM32 内部集成 A/D 转换器的性能；采集系统中常用的放大器类型。
4. 具有根据具体需求选用合适采集系统的能力，以及使用 STM32 内部 A/D 转换器的能力。

⇨ 案例分析

实例　2024 年，某神经连接公司成功进行了首例脑机接口人体植入手术，植入者的恢复状况良好。而且植入的脑机接口设备运行良好，已经接收到植入者脑部的神经信号。

问题　1. 脑机接口如何获取信号？对于采集部分你是怎么理解的？

　　　　2. 脑机接口中是否使用了 A/D 转换器？说说你的理解。

智能医学仪器是多种技术应用的结合，这一章节我们将先来学习智能医学仪器前端部分：数据的采集技术。数据采集，是指从传感器和其他待测设备等模拟和数字被测单元中自动采集非电量或者电量信号，送到智能处理单元中进行分析、处理。在智能医学仪器中它主要用来采集人体的生物信息。

第一节　数据采集系统的组成结构

数据采集系统是智能医学仪器中被测对象与嵌入式系统之间的联系通道，因为嵌入式系统只能接收数字信号，而被测对象常常是一些非电量，所以数据采集系统的前一道环节是感受被测对象并把被测非电量转换为可用电信号的传感器，后一道环节是将模拟电信号转换为数字电信号的数据采集电路。除数字传感器外，大多数传感器都是将模拟非电量转换为模拟电量，而且这些模拟电量通常不宜直接用数据采集电路进行数字转换，还需进行适当的信号调理。因此，一般说来，数据采集系统由传感器、模拟信号调理电路、数据采集电路三部分组成，如图 3-1 所示。

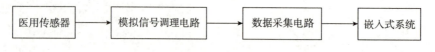

图 3-1　数据采集系统的基本组成

实际的数据采集系统往往需要同时测量多种生物信号（多参数测量）或同一种生物信号的多个测量点（多点巡回测量）。因此，多路模拟输入通道更具有普遍性。按照系统中数据采集电路是各路共用一个还是每路各用一个，多路模拟输入通道可分为集中采集式（简称集中式）和分散采集式（简称分散式）两大类型。

一、集中采集

集中采集式多路模拟输入通道的典型结构有分时采集型和同步采集型两种，如图 3 - 2 所示。

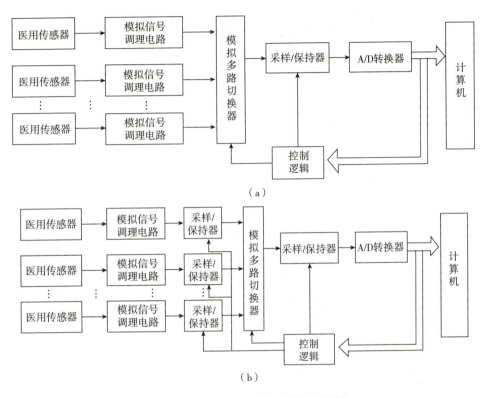

（a）

（b）

图 3 - 2　集中式数据采集系统的典型结构

（a）多路分时采集分时输入结构；（b）多路同步采集分时输入结构

由图 3 - 2（a）可见，多路被测信分别由各自的传感器和模拟信号调理电路组成的通道经多路转换开关切换，进公用的采样/保持器（S/H）和 A/D 转换器进行数据采集。它的特点是多路信号共同使用一个 S/HL 和 AD 转换器，简化了电路结构，降低了成本。但是它对信号的采集是由模拟多路切换器即多路转换开关分时切换、轮流选通的，因而相邻两路信号在时间上是依次被采集的，不能获得同一时刻的数据，这样就产生了时间偏斜误差。尽管这种时间偏斜很短，但对于要求多路信号严格同步采集测试的系统是不适用的，然而对于多数中速和低速测试系统，仍是一种应用广泛的结构。

由图 3 - 2（b）可见，同步采集型的特点是在多路转换开关之前，给每路信号通路各加一个采样/保持器，使多路信号的采样在同一时刻进行，即同步采样。然后由各自的保持器保持着采样信号幅值，等待多路转换开关分时切换进入公用的 A/D 转换器，将保持的采样幅值转换成数据输入计算机。这样可以消除分时采集型结构的时间偏斜误差，这种结构既能满足同步采集的要求，又比较简单。但是它仍有不足之处，特别是在被测信号路数较多的情况下，同步采得的信号在保持器中保持的时间会加长，而保持器总会有一些泄漏，使信号有所衰减，由于各路信号保持时间不同，致使各个保持信号的衰减量不同，因此，严格地说，这种结构还是不能获得真正的同步输入。

二、分散采集

分散采集式的特点是每一路信号一般都有一个 S/H 和 A/D 转换器，因而也不再需要模拟多路切换器 MUX。每一个 S/H 和 A/D 转换器只对本路模拟信号进行模数转换，即数据采集，采集的数据按一定顺序或随机地输入计算机，根据采集系统中计算机控制结构的差异，可以分为分布式单机采集系统和网络式采集系统，如图 3 - 3（a）和（b）所示。

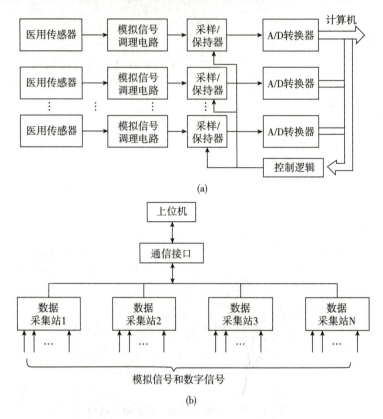

(a)

(b)

图 3 - 3　分散式数据采集系统的典型结构

（a）分散式单机数据采集系统；（b）网络式数据采集系统

由图 3 - 3（a）可见，分散式单机数据采集系统由单 CPU 单元实现无相差并行数据采集控制系统，实时响应性能好，能够满足中、小规模并行数据采集的要求，但在稍大规模的应用场合对计算机系统的硬件要求较高。

由图 3 - 3（b）可见，网络式数据采集系统是计算机网络技术发展的产物，它由若干个"数据采集站"和一台上位机及通信线路组成。数据采集站一般由单片机数据采集装置组成，位于生产设备附近，可独立完成数据采集和预处理任务，还可将数据以数字信号的形式传送给上位机。该系统适应能力强、可靠性高，若某个采集站出现故障，只会影响单项的数据采集，而不会对系统其他部分造成任何影响。而采用该结构的多机并行处理方式，每一个单片机仅完成有限的数据采集和处理任务，故对计算机硬件要求不高，因此可用低档的硬件组成高性能的系统，这是其他数据采集系统方案所不可比拟的。另外，这种数据采集系统用数字信号传输代替模拟信号传输，有效地避免了模拟信号长线传输过程中的衰减，有利于克服差模干扰和共模干扰，可充分提高采集系统信噪比。因此，该系统特别适合于在恶劣的环境下工作。

图 3 - 2 与图 3 - 3 中的模拟多路切换器采样/保持器、A/D 转换器都是为实现模拟信号数字化而设置的，它们共同组成了"采集电路"。因此，图 3 - 2 和图 3 - 3 所示的多路模拟输入通道与图 3 - 1 所示单路模拟输入通道一样，都可认为是由传感器、调理电路、采集电路三部分组成。

第二节　生物信号调理

在传统的医学仪器中，信号调理的任务较复杂，除了实现生物信号向电信号的转换、小信号的放大滤波外，还有像零点校正、误差修正、温度补偿、线性化处理和量程切换等任务，任务这些操作统称为信号调理，相应的执行电路统称为信号调理电路。

在智能医学仪器数据采集系统中，许多原来依靠硬件实现的信号调理任务都可通过软件来实现，这样就大大简化了数据采集系统中信号输入通道的结构。信号输入通道中的信号调理重点为医用传感器、小信号放大、信号滤波等，比较典型的信号调理电路组成框图如图 3 - 4 所示。当前，在许多数据采集系统的应用中，模拟滤波电路的使用已越来越少，因为该电路在滤除噪声信号的同时，对有用信号也产生了不可避免的损失。随着计算机运算能力的提高以及数字信号处理技术的发展，数据通道中的去噪处理一般通过软件来解决。本节的模拟信号调理部分主要针对传感器的选用和前置放大两部分加以阐述。

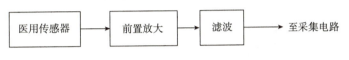

图 3 - 4　典型的信号调理电路组成框图

一、传感器的选用

传感器是信号输入通道的第一道环节，也是决定整个测试系统性能的关键环节之一。由于传感器技术的发展非常迅速，各种各样的传感器应运而生，所以大多数测试系统的设计者只需从现有传感器产品中正确地选用而不必自己另行研制传感器。要正确选用传感器，首先要明确所设计的测试系统需要什么样的传感器，即系统对传感器的技术要求；其次是要了解现有传感器厂家有哪些可供选择的传感器，把同类产品的指标和价格进行对比，从中挑选合乎要求的性价比最高的传感器。

1. 对传感器的主要技术要求

（1）具有将被测量转换为后续电路可用电量的功能，转换范围与被测量实际变化范围相一致。

（2）转换精度符合整个测试系统根据总精度要求而分配给传感器的精度指标（一般应优于系统精度的 10 倍左右），转换速度应符合整机要求。

（3）能满足被测介质和使用环境的特殊要求，如耐高温、耐高压、防腐、抗震、防爆、抗电磁干扰、体积小、质量轻和不耗电或耗电少等。

（4）能满足用户对可靠性和可维护性的要求。

2. 可供选用的传感器类型　对于一种被测量，常常有多种传感器可以测量，例如，测量温度的传感器就有热电偶热电阻、热敏电阻、半导体 PN 结、IC 温度传感器、光纤温度传感器等。在都能满足测量范围、精度、速度、使用条件等情况下，应侧重考虑成本低、相配电路是否简单等因素进行取舍，尽可能选择性价比高的传感器。

（1）大信号输出传感器　为了与 A/D 转换的输入要求相适应，传感器厂家开始设计、制造一些专门与 A/D 转换器相配套的大信号输出传感器。通常是把放大电路与传感器做成一体，使传感器能直接输出 0～5V、0～10V 或 4～20mA 的信号。信号输通道中应尽可能选用大信号传感器或变送器，这样可以省去小信号放大环节，如图 3 - 5 所示。对于大电流输出，只要经过简单 I/V 转换即可变为大信号电压输出。对于大信号电压可以经 A/D 转换，也可以经 V/F 转换，但送入嵌入式单片机后者响应速度较慢。

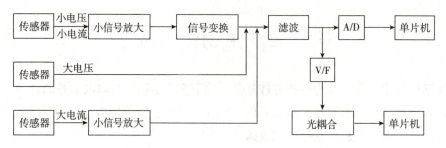

图 3 - 5   大信号输出传感器的使用

（2）数字式传感器   一般是采角频率敏感效应器件构成的，也可以是由敏感参数 R、L、C 构成的振荡器，或模拟电压输入经 V/F 转换等，因此，数字式传感器一般都是输出频率参量，具有测量精度高、抗干扰能力强、便于远距离传送等优点。此外，采用数字式传感器时，传感器输出如果满足 TTL 电平标准，则可直接接入单片机的 I/O 接口或中断入口。如果传感器输出不是 TTL 电平，则必须经电平转换或放大整形。一般进入单片机的 I/O 接口或扩展 I/O 接口时还要通过光耦隔离，如图 3 - 6 所示。

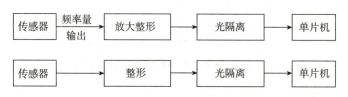

图 3 - 6   频率量及开关量输出传感器的使用

（3）集成传感器   是将传感器与信号调理电路做成一体。例如，将应变片、应变电桥、线性化处理、电桥放大等做成一体，构成集成压力传感器。采用集成传感器可以减轻输入通道的信号调理任务，简化通道结构。

（4）光纤传感器   其信号的拾取、变换、传输都是通过光导纤维实现的，避免了电路系统的电磁干扰。在信号输入通道中采用光纤传感器，可以从根本上解决由现场通过传感器引入的干扰。

对于一些特殊的测量需要或特殊的工作环境，目前还没有现成的传感器可供选用。一种解决办法是提出要求，找传感器厂家定做，但是批量小的价格一般都很昂贵；另一种办法是从现有传感器定型产品中选择一种作为基础，在该传感器前面设计一种敏感器或在该传感器后面设计一种转换器，从而组合成满足特定测量需要的特制传感器。

二、使用前置放大器的依据

由图 3 - 5 可见，采用大信号输出传感器，可以省掉小信号放大器环节。但是多数传感器输出信号都比较小，必须选用前置放大器进行放大。那么判断传感器信号"大"还是"小"以及要不要进行放大的依据又是什么呢？放大器为什么要"前置"（即设置在调理电路的最前端）？能不能接在滤波器的后面呢？前置放大器的放大倍数应该多大为好呢？这些问题都是智能医学仪器前端——数据采集系统总体设计需要考虑的问题。

我们知道，由于电路内部有这样或那样的噪声源存在，使得电路在没有信号输入时，输出端仍存在一定幅度的波动电压，这就是电路的输出噪声。把电路输出端测得的噪声有效值 V_{ON} 折算到该电路的输入端，即除以该电路的增益 K，得到的电平值称为该电路的等效输入噪声 V_{IN}，即

$$V_{IN} = V_{ON} / K$$

$$(3 - 1)$$

如果加在该电路输入端的信号幅度 V_{IS} 小到比该电路的等效输入噪声还要低，那么这个信号就会被电路的噪声所"淹没"。为了不使小信号被电路噪声所淹没，就必须在该电路前面加一级放大器，如图 3-7 所示。图中前置放大器的增益为 K_0，本身的等效输入噪声为 V_{IN0}。由于前置放大器的噪声与后级电路的噪声是互不相关的随机噪声，因此，图 3-7 所示电路的总输出噪声 V_{ON} 为

$$V'_{ON} = \sqrt{(V_{IN0}K_0K)^2 + (V_{IN}K)^2} \tag{3-2}$$

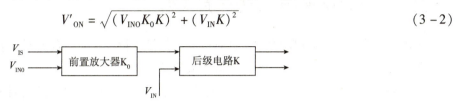

图 3-7 前置放大器的作用

总输出噪声折算到前置放大器输入端，即总的等效输入噪声 V'_{IN} 为

$$V'_{IN} = \frac{V_{ON}}{K_0K} = \sqrt{V_{IN0}^2 + \left(\frac{V_{IN}}{K_0}\right)^2} \tag{3-3}$$

假定不设前置放大器时，输入信号刚好被电路噪声淹没，即 $V_{IS} = V_{IN}$；加入前置放大器后，为使输入信号 V_{IS} 不再被电路噪声所淹没，即 $V_{IS} > V'_{IN}$，就必须使 $V'_{IN} < V_{IN}$，即

$$V_{IN} > \sqrt{V_{IN0}^2 + \left(\frac{V_{IN}}{K_0}\right)^2} \tag{3-4}$$

解式（3-4）可得

$$V_{IN0} < V_{IN}\sqrt{1 - \frac{1}{K_0^2}} \tag{3-5}$$

由式（3-5）可见，为使小信号不被电路噪声所淹没，在电路前端加入的电路必须是放大器，即 $K_0 > 1$，而且必须是低噪声的，即该放大器本身的等效输入噪声必须比其后级电路的等效输入噪声低。因此，调理电路前端电路必须是低噪声前置放大器。

为了减小体积，调理电路中的滤波器大多采用 RC 有源滤波器，由于电阻元件是电路噪声的主要根源，因此 RC 有源滤波器产生的电路噪声比较大。如果把放大器放在滤波器后面，滤波器的噪声将会被放大器放大，使电路输出信噪比降低。对比图 3-8（a）和（b）两种情况，可以说明这一点。图中放大器和滤波器的放大倍数分别为 K 和 1（不放大），本身的等效输入噪声分别为 V_{IN0} 和 V_{IN1}。

图 3-8（a）所示调理电路的等效输入噪声为

$$V_{IN} = \frac{\sqrt{(V_{IN0}K)^2 + V_{IN1}^2}}{K} = \sqrt{V_{IN0}^2 + \left(\frac{V_{IN1}}{K}\right)^2} \tag{3-6}$$

图 3-8（b）所示调理电路的等效输入噪声为

$$V'_{IN} = \frac{\sqrt{(V_{IN1}K)^2 + (V_{IN0}K)^2}}{K} = \sqrt{V_{IN0}^2 + V_{IN1}^2} \tag{3-7}$$

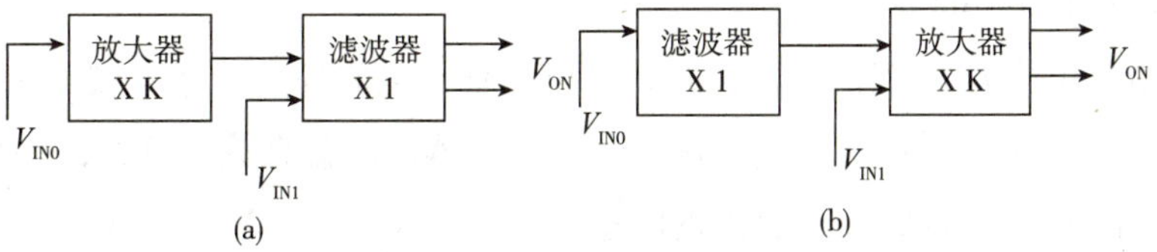

图 3-8 两种调理电路的对比

（a）滤波器后置等效图；（b）滤波器前置等效图

对比式（3-6）和式（3-7）可见，由于 $K > 1$，所以 $V_{IN} < V'_{IN}$，这就是说，调理电路中放大器设置在滤波器前面有利于减少电路的等效输入噪声。由于电路的等效输入噪声决定了电路所能输入的最小信号电平，因此减少电路的等效输入噪声实质上就是增强了电路接收弱信号的能力。

三、信号调理通道中的常用放大器

在智能仪器的信号调理通道中，针对被放大信号的特点，并结合数据采集电路的现场要求，目前使用较多的放大器有仪用放大器、程控增益放大器及隔离放大器等。

1. 仪用放大器　是一种高性能的放大器。其对称性结构可同时满足对放大器的抗共模干扰能力、输入阻抗、闭环增益的时间和温度稳定性等不同的性能要求。仪用放大器的内部基本结构如图3-9所示，它由三个通用运算放大器构成，第一级为两个对称的同相放大器，第二级是一个差动放大器。

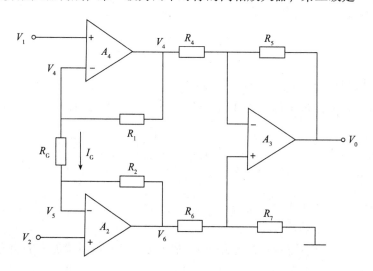

图3-9　仪用放大器的内部基本结构

仪用放大器上下对称，即图3-9中 $R_1 = R_2$、$R_4 = R_6$、$R_5 = R_7$，则可推出仪用放大器闭环增益为

$$A_f = -\left(1 + \frac{2R_1}{R_G}\right) \cdot \frac{R_5}{R_4} \tag{3-8}$$

假设 $R_4 = R_5$，即第二级运算放大器增为1，则可以推出仪用放大器环增益为

$$A_f = -\left(1 + \frac{2R_1}{R_G}\right) \tag{3-9}$$

由上式可知，通过调节电阻 R_G，可以很方便地改变仪用放大器的闭环增益。当采用集成仪用放大器时，R_G 一般为外接电阻。目前，市场上可供选择的仪用放大器较多，在实际的设计过程中，可根据模拟信号调理通道的设计要求，并结合仪用放大器的以下主要性能确定具体的放大电路。

（1）非线性度　是指放大器的实际输出 - 输入关系曲线与理想直线的偏差。在选择仪用放大器时，一定要选择非线性偏差尽量小的仪用放大器。

（2）温漂　是指仪用放大器的输出电压随温度变化而变化的程度。通常仪用放大器的输出电压会随温度的变化而发生（1~50）$\mu V/℃$ 变化，这与仪用放大器的增益有关。例如，一个温漂为 $2\mu V/℃$ 的仪用放大器，当其增益为1000时，仪用放大器的输出电压产生约20mV的变化。这个数字相当于12位A/D转换器在满量程为10V的8个LSB值。所以在选择仪用放大器时，要根据所选 A/D 转换器的绝对精度尽量选择温漂小的仪用放大器。

（3）建立时间　是指从阶跃信号驱动瞬间至仪用放大器输出电压达到并保持在给定误差范围内所需的时间。

（4）恢复时间　是指放大器撤除驱动信号瞬间至放大器由饱和状态恢复到最终值所需的时间。显然，放大器的建立时间和恢复时间直接影响数据采集系统的采样速率。

（5）电源引起的失调　是指电源电压每变化 1%，引起放大器的漂移电压值。仪用放大器一般用作数据采集系统的前置放大器，对于共电源系统，该指标则是设计系统稳压电源的主要依据之一。

（6）共模抑制比　放大器的差模电压增益与共模电压增益之比叫共模抑制比，即

$$CMRR = 20 \lg \frac{A_{def}}{A_{com}} \tag{3-10}$$

国产放大器的共模抑制比在 60~120dB 之间。

2. 程控增益放大器　是智能仪器的常用部件之一，在许多实际应用中，特别是在通用测量仪器中，为了在整个测量范围内获取合适的分辨力，常采用可变增益放大器。在智能仪器中，可变增益放大器的增益由仪器内置计算机的程序控制。这种由程序控制增益的放大器，称为程控增益放大器。

程控增益放大器一般由放大器、可变反馈电阻网络和控制接口三部分组成。其原理框图如图 3-10 所示。

程控增益放大器与普通放大器的差别，在于反馈电阻网络可变且受控于控制接口的输出信号。不同的控制信号将产生不同的反馈系数，从而改变放大器的闭环增益。

可变反馈电阻网络有许多不同的形式，如权电阻网络、T 形网络、反 T 形网络、有源网络或无源网络等，它们具有各自的特性和用途。

程控增益放大器的特点是放大器的增益可以由外部输入数字控制，这样，使用时可以根据输入模拟信号的大小来改变放大器的增益。因此，程控增益放大

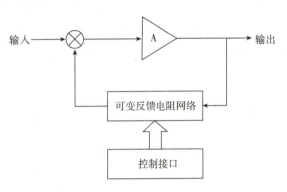

图 3-10　程控增益放大器原理框图

器是解决大范围输入信号放大的有效办法之一。目前，程控增益放大器亦做成集成电路的形式，如 AD524 和 PGA202/204 等。

3. 隔离放大器　主要用于要求共模抑制比高的模拟信号的传输过程中，例如，输入数据采集系统的信号是微弱的模拟信号，而测试现场的干扰比较大，对信号的传递精度要求又高，这时可以考虑在模拟信号进入系统之前用隔离放大器进行隔离，以保证系统的可靠性。在有强电或强电磁干扰等环境中，为了防止电网电压等对测量回路的损坏，其信号输入通道常采用隔离放大技术；在生物医疗仪器上，为防止漏电流、高电压等对人体的意外伤害，也常采用隔离放大技术，以确保患者安全；此外，在许多其他场合也常需要采用隔离放大技术。能完成这种任务，具有这种功能的放大器称为隔离放大器。

一般来讲，隔离放大器是一种将输入、输出和电源在电流和电阻上进行隔离，使之没有直接耦合的测量放大器。由于隔离放大器采用了浮离式设计，消除了输入、输出端之间的耦合，因此还具有以下特点。

（1）能保护系统元器件不受高共模电压的损害，防止高压对低压信号系统的损坏。

（2）泄漏电流低，对于测量放大器的输入端无须提供偏流返回通路。

（3）共模抑制比高，能对直流和低频信号（电压或电流）进行准确、安全的测量。

目前，隔离放大器中采用的耦合方式主要有三种：变压器合、光合和电容耦合。利用变压器耦合实现载波调制，通常具有较高的线性度和隔离性能，但是带宽一般在 1kHz 以下；利用光耦合方式实现载

波调制，可获得10kHz带宽，但其隔离性能不如变压器耦合。上述两种方法均需对差动输入级提供隔离电源，以便达到预定的隔离性能。

第三节　A/D转换器及接口技术

一、A/D转换器概述

A/D转换器（也称"ADC"）是将模拟量转换为数字量的器件，这个模拟量泛指电压、电流、时间等参量，但在一般情况下，模拟量是针对电压而言的。在数字系统中，数字量是离散的，一般用一个称为量子Q的基本单位来度量。例如，一个n位二进制数，共有$N=2^n$个离散值，定义基本度量单位Q等于满模拟的$1/2^n$。模拟量的量化就是算出模拟量有多少个Q，并用2^n个离散电平中最为近似的一个电平来代替。图3-11所示为量化过程的输出-输入关系，图中特性曲线呈阶梯状，每个台阶的宽度称为量化带。理想情况下，量化带等于一个量子Q。输入模拟量的幅度在nQ与$(n+1)Q$之间时，输出都以nQ表示。显然，这是以有限的量化值代替无限数目的模拟量的过程，因此，必然存在量化误差。由图3-11（b）可看出，量化误差的绝对值$|\varepsilon|$小于一个量子Q。通常把图3-11（a）的特性调整左移$Q/2$，如图3-11（c）所示。相应的量化误差降为$-Q/2 < \varepsilon < +Q/2$，如图3-11（d）所示。

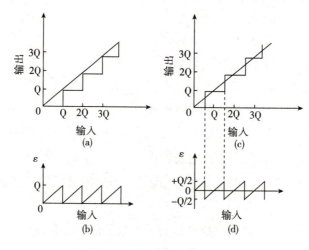

图3-11　量化特性及量化误差

🔗 **知识链接**

高端ADC的发展与机遇

随着应用和技术的发展，ADC、DAC也呈现出了越来越清晰的发展趋势，高采样率、高分辨率以及低功耗是未来超高速ADC和DAC的发展方向。在ADC方面，其采样精度和速度是相互制约的关系，大致符合1bit或6dB（以SNDR衡量）/倍频的规律。

与国际水平相比，中国的技术水平和市场影响力还很有限，但我们的市场和应用空间巨大，且数据转换器是连接现实模拟世界和虚拟数字世界之间的桥梁，具有多个关键参数，相应的技术发展永无止境，还需要不断努力。

总体来说，A/D 转换器是把经过与标准量比较处理后的模拟量转换成以二进制数值表示的离散信号的转换器。故任何一个模数转换器都需要一个参考模拟量作为转换的标准，比较常见的参考标准为最大的可转换信号大小。而输出的数字量则表示输入信号相对于参考信号的大小。

A/D 转换器常用以下几项技术指标来评价其质量水平。

（一）分辨率

A/D 转换器的分辨率定义为 A/D 转换器所能分的输入模拟量的最小变化量，可以用输入满量程值的百分数表示，但目前一般都简单地用 A/D 转换器输出数字量的位数 n 表示，代表 A/D 转换器有 $2n$ 个可能状态，可分辨出满量程值的 $1/2n$ 的输入变化量。此输入变化量称为 1LSB（一个量子 Q）。

（二）转换时间

AD 转换器完成一次转换所需的时间定义为 D 转换时间。转换时间与实现转换所采用的电路技术有关。例如，以并行比较型为代表的高速 A/D 转换器的转换时间为几十纳秒，以逐次逼近型为代表的中速 A/D 转换器的转换时间为几微秒至几十微秒，而以积分型为代表的低速 A/D 转换器的转换时间为几十毫秒至几百毫秒。采用同种电路技术的 A/D 转换器的转换时间与分辨率有关，一般地，分辨率越高，转换时间变长。

（三）精度

1. 绝对精度　定义为对应于产生一个给定的输出数字码，理想模拟输入电压与实际模拟输入电压的差值。在 A/D 转换时，量化带内的任意模拟输入电压都产生同一个输出码，上述定义中的理想模拟电压限定为量化带中点对应的模拟电压。实际模拟输入电压定义为实际量化带中点对应的模拟电压。例如，一个输入电压满量程为 10V 的 12 位 A/D 转换器，理论上输入模拟电压为 5V ± 1.2mV 时产生半满量程，对应的输出码为 100000000000。如果实际上是 4.997 ~ 4.999V 范围内的模拟输入都产生这一输出码，则绝对精度为 $(4.997 + 4.999)/2V - 5V = -0.002V = -2mV$。绝对精度由增益误差、偏移误差、非线性误差以及噪声等组成。

2. 相对精度　定义为在整个转换范围内，任一数字输出码所对应的模拟输入实际值和理想值之差与模拟满量程值之比。相对精度以%、10^{-6} 或 LSB 的数值表示。在上例中，半满量程时的相对精度为 $0.002V/10V = 0.02\% = 200 \times 10^{-6}$。

3. 偏移误差　定义为使 A/D 转换器的输出最低位为 1，施加到 A/D 转换器模拟输入端的实际电压与理论值 $1/2(Vr/2n)$（0.5LSB 所对应的电压值）之差（又称为偏移电压），一般以满量程值的百分数表示。在一定环境温度下，偏移电压是可以消除的。但是，在另一环境温度下，偏移误差将再次出现，即在宽温度范围内补偿这一误差是困难的。一般地，在 A/D 转换器的产品技术说明书中都会给出偏移误差的温度系数，单位为 $10^{-6}/℃$，其值在几到几十范围内。

4. 增益误差　是指 A/D 转换器输出达到满量时，实际模输入与理想模拟输入之间的差值，以模拟输入满量程的百分数表示。由于存在增益误差，所以式写成

$$E_n = KV_r(a_1 2^{-1} + a_2 2^{-2} + \ldots + a_n 2^{-n}) \tag{3-11}$$

式中，K 是增益误差因子。

当 $K = 1$ 时，没有增益误差；当 $K > 1$ 时，在输入模拟信号达到满量程值之前，数字输出就已"饱和"；当 $K < 1$ 时，模拟输入信号已超满量程时，数字输出还未溢出。和偏移误差相似，增益误差也可以借助外接电路调整到零，但在另一环境温度下又会出现，增益误差的温度系数的单位亦为 $10^{-6}/℃$，其值约为几十。

5. 线性度误差　A/D 转换器的线性度误差包括积分线性度误差和微分线性度误差两种。

（1）积分线性度误差　定义为偏移误差和增益误差均已调零后的实际传输特性与通过零点和满量程点的直线之间的最大偏离值，有时也称为线性度误差，如图 3 – 12 所示。该误差一般以一个量子的分数表示，通常它不大于 0.5LSB。

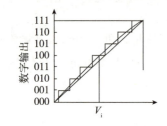

图 3 – 12　A/D 转换器的积分线性度误差

（2）微分线性度误差　从总体上来看，是 A/D 转换器的数字输出，表明其误差最大值。但是，在很多情况下往往研究相邻状态间的变化。微分线性度误差就是说明这个问题的技术参数，它定义为 A/D 转换器传输特性台阶的宽度（实际的量子值）与理想量子值之间的误差，也就是两个相邻码间的模拟输入量的差值对于 $V/2$ 的偏离值。例如，一个 A/D 转换器的微分线性度误差为 1/2LSB，则在整个传输特性范围内，任何一个量子（台阶宽度）都介于 1/2LSB（微分线性度误差为 – 1/2LSB）和 3/2LSB（微分线性度误差为 + 1/2LSB）之间。图 3 – 13 描述了微分线性度误差情况。图中的最初两个台阶是理想的，台阶宽度为 Q，即 $Vr/2n$。第三个台阶宽度只有 Q/2，再下一个则为 3Q/2。总体来看，此 A/D 转换器的微分线性度误差没有超过 ± Q/2。显然，为给出微分线性度误差这一参数，需要在整个满量程范围内对每一个台阶的值进行测量。

与微分线性度误差直接关联的一个 A/D 转换器的常用术语是失码（missing code）或跳码（skipped code），也称非单调性。所谓失码，就是有些数字码不可能在 A/D 转换器的输出端出现，即被丢失（或跳过）了。当 A/D 转换器的微分线性度误差小于 1LSB 时，不会产生失码现象；当微分线性度误差大于 1LSB 时，产生失码。例如，当 A/D 转换器的传输特性如图 3 – 14 所示时，011 码被丢失。

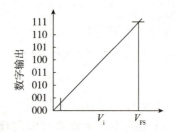

图 3 – 13　A/D 转换器的微分线性度误差

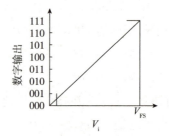

图 3 – 14　A/D 转换器的失码现象

A/D 转换器的积分和微分线性度误差的来源及特性与转换器采用的电路技术有关，它们是难以用外电路加以补偿的。

6. 温度对误差的影响　环境温度的改变会造成偏移、增益和线性度误差的变化。当 A/D 转换器必须工作在温度变化的环境时，这些误差的温度系数是一个重要的技术参数。温度系数是指温度改变 1℃ 时误差的改变量与满程输入模拟电压的比值，常以 $10^{-6}/℃$ 表示。偏移误差使传输特性沿横轴位移，温度变化改变了位移的大小，对整个输入电压范围 $0 – Vr$ 的任何点，改变相同。增益误差是使传输特性围绕坐标原点旋转一个角度，温度改变使角度增减。显然，在 $0 – Vr$ 范围内，当不同输入电压值时，增益误差以及温度变化造成的误差增减是不同的。从增益误差的定义可知，该误差是指输入满量程时的误差，因此，该误差的温度系数也与这一定义统一，即温度系数是指输入满量程时温度改变 1℃ 时造成的增益误差的变化量与输入满量程之比。温度对线性度误差也会造成影响，由于线性度误差的最大值一般发生在 $Vr/2$ 附近，因此该误差的温度系数的最大值一般也发生在该处附近。

(四) 过采样技术

所谓过采样，是指以远远高于奈奎斯特 (Nyquist) 采样频率的频率对模拟信号进行采样。A/D 转换器是一种数字输出与模拟输入成正比的电路，图 3 – 15 给出了理想 3 位单极性 A/D 转换器的转换特性，横坐标是输入电压 V_{IN} 的相对值 V_x/V_{REF}，纵坐标是经过采样化的数字输出量 Vx，以二进制 000 ~ 111 表示。因为 A/D 转换器的模拟量输入可以是任何值，但数字输出是量化的，所以实际的模拟输入与数字输出之间存在 ±1/2LSB 的量化误差。在交流采样应用中，这种量化误差会产生量化噪声。如果对理想 A/D 转换器加一恒定直流输入电压，那么多次采样得到的数字输出值总是相同的，而且分辨率受量化误差的限制。如果在这个直流输入信号上叠加一个交流信号，并用比这个交流信号频率高得多的采样频率进行采样，此时得到的数字输出值将是变化的，用这些采样结果的平均值表示 A/D 转换器的转换结果便能得到比用同样 A/D 转换器高得多的采样分辨率，这种方法称作过采样。

由信号采样量化理论可知，若输入信号的最小幅度大于量化器的量化阶梯，并且输入信号的幅度随机分布，则量化噪声的总功率是一个常数，与采样频率 f_s 无关，在 0 ~ $f_s/2$ 的频带范围内均分布。因此量化噪声电平与采样频率成反比，提高采样频率可以降低量化噪声电平，而基带是固定不变的，因而减少了基带范围内的噪声功率，提高了信噪比。图 3 – 16 所示为不同采样频率时量化噪声分布示意图，它清楚地显示了采样频率与噪声电平的关系。f_{s2} 远远大于 f_{s1}，其基带内的量化噪声功率小很多。

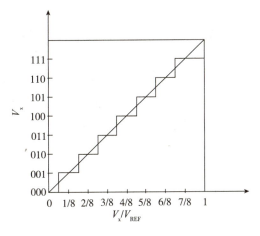

图 3 – 15 理想 3 位单极性 A/D
转换器的转换特性

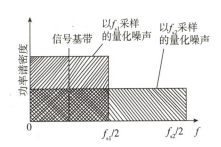

图 3 – 16 不同采样频率时的
量化噪声分布

二、A/D 转换器的选择

用单片机处理模拟信号的前提是将其数字化，即进行 A/D 转换，而选择合适的 A/D 转换器件是模拟通道设计的第一步。

(一) 根据检测精度要求进行选择

对于一台具体的设备，它的技术指标中包含检测精度指标。通过这个指标就可以换算出所需的 A/D 转换最低指标，只要选择转换精度比这个最低指标高一些的 A/D 器件，就可以满足设计要求。通常精度和分辨率是不同的，受非线性误差的影响，分辨率高的精度不一定高。当器件的非线性误差控制在 1 位之内时，AD 转换器件用 "位数" 所表示的分辨率与其转换精度基本相同，习惯上就用 "位数" 来衡量其转换精度。

例如，某温度控制系统的工作范围是 20~50℃，温度控制精度为 0.1℃。通过合理设计信号调理电路（信号放大器以及相关补偿电路），使 19℃时输出信号电压的 A/D 转换结果为 0 值，51℃时输出信号电压的 A/D 转换结果为满度值，即从 0 值到满度值的温度变化范围为 32℃。为了达到控制精度为 0.1℃，A/D 转换器件的分辨率至少要达到 0.1℃，这就要求从 0 值到满度值至少要分辨出 320 种不同温度状态。8 位 A/D 器件只能分辨出 256 种状态，不能满足最低精度要求。为了确保系统的整体精度，A/D 转换器件的分辨率应该比最低分辨率提高 1~2 位。因此，本系统选用 10 位或 12 位 A/D 器件比较合适。

在精度要求更高的场合，可以选用 14 位 A/D 或 16 位 A/D。但器件选择不是精度越高越好，精度越高的 A/D 器件越贵，对信号调理电路的要求也越高，不利于控制系统成本。

（二）根据采样频率要求进行选择

被检测的信号有其频率特性，为了获取该信号的真实数据，采样频率至少要超过信号上限频率的 2 倍。由于工作原理和制造工艺的不同，A/D 转换器件的工作频率也不同。因此，应该根据采样频率的不同选择不同工作频率的 A/D 转换器件。

1. 低速 A/D 转换器件　适合采样频率为每秒 10 次以内的场合，其检测对象为变化比较缓慢的物理量，如温度、湿度、液位等。这类 A/D 器件以"双积分型"为主，具有很高的抗工频干扰能力，广泛应用于数字电压表中。

2. 中速 A/D 转换器件　适合采样频率为每秒 100 次以上的场合，其检测对象为变化比较快的物理量，如运动状态的各种参数。这类 A/D 转换器件以"逐次逼近型"为主，绝大多数 A/D 转换器件都属于这一类型，绝大多数应用系统也采用这一类型的 A/D 转换器件。

3. 高速 A/D 转换器件　适合采样频率超过 1MH 的场合，其检测对象为变化极快的物理量，如视频信号，故俗称"视频 A/D"。这类 A/D 转换器以"并行比较型为主"，应用领域多以多媒体信息采集和处理为主。

（三）其他选择考虑

1. 片内 A/D　当精度要求不超过 12 位时，可选用片内集成 A/D 转换部件的单片机，使系统结构更加紧凑。

2. 串行 A/D　单片机应用系统的发展趋势是"单片系统"，没有三总线的设计方案可以简化电路设计。

3. 封装　常见的封装是 DIP，现在表面安装工艺的发展使得表贴型 SO 封装的应用越来越多。

三、STM32 的 A/D 转换原理与应用

STM32F103C8T6 有 2 个 12 位的 ADC 模拟数字转换器。每个 ADC 有 10 个通道，另有 2 个测量内部信号源的通道（通道 1 和通道 17）。各通道的 A/D 转换可以单次连续扫描或间断模式执行。ADC 的结果可以左对齐或右对齐方式存储在 16 位数据寄存器中。模拟看门狗特性允许应用程序检测输入电压是否超出用户定义的高/低阈值。ADC 的输入时钟不得超过 14MHz，它是由 PCLK2 经分频产生。

1. 参考电压　ADC 常用电源引脚见表 3-1，通常将 VREF + 和 VDDA 都接到 VDD；VREF - 和 VSSA 都接到 VSS，ADCx_ IN [15：0] 通道输入的电压 VIN 的范围为 VREF - < VIN < VREF +。

表 3-1　参考电压的连接

名称	信号类型	说明
VREF +	输入，模拟参考正极	ADC 使用的高端/正极参考电压，$2.4V \leqslant VREF + \leqslant VDDA$
VDDA	输入，模拟电源	等效于 VDD 的模拟电源，且 $2.4V \leqslant VDDA \leqslant VDD$（3.6V）
VREF -	输入，模拟参考负极	ADC 使用的低端/负极参考电压，VREF - = VSSA
VSSA	输入，模拟电源地	等效于 VSS 的模拟电源地
ADCx_ IN [15：0]	模拟输入信号	16 个模拟输入通道

2. 输入通道　外部的通道可分为规则通道组和注入通道组，规则通道组中最多有 16 个通道，转换结束后，数据存入同一个规则通道数据寄存器中，后面转换的数据会覆盖掉前面的数据；注入通道组中最多只能有 4 个通道，转换后数据送 4 个不同的注入通道组数据寄存器中。

规则通道组中的通道数据看上去是排着队按序转换，而注入通道组中的数据可以往规则通道组中插队。例如，本来规则通道组按顺序从通道 1 到通道 6 转换，当转换完通道 1 后，注入通道组的 A/D 转换被触发了，则在转换通道 2 前插入对注入通道组的转换，注入通道组转换结束后，再接着按顺序转换规则通道组中剩余的通道数据。

3. 转换时间　ADC 的时钟 ADCCLK 和 PCLK2（APB2 时钟）同步，可通过对 PCLK2 编预分频产生 ADC 时钟。ADCCLK 频率最大不要超过 14MHz。

ADC 转换时间的计算公式为：

$$T_{conv} = 采样时间 + 12.5 \times ADCCLK 的周期 \qquad (3-12)$$

其中，采样时间可以编程配置，每个通道可以分别采用不同的时间采样。

例如，PCLK2 频率为 72MHz，ADCCLK 频率为 12MHz 时，采样时间设为 1.5 个 ADCCLK 周期则转换时间为

$$(1.5 + 12.5)/12MHz = 1.17\mu s \qquad (3-13)$$

4. ADC 的启动　转换可以由外部事件触发（例如，定时器捕获事件、EXTI11 线等）。注意：当外部触发信号被选为 ADC 规则或注入转换时，只有它的上升沿可以启动转换。也可以采用软件触发，就是将 ADCCR2 的 ADON 置 1 启动转换，清 0 则停止转换。

5. ADC 产生的中断　A/D 转换完成后，可以产生规则通道转换结束 EOC 中断，或者注入通道转换结束 JEOC 中断，或者模拟看门狗中断（转换得到的值超出了模拟看门狗设置的上限或者下限）。

6. ADC 转换值的计算　模拟电压经过 AD 转换后，得到一个 12 位的数字值，如果要读出原始的模拟电压值，则需要经过计算。

通常将 VREF + 接到 VDD（3.3V）；VREF - 接到 VSS（0V），ADCx_ IN [15：0] 通道输入的电压 VIN 的范围为 VREF - < VIN < VREF +。即 ADC 的输入电压范围设定为 0~3.3V，因为 ADC 是 12 位的 AD 转换后生成的 12 位数字量的满量程对应的模拟电压值是 3.3V，12 位满量程对应的数字值是 2^{12}。数值 0 对应的就是 0V。设 A/D 转换后的数字值为 X，X 对应的模拟电压为 Y，则有：

$$Y = \frac{3.3}{2^{12}} \times X = \frac{3.3}{4096} \times X \qquad (3-14)$$

7. ADC 的转换模式

（1）单次转换模式　在单次转换模式下，ADC 只执行一次转换。该模式既可通过设置 ADC_ CR2 寄存器的 ADON 位（只适用于规则通道）启动，也可通过外部触发启动（适用于规则通道或注入通

道）。这时 CONT 位为 0，且选择通道的转换完成，如果一个规则通道被转换，那么转换数据被存储在 16 位 ADC_ DR 寄存器中，EOC 转换结束标志被设置，如果设置了 EOCIE，则产生中断；如果一个注入通道被转换，那么转换数据被储存在 16 位的 ADC_ DRJ1 寄存器中，JEOC（注入转换结束）标志被设置，如果设置了 JEOCIE 位，则产生中断。然后 ADC 停止。

（2）连续转换模式　在连续转换模式中，前面的 ADC 转换一结束马上就启动另一次转换。此模式可通过外部触发启动或通过设置 ADC_ CR2 寄存器上的 ADON 位启动。此时 CONT 位是 1，每次转换后，如果一个规则通道被转换，转换数据被储存在 16 位的 ADC_ DR 寄存器中，EOC（转换结束）标志被设置，如果设置了 EOCIE，则产生中断；如果一个注入通道被转换，转换数据被存储在 16 位的 ADC_ DRJ 寄存器中，JEOC 注入转换结束标志被设置，如果设置了 JEOCIE 位，则产生中断。

（3）扫描模式　此模式用来扫描一组模拟通道。扫描模式可通过设置 ADC_ CR1 存器的 SCAN 位来选择。一旦这个位被设置，ADC 就会扫描所有被 ADC_ SQRX 寄存器（规则通道）或 ADCTSQR（注入通道）选中的所有通道。在每个组的每个通道上执行单次转换。在每次转换结束时，同一组的下一个通道被自动转换。如果设置了 CONT 位，转换不会在选择组的最后个通道上停止，而是再次从选择组的第一个通道继续转换。如果设置了 DMA 位，那么在每次 EOC 后 DMA 控制器都把规则组通道的转换数据传输到 SRAM 中。而注入通道转换的数据总是存储在 ADCJDRx 寄存器中。

（4）间断模式　规则组模式通过设置 ADC_ CR1 寄存器的 DISCEN 位激活。可以用来执行一个短序列的 n 次转换（$n \leqslant 8$），此转换是 ADC_ SQRx 寄存器所选择的转换序列的一部分。数值 n 由 ADC_ CR1 寄存器的 DISCNUM [2：0] 位给出。一个外部触发信号可以启动 ADCSQRx 寄存器中描述的下一轮 n 次转换，直到此序列所有的转换都完成为止。总的序列长度由 ADC_ SQR1 寄存器的 L [3：0] 定义。

例如，若 $n=3$，被转换的通道为 0、1、2、3、6、7、9、10，则第一次触发转换的序列为 0、1、2；第二次触发转换的序列为 3、6、7；第三次触发，转换的序列为 9、10，并产生 EOC 事件；第四次触发转换的序列 0、1、2。

注组模式通过设置 ADC_ CR1 存器的 JDISCEN 位激活。在一个外部触发事件后，该模式按通道顺序逐个转换 ADCJSQR 寄存器中选择的序列。一个外部触发信号可以启动 ADC_ JSQR 寄存器选择的下一个通道序列的转换，直到序列中所有的转换完成为止。总的序列长度由 ADC_ JSQR 寄存器的 JL [1：0] 位定义。

例如，若 $n=1$，被转换的通道为 1、2、3，则第一次触发通道 1 被转换，第二次触发通道 2 被转换；第三次触发通道 3 被转换，并且产生 EOC 和 JEOC 事件；第四次触发通道 1 被转换。

四、STM32 的 ADC 程序流程与编程要点

1. ADC 的程序流程　STM32 的 ADC 有两种转换模式：单次转换与连续转换。单次转换模式下，ADC 只执行一次转换。在连续转换模式下，当前面的 ADC 转换一结束马上就启动另一次转换 STM32 的 ADC 的程序流程（以 ADC1 为例）。

（1）开启 ADC1 的时钟，由于 ADC1 的模拟输入通道是在 GPIOA 上，所以同时也要打开 GPIOA 的时钟，并进行相关的配置，要把 GPIOA 的相应引脚设置成模拟输入。

（2）复位 ADC1（省略也可以），设置 ADC1 的分频因子，（记住，ADC 的时钟不能超过 14MHz），而且其采样周期长点会更好。

（3）初始化 ADC1 的参数，设置 ADC1 的作模式和规则序列的相关信息。

（4）使能 AD 转换器。

（5）执行复位校准和 AD 校准。注意：这两步校准一定要有，否则转换结果将有较大的误差。每次进行校准之后都要等待校准结束，但是通过什么方式知道校准结束呢？这就需要通过获取校准状态以判断是否校准结束。

（6）读取 AD 的值。

2. ADC 编程的要点　ADC 库函数在"stm32f10x_ adc. h"中声明，在"stm32f10x_ adc. c"中定义。ADC 的库函数很多，但是掌握主要函数通常即可满足应用要求。

（1）ADC_ Mode（ADC 转换模式）　有独立模式等 10 种模式，通常选择为 ADC_ Mode_ Independent。其他模式如 ADC_ Mode_ Independent、ADC_ Mode_ ReglnjecSimult、ADC ExternalTrigConv 等。

（2）ADC_ ExternalTrigConv（ADC 外部触发模式）　即选择外部触发模式。外部触发模式有多种，常用的有以下 3 种。

1）最简单的软件触发：参数为 ADC ExtermalTrigConv None。设置好后要记得调用库函数，这样才能触发启动 ADC 转换：

ADC_ SoftwareStartConvCmd（ADC1，ENABLE）

2）定时器通道输出触发：共有 ADC_ ExtermalTrigConv_ T1_ CC1 等 5 种定时器，输出触发比较麻烦，还需要设置相应的定时器。

3）外部引脚触发：对于规则通道组，选择 EXTI 线 11 和 TIM8_ TRGO 作为外部触发事件；而注入通道组则选择 EXTI 线 15 和 TIM8_ CC4 作为外部触发事件。

3. ADC Data Align（数据对齐方式）　其取值为：ADC_ DataAlign_ Right、ADC_ DataAlign_ Left。如设置为 ADC_ DataAlign_ Right，即为右对齐方式。建议采用右对齐方式，因为这样处理数据会比较方便。当然，如果要从高位开始传输数据，那么采用左对齐（ADC_ DataAlign_ Left）比较合适。注入组和规则组的扩展符号位在处理上存在差异，这一点要注意。多通道数据传输时有一点还要注意：若一个数组为 ADC_ ValueTab [4]，且设置了两个通道：通道 1 和通道 2，则转换结束后，ADC_ ValueTab [0] 和 ADC_ ValueTab [2] 存储的是通道 1 的数据，而 ADC_ ValueTab [1] 和 ADC_ ValueTab [3] 存储的是通道 2 的数据。如果数组容量更大，则依此类推。

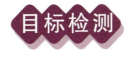

答案解析

一、选择题

在 STM32 中，（　）寄存器的 ALIGN 为选择转换后数据储存的对齐方式。

A. ADC_ CR2
B. ADC_ JDRx
C. ADC_ CR1
D. ADC_ JSQR

二、简答题

1. 数据采集系统主要实现哪些基本功能？

2. 在设计数据采集系统时，选择模拟多路开关要考虑的主要因素是什么？

3. A/D 转换器的分辨率和精度有什么区别？

4. A/D 转换器的采样速率和转换速率有什么区别?

5. 简述 AD7606 的特性。

书网融合……

本章小结

第四章　智能医学仪器中的通信接口技术

学习目标

　　1. 掌握　基于 STM32 的 CAN 通信的应用；Modbus 协议及其应用；STM32 与蓝牙、ZigBee 和 WiFi 模块通信的应用。

　　2. 熟悉　UART、IIC 和 SPI 的原理；无线通信的基本概念及传输方式；RS-485 总线差分传输的特性及主从机构。

　　3. 了解　串行通信的速率及基本格式；CAN 总线的分层结构。

　　4. 具有使用和选择医学仪器合适串行通信方式的能力，以及根据通信协议实现仪器功能的能力。

⇒ 案例分析

　　实例　手术机器人的触觉反馈，指机械臂作用于组织时，触觉传感器能够感受到组织表面的信息（例如组织顺应性、硬度、质地、温度等），并将这些信息反馈给医生，从而使医生获得对于组织的真实感觉，并能够对异常组织做出判断。应建立高仿真度组织器官物理模型，以及基于解剖学人体组织特征的力反馈物理模型，将力反馈与触觉反馈相结合，提高手术的现实感。

　　问题　1. 机械臂的核心是伺服电机，电机的控制通常采用什么接口技术？

　　　　　　2. 若要实现远程控制手术机器人，可采用什么通信方式？

　　智能医学仪器一般都具有通信接口，以便和仪器中的其他模块或计算机组成自动测试系统。为了方便各种智能仪器之间进行通信，各个通信接口均需要标准化，通信协议也需要规范化。

　　通信接口（interface）是两个需要通信的设备或电路之间的分界面和连接点，是采用硬件和软件方法，实现安全、可靠、高效的信息交换的技术。而协议（protocol）是通信双方关于通信如何进行达成一致，是定义对等通信实体之间交换的帧、分组和报文的格式及意义的一组规则。

　　基于单片机的医学仪器，由于单片机的通信功能较弱，常用单片机大多只具有串行口，所以当这类仪器需要与外界通信时，必须通过串行口与一个外部单元连接，该外部单元负责处理各种协议，真正实现通信。

　　智能医学仪器的通信需求多种多样，所要传输的数据速率、传输的距离、传输的方式都各不相同。因此，不同的医学仪器应根据本仪器的使用要求采用不同的通信接口和协议。

　　在需要进行长距离传输的时候，可利用电话（程控）通信网、移动通信网以及万维网（WWW）。程控电话网是一种以电话线为基础的有线通信网；移动通信网是无线和有线结合的一种通信方式，移动站到基站是无线方式，而基站到电信局一般是有线方式；万维网是一种融合了可能的各种通信方式（有线、无线光纤等）的通达全球的通信网，一般来说，现有万维网的干线多为高速光纤，而连接到最终用户的以有线电话和有线局域网为主，其他方式（无线、有线电视）也在迅速发展中。由于这三种网络已形成很大的规模，因此通信的范围已经可以达到世界上大多数的地域。

在需要进行短距离传输时可采用串行通信、无线局域网（802.11）、蓝牙（Bluetooth）、红外通信（IrDA）技术。串行通信是一种有线通信，应用简单方便；无线局域网、蓝牙都是无线通信，区别只在于协议的不同；红外通信则是以红外线作为传输媒质的一种通信技术。

第一节　串行通信接口设计

串行通信是指数据一位一位顺序传送的一种通信方式，它只需一条线（实际应用中一般使用两条线，发送、接收各一）即可进行通信，所以其突出的优点就是可以节省传送线。故一般在不配备打印机等外设的便携式医学仪器设计中广泛采用串行通信，从而在确保高度集约化设计的同时能与外界良好通信。串行通信接口是 PC 机的标准配置，而绝大部分单片机也内置了电行口。可以说，串行口是当今医学仪器通信中使用最多的一种接口，所以学习掌握串口通信的设计十分重要。

一、串行通信的基本概念

1. 数据传送速率——波特率（Baud rate）　所谓波特率，是指每秒串行发送或接收的二进制位（比特，bit）数目，其单位为 bps（每秒比特数），它是衡量数据传送速度的指标，也是衡量传送通道频带宽度的指标。

2. 单工、半双工与全双工　按照智能医学仪器发送和接收数据的方向以及能否同时进行数据传送，可将数据传输分为单工、半双工与全双工三种，如图 4 – 1 所示。

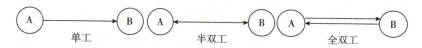

图 4 – 1　单工、半双工和全双工示意图

（1）单工（simplex）方式　仅允许数据单方向传送。

（2）半双工（half – duplex）方式　发送和接收数据分时使用同一条传输线路，即在某一时刻只能进行一个方向的数据传送。

（3）全双工（full – duplex）方式　采用两根传送线连接两端设备，可同时进行数据的发送和接收。

3. 串行通信方式及规程　在串行传送中，没有专门的信号线可用来指示接收、发送的时刻并辨别字符的起始和结束。为了使接收方能够正确地解释接收到的信号。收发双方需要制定并严格遵守通信规程（协议）。串行传送有异步和同步两种基本方式。通信规程如下。

（1）异步传送规程　异步传送的每个字符必须由起始位（1 位"0"）开始，之后是 7 或 8 位数据和一位奇偶校验位，数据的低位在先、高位在后，字符以停止位（1 位、1 位半或 2 位"1"）表示字符的结束。从起始位开始到停止位结束组成一帧信息（图 4 – 2）。停止位后面可能不立刻紧接下一字符的起始位，这时停止位后面一直维持"1"状态，这些位称为"空闲位"。

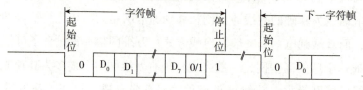

图 4 – 2　异步传送数据格式

异步传送的标准波特率有很多种，目前常用的是 300，600，1200，2400，4800，9600 和 19200bps。异步传送对每个字符都附加了同步信息，降低了对时钟的要求，硬件较为简单。但冗余信息（起始位、停止位、奇偶校验位）所占比例较大，数据的传送速度一般低于同步传送方式。

（2）同步传送规程　在同步传送过程中，必须规定数据的长度（每个字符有效数据为几位），并以数据块形式传送，用同步字符指示数据块的开始。同步字符可用单字符、双字符或多字符。数据块之后为循环冗余校验码（cyclic redundancy check，CRC）字符，用于检验同步传送的数据是否出错。同步传送的格式如图 4 - 3 所示。

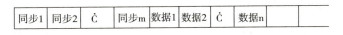

| 同步1 | 同步2 | Ċ | 同步m | 数据1 | 数据2 | Ċ | 数据n | | |

图 4 - 3　同步传送数据格式

由于同步传送中的冗余信息（同步字符、CRC 字符）所占比例较小，数据的传送速度一般高于异步传送方式。由于要求发送方与接收方的时钟精确同步。同步传送方式的硬件较为复杂。时钟信息可以通过一根独立的信号线进行传送，也可以通过将信息中的时钟代码化来实现（如采用曼彻斯特编码）。

4. 基带传输　对数字信号不加调制，以其基本形式进行的传输，称为"基带传输"。基带传输中数字信息的形式是与其通信速率有关的开关信号，覆盖相当宽广的频谱。受传输介质（电缆）分布参数和外界噪声等影响，信号将会产生一定程度的畸变。为在接收端正确地还原数据信息，必须将信号在传输过程中产生的畸变限制在一定的范围以内。由于分布参数和外界噪声的影响与传输距离成正比，从而导致对传输速率和传输距离的限制。

5. 调制/解调与调制/解调器　"仪器内部总线""片间总线"和"底板总线"采用基带传输一般没有什么问题，对于"仪器外部总线"上进行的远距离数据传输。基带传输不能保证其可靠性。必须对基带信号加以调制再进行传输。调制的本质是将频带宽度无限的数字信号转换为频带有限的调制信号（模拟信号或射频信号），从而大大增加其可靠传输的距离。在接收端通过解调，再将调制信号恢复为原来的数字信号，这一过程被称为调制/解调（modulation and demodulation），承担调制/解调任务的设备被称为调制解调器（MODEM）。

二、RS - 232 标准串行接口总线

RS - 232 是美国电子工业协会 EIA（Electronic Industries Association）公布的串行通信标准，RS 是英文"推荐标准"的字头缩写，232 是标识号，C 表示该标准修改的次数。最初发展 RS - 232 标准是为了促进数据通信在公用电话网上的应用，通常要采用调制解调器（MODEM）进行远距离数据传输。20 世纪 60 年代中期将此标准引入计算机领域。目前广泛应用于计算机与外围设备的串行异步通信接口中。除了真正的远程通信外，不再通过电话网和调制解调器。

1. 总线描述　RS - 232 标准定义了数据通信设备（DCE）与数据终端设备（DTE）之间进行串行数据传输的接口信息。规定了接口的电气信号和接插件的机械要求。RS - 232 对信号开关电平规定如下（负载 3～7kΩ）：

　　　　　驱动器的输出电平为：　　　　　　　　　接收器的输入检测电平为：

　　　　　　　逻辑"0"：+5～+15V　　　　　　　逻辑"0"：> +3V

　　　　　　　逻辑"1"：-5～-15V　　　　　　　逻辑"1"：< -3V

RS - 232 采用负逻辑，噪声容限可达到 2V。

　　RS-232 接口定义了 20 条可以同外界连接的信号线，并对它们的功能做了具体规定。这些信号线并不是在所有的通信过程中都要用到，可以根据通信联络的繁杂程度选用其中的某些信号线。常用的信号线如表 4-1 所列。

表 4-1　RS-232 标准串行接口总线的常用信号线

引脚号	符号	方向	功能
1			保护地
2	TXD	Out	发送数据
3	RXD	In	接收数据
4	RTS	Out	请求发送
5	CTS	In	为发送清零
6	DSR	In	DCE 就绪
7	GND		信号地
8	DCD	In	载波检测
20	DTR	Out	DTE 就绪
22	RI	In	振铃指示

　　RS-232 用作计算机与远程通信设备的数据传输接口，如图 4-4 所示。图中信号线分为数据信号线和控制信号线，分别说明如下。

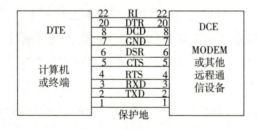

图 4-4　带 RS-232 接口的通信设备连接

　　（1）数据信号线　"发送数据"（TXD）与"接收数据"（RXD）是一对数据传输信号线。TXD 用于发送数据，当无数据发送时，TXD 线上的信号为"1"。RXD 用于接收数据，当无数据接收时或接收数据间隔期间，RXD 线上的信号也为"1"。

　　（2）控制信号线　"请求发送"（RTS）与"为发送清零"（CTS）信号线用于半双工通信方式。半双工方式下发送和接收只能分时进行，当 DTE 有数据待发送时，先发"请求发送"信号通知调制解调器。此时若调制解调器处于发送方式，回送"为发送清零"信号，发送即开始。若调制解调器处于接收方式，则必须等到接收完毕转为发送方式时，才向 DTE 回送"为发送清零"信号。在全双工方式下，发送和接收能同时进行，不使用这两条控制信号线。

　　"DCE 就绪"（DSR）与"DTE 就绪"（DTR）信号线分别表示 DCE 和 DTE 是否处于可供使用的状态。"保护地"信号线一般连接设备的屏蔽地。

　　2. RS-232 接口的常用系统连接　计算机与智能设备通过 RS-232 标准总线直接互联传送数据是很有实用价值的，一般使用者需要熟悉互联接线的方法。

　　图 4-5 所示为全双工标准系统连接。"发送数据"线与"接收数据"线交叉连接，总线两端的每

个设备均既可发送又可接收。"请求发送"（RTS）线折回与自身的"为发送清零"（CTS）线相连，表明无论何时都可以发送。"DCE"就绪（DSR）与对方的"DTE"就绪（DTR）交叉互联，作为总线一端的设备检测另一端的设备是否就绪的握手信号。"载波检测"（DCD）与对方的"请求发送"（RTS）相连，使一端的设备能够检测对方设备是否在发送。这两条连线较少应用。

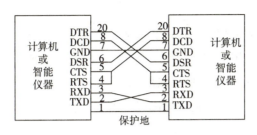

图 4 - 5　全双工标准系统连接

如果由 RS - 232 连接两端的设备随时都可以进行全双工数据交换，那么就不需要进行握手联络。此时，图 4 - 5 所示的全双工标准系统连接就可以简化为图 4 - 6 所示的全双工最简系统连接。

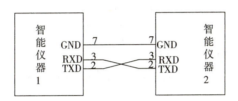

图 4 - 6　全双工最简系统连接

RS - 232 发送器电容负载的最大驱动能力为 2500pF，这就限制了信号线的最大长度。例如，如果传输线采用每米分布电容约为 150pF 的双绞线通信电缆，最大通信距离限制在 15m。如果使用分布电容较小的同轴电缆，传输距离可以再增加一些。对于长距离传输或无线传输，则需要用调制解调器通过电话线或无线收发设备连接。

3. 电平转换　在计算机及智能医学仪器内，通用的信号是正逻辑的 TTL 电平。而 RS - 232 的逻辑电平为负逻辑的 ±12V 信号，与 TTL 电平不兼容，必须进行电平转换。用于电平转换的集成电路芯片种类很多，RS - 232 总线输出驱动器有 MC1488、SN75188、SN75150 等，RS - 232 总线接收器有 MC1489、SN75199、SN75152 等。为了把 +5V 的 TTL 电平转换为 - 12 ～ +12V 的 RS - 232 电平，输出驱动器需要 ±12V 电源。近年问世的一些 RS - 232 接口芯片采用单一的 +5V 电源，其内部已经集成了 DC/ DC 电源转换系统，而且输出驱动器与接收器制作在同一芯片中，使用更为方便，例如 MAX232、ICL232 等。

三、STM32 串行接口的应用

USART 是 universal synchronous/asynchronous receiver/transmitter 的简称，翻译成中文即通用同步/异步串行接收/发送器，它具有全双工通用同步/异步串行收发能力。该接口是一个高度灵活的串行通信设备。

1. STM32 的 USART 模块特性　分 USART、UART 两种，普遍具有以下基本特性。

（1）全双工操作（相互独立的接收数据和发送数据）。

（2）同步操作时，可主机时钟同步，也可从机时钟同步。

（3）独立的高精度波特率发生器，不占用定时/计数器。

（4）支持 5、6、7、8 和 9 位数据位，1 或 2 位停止位的串行数据帧结构。

（5）由硬件支持的奇偶校验位发生和检验。

（6）数据溢出检测。

（7）帧错误检测。

（8）包括错误起始位的检测噪声滤波器和数字低通滤波器。

（9）3 个完全独立的中断，即 TX 发送完成、TX 发送数据寄存器空、RX 接收完成。

（10）支持多机通信模式，支持倍速异步通信模式。

2. STM32 的 USART 应用的基本要领 使用固件库可以快捷方便地使用 USART。以下是固件库中与 USART 相关的主要函数及其功能说明。

（1）USART_ Init（）：初始化 USARTx 串口。

（2）USART_ Cmd（）：使能或失能 USARTx 串口。

（3）USART_ ITConfig（）：使能或失能 USARTx 串口中断。

（4）USART_ SendData（）：发送一字节数据。

（5）USART_ ReceiveData（）：从串口接收一字节数据。

（6）若采用中断方式（中断接收或中断发送，或者两者都采用中断），则涉及中断文件 stm32f10x_ it. c 中的以下串口中断函数。USARTx_ IRQHandler（）：中断方式下的串口中断函数。

3. USART 应用的基本步骤

第一步：波特率等串口通信模式配置。

第二步：串口涉及的 GPIO 引脚的配置。

RX 配置成 GPIO_ Mode_ IN_ FLOATING。

TX 配置成 GPIO_ Mode_ AF_ PP。

第三步：USART 中断配置。

第四步：接收或者发送数据。

第五步：数据处理。

4. 串口数据帧格式 一般串口完整数据帧的定义：帧头（2 字节，例如 AA、BB）＋数据长度（2 字节）＋数据＋校验（2 字节）＋帧尾（2 字节）。

帧头、帧尾表示一帧数据的开始和结尾，数据长度表示当前数据帧中负载数据大小，校验用来检查接收到的数据是否正确。

这里介绍 3 种使用串口接收一帧完整数据包的方法，串口接收数据是字节接收的，串口每接收一字节数据，产生一个串口中断，我们在中断中将接收到的数据存放到 buf 中进行保存，但是数据的发送和接收都是以帧为单位进行传输的，因此我们要在接收数据的同时判断当前接收的数据是否为完整的一帧。

（1）根据帧头、帧尾进行判断 串口在接收数据时，我们在串口中断函数中对接收到的每一字节数据进行判断，如果检测到帧头数据（例如 AA、BB），我们开始将接收到的数据存到 buf 中，同时记录下该帧数据的数据长度字段，然后一直接收，直到接收到的数据长度与我们记录下的数据长度字段值一致或接收到帧尾数据，到此一帧数据接收完成，将数据扔到消息队列，等待任务处理即可。

假如接收的数据包格式如下：帧头（AA 、BB）＋数据长度＋数据＋CRC 校验＋帧尾（CC、DD）。

```
void USART1_IRQHandler(void) //串口中断处理函数
{
    if(USART_GetITStatus(USART1, USART_IT_RXNE) != RESET)
        {
        buf[buf_size++] = USART_ReceiveData(USART1);
        if (buf_size >= 2)
        {
        if (buf[0] == 0xAA && buf[1] == 0xBB) //接收到帧头
        {
        //接收到帧尾
        if (buf[buf_size] == 0xCC && buf[buf_size-1] == 0xDD)
            {
                        //此处为数据包处理逻辑
                        buf_size = 0;
    memset(buf,0,BUF_SIEZ);
            }
        }
        else
        {
            buf_size = 0;
            memset(buf,0,BUF_SIZE);
        }
        if(buf_size >= BUF_SIZE)
        {
            buf_size = 0;
            memset(buf,0,BUF_SIZE);
        }
    }
}
```

（2）根据接收到的字符之间的间隔进行判断　串口数传输都是使用标准波特率，因此串口传输一帧数据时，字符与字符之间的时间间隔是一个固定值，可以根据串口的波特率去计算串口每个字符的间隔时间，在数据接收的过程中判断。当字符间隔大于3.5个，则认为当前数据帧传输完毕，具体方法如下：先设置定时器超时时间为计算出的3.5字符间隔时间，然后在串口中断中每接收到一个字符，就将其保存至buf中，并刷新定时器计数值，如果串口接收到的数据时间间隔大于3.5个字符间隔，定时器就会进入超时中断，我们在定时器中断中判断当前buf中的数据是否完整，如果完整，则扔到消息队列中，等待任务去处理。

```
#define    BUF_SIZE    128              // 定义串口接收 buf 长度
typedef enum {DISABLE = 0, ENABLE = ! DISABLE} ;//定义枚举类型
u16    buf_size = 0;
u8     buf[ BUF_SIZE] = {0} ;        //定义串口接收缓存区
u16 TimerCount = 0;
u8    TimerEnable = ENABLE;          //定义定时器计数使能标志位
void USART1_IRQHandler( void)      //串口中断处理函数
{
//判断是否接收中断标志位置位
    if( USART_GetITStatus( USART1 , USART_IT_RXNE) ! = RESET)
    {//将接收到的数据存入 buf
        buf[ buf_size ++ ] = USART_ReceiveData( USART1 ) ;
        TimerCount = 0;
        TimerEnable = ENABLE;   //置位定时器计数使能标志位
        if( buf_size >= BUF_SIZE)
        {
            buf_size = 0;    //接收数据缓冲区溢出,重新开始接收
            memset( buf,0,BUF_SIZE) ;
        }
    }
}
//定时器中断处理函数 每1ms 产生一次中断
void TIM1_IRQHandler( void)
{
    u8 cnt = 0;
    if( TIM_GetITStatus( TIM1 , TIM_IT_Update) ! = RESET )
    {   //清除定时器中断标志位
```

```
        TIM_ClearITPendingBit( TIM1 , TIM_FLAG_Update) ;
        if( TimerEnable = = ENABLE)
        {
            TimerCount ++ ;
//大于3ms,则判断为一帧数据接收完成
            if( TimerCount > 3 )
            {
                TimerCount = 0;
```

```
Timer. Enable = DISABLE;
//此处为数据包处理逻辑
buf_size = 0;
memset(buf,0,BUF_SIZE);
}
      }
   }
}
```

（3）使用串口帧空闲中断　推荐使用串口 IDLE 中断，串口接收完完整的一帧数据自身产生的中断，配置使能该中断后，串口会判断总线上一个字节的时间间隔内有没有再次接收到数据，如果没有，则当前一帧数据接收完成，产生 IDLE 中断。

```
#define   BUF_SIZE      128           // 定义串口接收 buf 长度
u16   buf_size = 0;
u8   buf[BUF_SIZE] = {0};    //定义串口接收缓存区
//开启串口帧空闲中断
USART_ITConfig(USART1, USART_IT_IDLE, ENABLE);
void USART1_IRQHandler(void)        //串口中断服务函数
{
    if(USART_GetITStatus(USART1, USART_IT_RXNE) ! = RESET)
    {
        buf[buf_size + +] = USART_ReceiveData(USART1);
    }
    if(buf_size > = BUF_SIZE )
    {
        buf_size = 0;//接收缓冲区溢出,重新开始接收
        memset(buf,0,BUF_SIZE);
    }
```

```
    //当前为接收到一帧完整的数据包
    if(USART _GetITStatus(USART1, USART_IT_IDLE) ! = RESET)
    {
            USART1 - >SR;//先读 SR
            USART1 - >DR;//再度 DR 清除帧空闲中断标志位
            //此处为数据包处理逻辑
            buf_size = 0;
            memset(buf,0,BUF_SIZE);
    }
}
```

四、I2C 串行接口总线

IIC（Inter – Integrated Circuit）协议是由 Philips 公司开发的两线式串行总线，用于连接微控制器与外围设备。它由数据线 SDA 和时钟线 SCL 构成，可发送和接收数据，采用半双工通信方式。

1. 总线概述　如图 4 - 7 所示，IC 总线只有两根线：SDA 和 SCL。其中 SDA 是数据线，SCL 是时钟线。具有 IIC 接口的单片机可以直接与具有 PC 接口的外围器件（如 OLED、存储器、键盘等）相连。IIC 的通信过程主要由主器件控制，主器件发出起始信号以启动数据的传输，发出时钟信号、发出终止信号以结束数据的传输，一般由单片机担任。从器件一般由单片机外接的具有 IIC 接口的扩展器件担任，如液晶屏、存储器等。IC 总线可以是多主器件系统，连接多于一个能控制总线的器件到总线。如果两个或更多主机同时初始化，数据传输可以通过冲突检测和仲裁防止数据被破坏，保证一个时刻只有一个主器件，此时主器件可以作为主机发送器，也可以作为主机接收器。

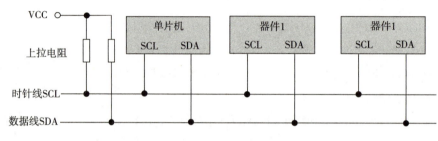

图 4 - 7　IIC 总线结构

2. IIC 总线的硬件构成　IIC 接口内部是漏极开路或集电极开路，因而输出 0 时可以正常输出，向外输出 1 时只能输出高阻态，此时 SDA 线上的 1 实际上是由上拉电阻拉到高电平的，可见 SDA 线空闲状态是高电平；SDA 具有"线与"的特点，即只要有一个器件向外输出 0，则整个 SDA 线都将被拉到低电平。

IIC 的数据传输速率在标准模式下为 100kb/s，快速模式下为 400kb/s，高速模式下为 3.4Mb/s。每个连接到 IIC 总线上的器件都有唯一的地址，而且都可以作为发送器或者接收器。IIC 总线上能连接的最大器件数目受总线最大电容 400pF 的限制。

3. IIC 总线协议

（1）数据有效性　SDA 线上的数据必须在时钟的高电平周期保持稳定。数据线的高或低电平状态只有在 SCL 线的时钟信号是低电平时才能改变，如图 4 - 8 所示。

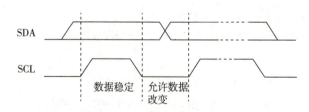

图 4 - 8　IIC 总线的位传输

（2）起始信号和停止信号　如图 4 - 9 所示，当 SCL 线为高电平时，SDA 线从高电平向低电平切换，表示起始信号 S；当 SCL 为高电平时，SDA 线由低电平向高电平切换，表示停止信号 P。

没有 IIC 接口的单片机在每个时钟周期至少要采样 SDA 线两次，以判别有没有发生电平切换。

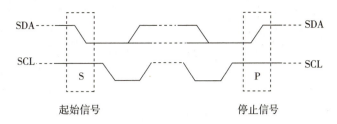

图 4 - 9 IIC 总线的起始信号和停止信号

（3）字节格式和应答 如图 4 - 10 所示，发送到 SDA 线上的每个字节必须为 8 位，每个字节后必须跟一个 ACK 应答位。首先传输的是数据的最高位 MSB。每次传输可以发送的字节数量不受限制。如果从机要完成一些其他功能后（例如，一个内部中断服务程序），才能接收或发送下一个完整的数据字节，可以使时钟线 SCL 保持低电平，迫使主机进入等待状态。在从机准备好接收下一个数据字节并释放时钟线 SCL 后，数据传输继续。

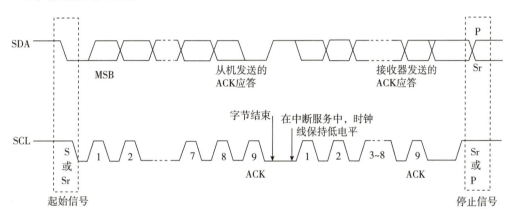

图 4 - 10 总线的数据传输

数据传输必须带 ACK 应答，相关的 ACK 应答时钟脉冲由主机产生。在 ACK 应答的时钟脉冲期间发送器释放 SDA 线（高）。在 ACK 应答的时钟脉冲期间，接收器必须将 SDA 线拉低，使它在这个时钟脉冲的高电平期间保持稳定的低电平。

通常被寻址的接收器在接收到每个字节后必须产生一个 ACK 应答。当从机不能应答从机地址时（例如，它正在执行一些实时函数不能接收或发送），从机必须使数据线保持高电平，然后主机产生一个停止条件终止传输，或者产生重复起始条件开始新的传输。

如果从机接收器应答了从机地址，但是在传输了一段时间后不能接收更多数据字节，那么主机必须再一次终止传输。这个情况用从机在第一个字节后产生 ACK 非应答来表示，如图 4 - 11 所示，从机使数据线保持高电平，主机产生一个停止或重复起始条件。

如果传输中有主机接收器，那它必须在接收最后一个字节时产生一个 ACK 非应答，通知从机发送器释放数据线，以便主机产生一个停止或重复起始条件，结束数据传输或启动下一次数据传输。

（4）7 位地址的数据格式 数据的传输遵循如图 4 - 12 所示的格式。在起始信号 S 后发送了一个从机地址。这个地址共有 7 位，紧接着的第 8 位是数据方向位（R/$\overline{\text{W}}$）。数据传输一般由主机产生的停止位 P 终止。

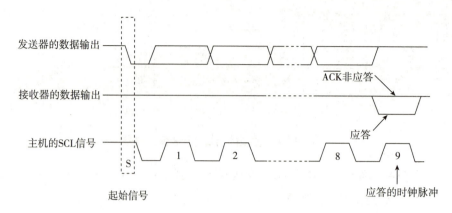

图 4-11　总线的 ACK 应答和 ACK 非应答

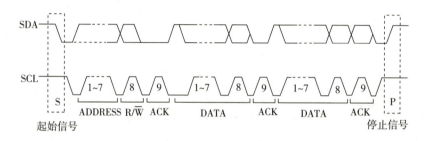

图 4-12　总线完整的数据传输格式

4. IIC 的注意事项

（1）在 SCL=1（高电平）时，SDA 千万别随便跳变。否则，SDA 下跳被视为"起始信号 S"，SDA 上跳则被视为"停止信号 P"。

（2）SCL 必须由主机发送，否则通信陷于瘫痪。首字节是"片选信号"（相当于呼叫），即 7 位从机地址加 1 位方向（读写）控制；从机收到（听到）自己的地址才能发送应答信号（必须应答），表示自己在线，其他地址的从机则禁止应答。如果是广播状态（即主机对所有从机呼叫），这时候从机只能接收不能发送。

（3）7 位地址的 IIC 总线理论上可以挂接 128-1=127 个不同地址的 IIC 设备，因为 0 号地址作为群呼地址。10 位的 IIC 总线可以挂接更多的 10 位地址的 IIC 设备。

（4）常用 IIC 接口器件的器件地址是由器件类型号码+寻址码组成的，共 7 位，称为从地址。其格式如图 4-13 所示。

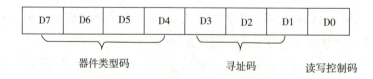

图 4-13　7 位 IIC 总线地址字节的构成图

其中，器件类型码由 D7~D4 共 4 位决定，这是公司生产时就已固定的类型代码；用户自定义地址码由 D3~D1 共 3 位组成，这是由用户自己设置的，其通常的做法有点类似于 EEPROM 器件的 3 个外部引脚的电平组合（即 A0、A1、A2），也就是寻址码。这就是为什么同一 IIC 总线上同一型号的 IIC 设备最多只能挂 8 片的原因。读写控制码即最低一位就是 R/W 位。

（5）IIC 总线必须通过合适的上拉电阻接电源的正极。当总线空闲时，两根线均为高电平。

5. IIC 协议驱动在 STM32 上的实现

（1）启动信号

```
void IIC_Start(void)
{
    SDA_OUT(); //sda 线配置成输出
    IIC_SDA = 1;
    IIC_SCL = 1;
    delay_us(4); //延时 4us
    IIC_SDA = 0;
    delay_ms(1); //延时 1ms
    IIC_SCL = 0; //钳住 I2C 总线,准备发送或接收数据
    delay_us(4);
}
```

（2）停止信号

```
void IIC_Stop(void)
{
    SDA_OUT(); //sda 线配置成输出
    IIC_SCL = 0;
    IIC_SDA = 0;
    delay_us(4);
    IIC_SCL = 1;
    delay_us(5);
    IIC_SDA = 1; //发送 I2C 总线结束信号
    delay_us(4);
}
```

（3）等待应答信号

```
u8 IIC_Wait_Ack(void)
{
    u8 ucErrTime = 0;
    SDA_IN();       //SDA 设置为输入
    IIC_SDA = 1;
    delay_us(4);
    IIC_SCL = 1;
    delay_us(4);
    while(READ_SDA)
    {
```

```
        ucErrTime + + ;
        //delay_us( 1 ) ;
        if( ucErrTime > 250 )
        {
                IIC_Stop( ) ;
                return 1 ;
        }
    }
    IIC_SCL = 0 ; //时钟输出 0
    return 0 ;
}
```

（4）产生 ACK 应答

```
void IIC_Ack( void )
{
    IIC_SCL = 0 ;
    SDA_OUT( ) ;
    IIC_SDA = 0 ;
    delay_us( 20 ) ;
    IIC_SCL = 1 ;
    delay_us( 4 ) ;
    IIC_SCL = 0 ;
}
```

（5）不产生 ACK 应答

```
void IIC_NAck( void )
{
    IIC_SCL = 0 ;
    SDA_OUT( ) ;
    IIC_SDA = 1 ;
    delay_us( 5 ) ;
    IIC_SCL = 1 ;
    delay_us( 5 ) ;
    IIC_SCL = 0 ;
}
```

（6）IIC 发送一个字节

```
void IIC_Send_Byte(u8 txd)
{
u8 t;
    SDA_OUT();
    IIC_SCL = 0;//拉低时钟开始数据传输
    for(t = 0; t < 8; t++)
    {
            IIC_SDA = (txd & 0x80) >> 7;
            txd << = 1;
            delay_us(5);
            IIC_SCL = 1;
            delay_us(5);
            IIC_SCL = 0;
            delay_us(5);
    }
}
```

（7）IIC 读一个字节，ack = 1 时，发送 ACK，ack = 0，发送 nACK

```
u8 IIC_Read_Byte(unsigned char ack)
{
    unsigned char i, receive = 0;
    SDA_IN();//SDA 设置为输入
    delay_ms(1);
    for(i = 0; i < 8; i++)
    {
            IIC_SCL = 0;
            delay_us(5);
            IIC_SCL = 1;
            receive << = 1;
            if(READ_SDA)receive++;
            delay_us(5);
    }
    if(!ack)
            IIC_NAck();//发送 nACK
    else
            IIC_Ack();//发送 ACK
    return receive;
}
```

6. 具有 IIC 接口的 SHT21 温湿度模块

（1）SHT21 基本特性　SHT21 新一代湿度和温度传感器在尺寸与智能方面建立了新的标准：它嵌入了适于回流焊的双列扁平无引脚 DFN 封装，底面 3×3mm，高度 1.1mm。传感器输出经过标定的数字信号，标准 IIC 格式。

SHT21 配有一个全新设计的 CMOSens 芯片、一个经过改进的电容式湿度传感元件和一个标准的能隙温度传感元件，其性能已经大大提升甚至超出了前一代传感器（SHT1x 和 SHT7x）的可靠性水平。新一代湿度传感器已经经过改进，其在高湿环境下的性能更稳定。

（2）读取温湿度程序实现

1）温度读取

```
float Read_SHT21_T(void)//温度读取
{
    float TEMP;
    u8 T1, T2, i = 0;
    u16 ST;
    u8 ack;

    IIC_Start();
    IIC_Send_Byte(I2C_ADR_W);//发送一个设备地址写命令
    IIC_Wait_Ack();
    //发送温度命令
    IIC_Send_Byte(TRIG_TEMP_MEASUREMENT_POLL);
    IIC_Wait_Ack();
    do
    {
        delay_ms(25);
        IIC_Start();
    IIC_Send_Byte(I2C_ADR_R);//发送一个设备地址读命令
        i++;
        ack = IIC_Wait_Ack();
        if(i == 3)break;
    }
    while(ack != 0);
    T1 = IIC_Read_Byte(1);
T2 = (IIC_Read_Byte(1) & 0XFC);
    IIC_Read_Byte(0);
    IIC_Stop();
ST = (T1 << 8) | T2;
```

```
TEMP = ( ( float ) ST * 0. 00268127 ) - 46. 85 ;
return ( TEMP * 10 ) ;
}
```

2）湿度读取

```
float Read_SHT21_RH( void )//湿度读取
{
    float HUMI ;
    u8 RH1 , RH2 ,   i = 0 ;
    u16 SRH ;
    u8 ack ;

    IIC_Start( ) ;
    IIC_Send_Byte( I2C_ADR_W ) ;//发送一个设备地址写命令
    ack = IIC_Wait_Ack( ) ;
    IIC_Send_Byte( TRIG_HUMI_MEASUREMENT_POLL ) ;//发送湿
度命令
    ack = IIC_Wait_Ack( ) ;
    do
    {
        delay_ms( 10 ) ;
        IIC_Start( ) ;
        IIC_Send_Byte( I2C_ADR_R ) ;//发送一个设备地址读命令
        i ++ ;
        ack = IIC_Wait_Ack( ) ;
        if( i == 3 ) break ;
    }
    while( ack ! = 0 ) ;
    RH1 = IIC_Read_Byte( 1 ) ;
    RH2 = ( IIC_Read_Byte( 1 ) & 0XFC ) ;
    IIC_Read_Byte( 0 ) ;
    IIC_Stop( ) ;
    SRH = ( RH1 << 8 ) | RH2 ;
    HUMI = ( ( float ) SRH * 0. 00190735 ) - 6 ;
    return ( HUMI * 10 ) ;

}
```

五、SPI 串行接口总线

1. SPI 概述　SPI 是串行外设接口（serial peripheral interface）的缩写，它是一种高速的、全双工同步通信总线，并且在芯片的引脚上只占用 4 根线，正是出于这种简单易用的特性，如今越来越多的芯片集成了这种通信协议。

SPI 的通信原理很简单，它以主/从方式工作。这种模式通常有一个主设备和一个或多个从设备，需要至少 4 根线，事实上 3 线也可以（单向传输时），即 SDI（数据输入）、SDO（数据输出）、SCLK（时钟）、CS（片选）。

（1）SDO（MOSI）　主设备数据输出，从设备数据输入。

（2）SDI（MISO）　主设备数据输入，从设备数据输出。

（3）SCK（SCLK）　时钟信号，由主设备产生。

（4）CS　从设备使能信号，由主设备控制。

其中，CS 控制芯片是否被选中（片选），也就是说，只有片选信号为预先规定的使能信号时（高电位或低电位有效），对此芯片的操作才有效。这就使得在同一总线上连接多个 SPI 设备成为可能。

负责通信的共有 3 根线。SPI 是串行通信协议，即数据是一位一位传输的，这就是 SCLK 时钟线存在的原因。由 SCLK 提供时钟脉冲，SDI、SDO 则基于此脉冲完成数据传输。数据输出通过 SDO 线，数据在时钟上升沿或下降沿时改变，在紧接着的下降沿或上升沿被读取，完成一位数据传输；输入的原理也是如此。这样，通过 8 次时钟信号的改变（上沿和下沿为一次），就可以完成 8 位数据的传输。

要注意的是，SCLK 信号只由主设备控制，从设备不能控制该信号。因此，在一个基于 SPI 的系统中，至少有一个主控设备。这种传输方式有一个优点，它与普通的串行通信不同，普通的串行通信一次连续传送至少 8 位数据，而 SPI 允许数据一位一位地传送，甚至允许暂停，因为 SCLK 时钟线由主控设备控制，当没有时钟跳变时，从设备不采集或传送数据。也就是说，主设备通过对 SCLK 时钟线的控制可以完成对通信的控制。

SPI 还是一个数据交换协议，因为 SPI 的数据输入和输出线独立，所以允许同时完成数据的输入和输出。

需要指出的是，不同的 SPI 设备的实现方式不尽相同，主要是数据改变和采集的时间不同，在时钟信号上沿或下沿采集上有不同定义，具体请参考相关器件的文档。

2. SPI 的通信方式　SPI 通信是单主（single‑master）设备通信协议，主从器件的互联既简单又直观，总线上只有一个主设备可以发起通信，当 SPI 主设备想与某一个从设备通信时，它首先拉低从设备的 SS 线，接着开始在时钟线上发送时钟脉冲，主从双方在同一个时钟的驱动下，按预先设定的时钟相位进行通信，在发送时钟边沿到来时，主从双方的数据同时从各自的 SDO 引脚上输出，并送入对方芯片的 SDI 引脚。SPI 总线的"单主单从"以及"单主多从"通信方式如图 4‑14 和图 4‑15 所示。

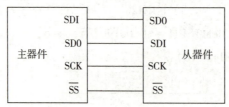

图 4‑14　单主单从通信

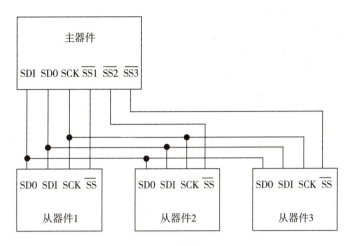

图 4 - 15　单主多从通信

SPI 总线的通信时序之一如图 4 - 16 所示。通信开始后，主器件将 SS 线拉低，用于片选与其通信的从器件，主器件在 SCK 线上产生时钟，这时 SDO 和 SDI 线上的数据转换发生在时钟的下降沿，而数据的采样发生在时钟的上升沿。此外，SPI 还有另外三种不同的通信时序，它们的区别在于分别定义了不同的数据转换和数据采样边沿。

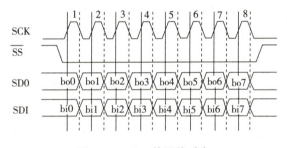

图 4 - 16　SPI 的通信时序

时钟极性（CPOL）：表示当 SCLK 空闲的时候，其电平的值是低电平 0 还是高电平 1。

时钟相位（CPHA）：表示对应着数据采样是在第几个边沿，是第一个边沿还是第二个边沿，0 对应着第一个边沿，1 对应着第二个边沿。

（1）CPHA = 0，表示第一个边沿　对于 CPOL = 0，空闲时候的是低电平，第一个边沿就是从低变到高，所以是上升沿；对于 CPOL = 1，空闲时候的是高电平，第一个边沿就是从高变到低，所以是下降沿。

（2）CPHA = 1，表示第二个边沿　对于 CPOL = 0，空闲时候的是低电平，第二个边沿就是从高变到低，所以是下降沿；对于 CPOL = 1，空闲时候的是高电平，第二个边沿就是从低变到高，所以是上升沿。

3. STM32 的 SPI 程序实现　初始化步骤和初始化设置很重要、很关键。SPI 总线应用的基本步骤如下。

（1）连接 SPI 外设时钟。

（2）连接被复用的 GPIO 的外设时钟。

（3）设置被复用的 GPIO 为推挽输出。不能设置为开漏输出。设置成开漏输出时，从示波器上看其输出是锯齿波，而不是需要的方波。

（4）调用 SPI_ Init（）以设置 SPI 的工作模式。

（5）通过 SPI_Cmd（）使能 SPI。

（6）收发数据可以使用同一个函数，因为 SPI 是同步输入/输出的，在发送数据的同时已经在接收数据。

初始化如下：

```
void SPI1_Init(void)
{
    GPIO_InitTypeDef GPIO_InitStructure;
    RCC_APB2PeriphClockCmd(RCC_APB2Periph_GPIOA|RCC_APB2Periph_SPI1, ENABLE);
    GPIO_InitStructure.GPIO_Pin = GPIO_Pin_5 | GPIO_Pin_6 | GPIO_Pin_7;
    GPIO_InitStructure.GPIO_Mode = GPIO_Mode_AF_PP; //复用推挽输出
    GPIO_InitStructure.GPIO_Speed = GPIO_Speed_50MHz;
    GPIO_Init(GPIOA,&GPIO_InitStructure);
    GPIO_SetBits(GPIOA,GPIO_Pin_5|GPIO_Pin_6|GPIO_Pin_7);
//设置 SPI 单向或者双向的数据模式:SPI 设置为双线双向全双工
    SPI_InitStructure.SPI_Direction = SPI_Direction_2Lines_FullDuplex;
//设置 SPI 工作模式:设置为主 SPI
    SPI_InitStructure.SPI_Mode = SPI_Mode_Master;
//设置 SPI 的数据大小:SPI 发送接收 8 位帧结构
    SPI_InitStructure.SPI_DataSize = SPI_DataSize_8b;
    //选择了串行时钟的稳态:时钟悬空高
    SPI_InitStructure.SPI_CPOL = SPI_CPOL_High;
    //数据捕获于第二个时钟沿
    SPI_InitStructure.SPI_CPHA = SPI_CPHA_2Edge;
//NSS 信号由硬件(NSS 管脚)还是软件(使用 SSI 位)管理:内部 NSS 信号有
SSI 位控制
    SPI_InitStructure.SPI_NSS = SPI_NSS_Soft;
//定义波特率预分频的值:波特率预分频值为 256
    SPI_InitStructure.SPI_BaudRatePrescaler = SPI_BaudRatePrescaler_256;
```

```
//指定数据传输从 MSB 位还是 LSB 位开始:数据传输从 MSB 位开始
    SPI_InitStructure.SPI_FirstBit = SPI_FirstBit_MSB;
    SPI_InitStructure.SPI_CRCPolynomial = 7;//CRC 值计算的多项式
//根据 SPI_InitStruct 中指定的参数初始化外设 SPIx 寄存器
    SPI_Init(SPI1,&SPI_InitStructure);
    SPI_Cmd(SPI1, ENABLE);//使能 SPI 外设
    SPI1_ReadWriteByte(0xff);//启动传输
}
```

SPI 读写一个字节：

```
u8 SPI1_ReadWriteByte( u8 TxData)
{
    u8 retry = 0;
    //检查指定的 SPI 标志位设置与否:发送缓存空标志位
    while ( SPI_I2S_GetFlagStatus( SPI1 , SPI_I2S_FLAG_TXE ) == RESET)
    {
        retry ++ ;
        if( retry > 200) return 0;
    }
    SPI_I2S_SendData( SPI1 , TxData) ; //通过外设 SPIx 发送一个数据
    retry = 0;
    //检查指定的 SPI 标志位设置与否:接受缓存非空标志位
    while( SPI_I2S_GetFlagStatus( SPI1 ,SPI_I2S_FLAG_RXNE) == RESET)
    {
        retry ++ ;
        if( retry > 200) return 0;
    }
    //返回通过 SPIx 最近接收的数据
    return SPI_I2S_ReceiveData( SPI1 ) ;
}
```

第二节　无线通信接口设计

近年来，随着电子技术、计算机技术及无线通信技术蓬勃发展，出现了各种标准的无线数据传输标准，它们各有优缺点和不同的应用场合。本节将目前应用的无线通信种类进行了分析对比，方便大家参考了解。

无线通信是利用电磁波信号在自由空间中传播的特性进行信息交换的一种通信方式。无线通信技术自身有很多优点：成本较低，无线通信技术不必建立物理线路，更不用大量的人力去铺设电缆，而且无线通信技术不受工业环境的限制，对抗环境的变化能力较强，故障诊断也较为容易，相对于传统的有线通信的设置与维修，无线网络的维修可以通过远程诊断完成，更加便捷；扩展性强，当网络需要扩展时，无线通信不需要扩展布线；灵活性强，无线网络不受环境地形等限制，而且在使用环境发生变化时，无线网络只需要做很少的调整，就能适应新环境的要求。

常见的无线通信（数据）传输方式及技术分为两种：近距离无线通信技术和远距离无线传输技术。

一、近距离无线通信技术——蓝牙

1. 蓝牙技术　短（近）距离无线通信技术，是指通信双方通过无线电波传输数据，并且传输距离

在较近的范围内，其应用范围非常广泛。近年来，应用较为广泛、具有较好发展前景的短距离无线通信标准有 ZigBee、蓝牙（Bluetooth）、无线宽带（WiFi）和近场通信（NFC）。

蓝牙（Bluetooth）技术是一种近距离无线通信标准，于 1998 年 5 月由爱立信、英特尔、诺基亚、东芝和 IBM 等五大公司组成的特殊利益集团 SIG（Special Intemet Group）联合制定。SIG 推出蓝牙技术的目的在于实现最高数据传输速率为 1Mbps（有效传输速率为 721kbps）、最大传输距离为 10m 的无线通信，并形成世界统一的近距离无线通信标准。蓝牙技术可提供低成本、低功耗的无线接入方式，被认为是近年来无线数据通信领域重大的进展之一。

蓝牙技术工作在全球通用的 2.4GHz ISM 频段（I - 工业；S - 科学；M - 医学），数据传输速率为 1Mbps。蓝牙技术采用了"即插即用"概念，即任意一个采用了蓝牙技术的仪器设备（简称"蓝牙设备"）。一旦搜寻到另一个蓝牙设备，马上就可建立联系，而无须用户进行任何设置。蓝牙技术支持点对点和一点对多点的无线通信。蓝牙技术以办公室区域或个人家庭住宅区域为应用环境来架构网络，由主设备单元和从设备单元组成，一般只有 1 个主设备单元，而从设备单元目前最多可以有 7 个，所有设备单元均采用同一跳频序列。

蓝牙技术的主要特点如下。

（1）工作在国际开放的 ISM 频段　现有蓝牙标准定义的工作频率范围是 ISM 中的 2.4GHz ~ 2.4835GHz。在此频段中，用户使用仪器设备无须向专门管理机构申请频率使用权限。

（2）短距离　现有蓝牙 1.0B 版本标准规定的无线通信工作距离是 10m 以内，经过增加射频功率可达到 100m。这样的工作距离范围可使蓝牙技术保证较高的数据传输速率，同时可降低与其他电子产品和无线电技术设备间的干扰，还有利于确保安全性。

（3）采用跳频扩频技术　按蓝牙 1.0B 版本标准的规定将 2.4GH ~ 2.4835GHZ 之间以 1MH 划分出 79 个频点，并根据网络中主单元确定的跳频序列，采用每秒 1600 次快速跳频。跳频技术的采用使得蓝牙的无线链路自身具备了更高的安全性和抗干扰能力。

（4）采用时分复用多路访问技术　蓝牙 1.0B 版本标准规定，基带传输速率为 1Mbps 采用数据包的形式按时隙传送数据，每时隙 0.625ms。每个蓝牙设备在自己的时限中发送数据，这在一定程度上可有效避免无线通信中的"碰撞"和"隐藏终端"等问题。

2. 蓝牙模块　HC - 08 蓝牙串口通信模块是新一代的基于 Bluetooth Specification V4.0 BLE 蓝牙协议的数传模块。无线工作频段为 2.4GHz ISM，调制方式是 GFSK。模块最大发射功率为 4dBm，接收灵敏度 -93dBm，空旷环境下和 iphone4s 可以实现 80m 超远距离通信。

模块大小 26.9mm × 13mm × 2.2mm，集成了邮票封装孔和排针焊接孔，既可以贴片封装，又可以焊接排针，很方便嵌入应用系统之内。自带 LED 状态指示灯，可直观判断蓝牙的连接状态，实物图如图 4 - 17 所示。

模块采用 CC2540F256 芯片，配置 256kB 空间，支持 AT 指令，用户可根据需要更改角色（主、从模式）以及串口波特率、设备名称等参数，使用灵活。

基本参数见表 4 - 2。

表 4 - 2　HC - 08 蓝牙模块基本参数

参数名称	参数值	参数名称	参数值
工作频段	2.4G	睡眠电流	0.4μA
通讯接口	UART 3.3V TTL 电平	工作湿度	10% ~ 90%
工作电压	2.0 ~ 3.6V	接收灵敏度	-93dB@ 1mbps

续表

参数名称	参数值	参数名称	参数值
发射功率	4dBm（最大）	存储温度	$-40℃ \sim +85℃$
参考距离	80m	工作温度	$-25℃ \sim +75℃$
空中速率	1Mbps		
天线接口	内置 PCB 天线		

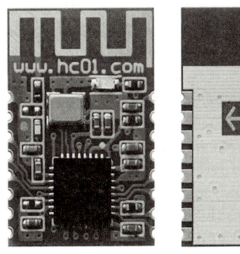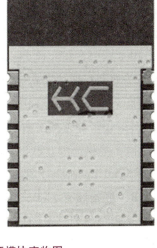

图 4 - 17　蓝牙模块实物图

　　HC - 08 模块用于代替全双工通信时的物理连线，其工作原理如图 4 - 18 所示，左边的设备向模块发送串口数据，模块的 RXD 端口收到串口数据后，自动将数据以无线电波的方式发送到空中。右边的模块能自动接收到，并从 TXD 还原最初左边设备所发的串口数据。从右到左也是一样的。

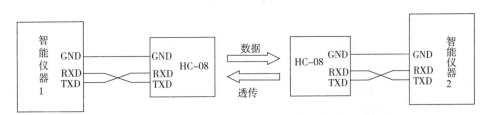

图 4 - 18　蓝牙模块工作原理

二、近距离无线通信技术——ZigBee 技术

　　1. ZigBee 技术　是一种近距离、低复杂度、低功耗、低数据速率、低成本的双向无线通信技术。主要适合于自动控制和远程控制领域，可以嵌入各种设备中，同时支持地理定位功能。由于蜜蜂（bee）是靠飞翔和"嗡嗡"（zig）地抖动翅膀的"舞蹈"来与同伴传递花粉所在方位和远近信息的，蜜蜂依靠着这样的方式构成了群体中的通信"网络"，因此 ZigBee 的发明者们利用蜜蜂的这种行为来形象地描述这种无线信息传输技术。

　　ZigBee 是基于 IEEE802.15.4 协议发展起来的一种短距离无线通信技术，功耗低，被业界认为是最有可能应用在工控场合的无线方式。它是一个由可多到 65000 个无线数传模块组成的一个无线数传网络平台，在整个网络范围内，每一个 ZigBee 网络数传模块之间可以相互通信，每个网络节点间的距离可以从标准的 75m 无限扩展。

2. ZigBee 的发展历史　ZigBee 联盟集各联盟成员之力，接连发布多个协议标准，意图通过统一的场景标准协议等多种方式解决业内各企业互联互通等一系列问题。

2009 年 8 月，ZigBee 联盟推出加强型 ZigBee Home Automation 应用标准。

ZigBeeHome Automation 标准，是用于智能住宅，控制家电、照明、环境、能源管理和安全，以及与其他 ZigBee 网络互连的互操作性产品的全球标准。该标准能够控制空调系统、电源插座、机动设备、门铃和安全装置等。

2010 年 12 月 22 日，ZigBee 联盟宣布完成 ZigBee Input Device 标准，这是用于消费电子产品和计算机配件（鼠标、键盘、触摸板和其他输入设备）的人机交互设备的新的全球标准。

2012 年 4 月 18 日，ZigBee 联盟宣布完成 ZigBee Light Link 标准的制定和认证。

ZigBeeLight Link 标准，为照明行业的消费照明和控制装置的互操作性产品提供全球标准。该标准是由众多企业提供支持的开放性全球标准，为 LED 照明解决方案提供高效灵活的无线控制。

2013 年 3 月 28 日，ZigBee 联盟宣布推出第三套规范 ZigBee IP。ZigBee IP 是第一个基于 IPv6 的全无线网状网解决方案的开放标准，提供无缝互联网连接控制低功耗、低成本设备。ZigBee IP 是专门为支持即将推出的应用标准 ZigBee Smart Energy（智能能源）2.0 而设计的。

2016 年 5 月 12 日，ZigBee 联盟联合 ZigBee 中国成员组面向亚洲市场正式推出 ZigBee3.0 标准，其基于 IEEE 802.15.4 标准、工作频率为 2.4 GHz（全球通用频率）、使用 ZigBeePRO 网络，由 ZigBee 联盟市场领先的无线标准统一而来，是第一个统一、开放和完整的无线物联网产品开发解决方案。

2017 年 1 月 5 日，ZigBee 联盟正式推出物联网通用语言 Dotdot，适用于整个 IoT 网络上，这种语言将改变现在多种设备之间通讯语言不统一的现状。

3. ZigBee 的特点　ZigBee 是一种无线连接，可工作在 2.4GHz（全球流行）、868MHz（欧洲流行）和 915 MHz（美国流行）3 个频段上，分别具有最高 250kbit/s、20kbit/s 和 40kbit/s 的传输速率，它的传输距离在 10~75m 的范围内，但可以继续增加。

（1）低功耗　在低耗电待机模式下，2 节 5 号干电池可支持 1 个节点工作 6~24 个月，甚至更长。这是 ZigBee 的突出优势。相比之下，蓝牙可以工作数周、WiFi 可以工作数小时。

（2）低成本　通过大幅简化协议使成本很低（不足蓝牙的 1/10），降低了对通信控制器的要求，按预测分析，以 8051 的 8 位微控制器测算，全功能的主节点需要 32KB 代码，子功能节点少至 4KB 代码，而且 ZigBee 的协议专利免费。

（3）低速率　ZigBee 工作在 250kbps 的通讯速率，满足低速率传输数据的应用需求。

（4）近距离　传输范围一般介于 10~100m 之间，在增加 RF 发射功率后，亦可增加到 1~3km。这指的是相邻节点间的距离。如果通过路由和节点间通信的接力，传输距离将可以更远。

（5）短时延　ZigBee 的响应速度较快，一般从睡眠转入工作状态只需 15 毫秒，节点连接进入网络只需 30 毫秒，进一步节省了电能。相比较之下，蓝牙需要 3~10 秒、WiFi 需要 3 秒。

（6）高容量　ZigBee 可采用星状、片状和网状网络结构，由一个主节点管理若干子节点，最多一个主节点可管理 254 个子节点；同时主节点还可由上一层网络节点管理，最多可组成 65000 个节点的大网。

（7）高安全　ZigBee 提供了三级安全模式，包括无安全设定、使用接入控制清单（ACL）防止非法获取数据以及采用高级加密标准（AES128）的对称密码，以灵活确定其安全属性。

（8）免执照频段　采用直接序列扩频在工业科学医疗 2.4GHz（全球）频段。

4. ZigBee 协议栈结构 ZigBee 技术的协议栈结构很简单，不像诸如蓝牙和其他网络结构，这些网络结构通常分为 7 层，而 ZigBee 技术仅分为 4 层，如图 4-19 所示。

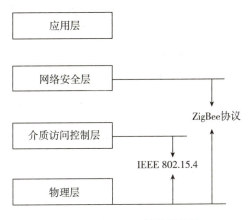

图 4-19 ZigBee 协议栈结构

在 ZigBee 技术中，PHY 层和 MAC 层采用 IEEE 802.15.4 协议标准，其中，PHY 层提供了两种类型的服务：通过物理层管理实体接口对 PHY 层数据和 PHY 层管理提供服务。PHY 层数据服务可以通过无线物理信道发送和接收物理层协议数据单元来实现。

（1）PHY 层的特征 启动和关闭无线收发器，能量监测，链路质量，信道选择，清除信道评估，以及通过物理介质对数据包进行发送和接收。同样，MAC 层也提供了两种类型的服务：通过 MAC 层管理实体服务接入点向 MAC 层数据和 MAC 层管理提供服务。MAC 层数据服务可以通过 PHY 层数据服务发送和接收 MAC 层协议数据单元。

（2）MAC 层的特征 信标管理，信道接入，时隙管理，发送确认帧，发送连接及断开连接请求。除此以外，MAC 层为应用合适的安全机制提供一些方法。

ZigBee 技术的网络/安全层主要用于 ZigBee 的 WPAN 的组网连接、数据管理以及网络安全等；应用层主要为 ZigBee 技术的实际应用提供一些应用框架模型等，以便对 ZigBee 技术进行开发应用。

5. ZigBee 技术应用场景 基于 ZigBee 技术的传感器网络应用非常广泛，可以帮助人们更好地实现理想生活。ZigBee 技术应用包括智能家庭、工业控制、自动抄表、医疗监护、传感器网络应用、电信应用和仓储物流系统应用。

（1）智能家庭 家里可能有很多电器和电子设备，如电灯、电视机、冰箱、洗衣机、电脑、空调等，可能还有烟雾感应、报警器和摄像头等设备，以前我们最多可能只做到点对点的控制，但如果使用了 ZigBee 技术，可以把这些电子电器设备都联系起来，组成一个网络，甚至可以通过网关连接到 Internet，这样用户就可以方便地在任何地方监控自己家里的情况，并且省去了在家里布线的烦恼。将 ZigBee 无线通信技术应用于智能家居领域，一方面可提高家居操作的便捷性，缩减家居成本；另一方面可提高人们的生活居住体验，切实彰显该项技术的实用性。除此之外，ZigBee 无线通信技术还可实现有效的信号抗干扰功能，为人们创造便利的同时，还可缩减对其他用户造成的信号干扰。

（2）医疗监护 电子医疗监护是最近的一个研究热点。在人体身上安装很多传感器，如测量脉搏、血压，监测健康状况，还有在人体周围环境放置一些监视器和报警器，如在病房环境，这样可以随时对人的身体状况进行监测，一旦发生问题，可以及时做出反应，比如通知医院的值班人员。这些传感器、监视器和报警器，可以通过 ZigBee 技术组成一个监测的网络，由于是无线技术，传感器之间不需要有线连接，被监护的人也可以比较自由地行动，非常方便。

（3）传感器网络　也是最近的一个研究热点，像货物跟踪、建筑物监测、环境保护等方面，都有很好的应用前景。传感器网络要求节点低成本、低功耗，并且能够自动组网、易于维护、可靠性高。ZigBee 在组网和低功耗方面的优势使得它成为传感器网络应用的一个很好的技术选择。

6. ZigBee 模块　E180 – Z5812SP 是基于 TELINK TLSR8258 无线 SOC 设计生产的一款小体积、低功耗、高可靠性、工作在 2.4GHz 频段的 ZigBee 模块，如图 4 – 20 所示。芯片自带高达 48Mhz 的 32 位高性能 MCU，发射功率最高可达到 12dBm，其最低周期休眠电流 2μA。

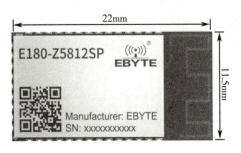

图 4 – 20　ZigBee 模块实物图

TLSR8258 是非常有潜力成为未来智能家具、物联网改造、工业自动化首选的无线微控制器，其网络特性符合 ZigBee 3.0 标准，并提供一个完整的基于 IEEE802.15.4 标准 ISM 频段的应用集成方案。产品经过系列权威射频仪器的检验和认证，并结合多年的市场经验和该行业用户的实际需求将无线产品极复杂的通讯协议集成到内置的 SOC 中，支持串口透明传输模式，并集成快捷易用的自组网功能，提供多路可配置的 ADC、IO、PWM 接口，化繁为简，大幅简化无线产品复杂的开发过程。

在 ZigBee 网络中存在四种逻辑设备类型：Coordinator（协调器），Router（路由器），End – Device（非休眠终端）和 Sleep – End – Device（休眠终端）。ZigBee 网络由一个 Coordinator、多个 Router 和多个 End_ Device 组成，其终端节点可分为休眠终端和非休眠终端。

（1）非休眠终端　终端设备的主要任务是发送和接收消息，不允许其他节点与终端设备相连。非休眠终端一直处于工作状态，任意时刻都可以接收和发送数据。

（2）休眠终端　当没有数据收发时，则进入休眠状态，休眠电流低至 2μA 左右。当需要发送无线数据或进行指令操作时，需先通过串口发送唤醒帧，长度需要 5 个字节。当需要接收数据时，是通过周期性的唤醒来接收数据，唤醒周期设置得越长接收就越延迟，唤醒周期设置必须小于 30 秒。只需上传数据就可以把唤醒周期设置成大于 30 秒或更长来降低功耗（默认为 10 秒），比如电池供电的传感器。

三、近距离无线通信技术——WiFi 技术

1. WiFi 技术　WiFi 全称 Wireless Fidelity，是一种无线网络技术，也称为 IEEE 802.11b 标准。其最大优点在于传输速度较高，可达到 11Mbit/s。此外，它的有效距离也很长，可以与已有的各种 IEEE 802.11 直接序列扩频（DSSS）设备兼容。

2. WiFi 基本工作原理　它利用无线电波传输数据，使得电子设备无须使用有线连接就可以相互通信。它的基本工作原理如下。

（1）数据传输　WiFi 利用电磁波在空气中传输数据。数据在发射端通过调制电磁波的频率和振幅来传输，接收端通过解调还原出原始数据。

（2）信号传输　WiFi 信号的传输是通过无线电波在空气中传播。它的频率通常在 2.4 ~ 5GH 之间，这两个频段在无线电波中的传输性能较好。

（3）网络连接　WiFi 路由器通过无线电波将数据传输到网络中，同时接收来自其他设备的数据。设备通过 WiFi 适配器连接到路由器，进而连接到网络。

（4）安全性　为了保证 WiFi 网络的安全性，需要采取一些安全措施，如加密技术、访问控制、防火墙等。

3. WiFi 的特点　WiFi 技术是一种短距离无线技术，与蓝牙技术类似，广泛应用于办公室和家庭环

境中。其使用的频段位于 2.4GHz 附近，目前属于无须许可的无线频段。现有的标准包括 IEEE 802.11a 和 IEEE 802.11b。WiFi 技术突出的优势如下。

（1）WiFi 的覆盖范围较广，可达到 91.44m 左右，而基于蓝牙技术的电波覆盖范围仅为 15.24m 左右。

（2）尽管 WiFi 技术的数据安全性能稍逊于蓝牙技术，但其传输速度非常快，可达到 11Mbit/s，能够满足个人和社会信息化的需求。

（3）进入 WiFi 领域的门槛较低，只需在人员较密集的场所设置"热点"，就能够实现高速接入互联网，而不需要进行网络布线接入，从而节省了大量的成本。

4. WiFi 模块　ATK - MW8266D 模块是一款高性能 UART - WIFI（串口 - 无线）模块，ATK - MW8266D 模块板载了正点原子公司自主研发的 ATK - ESP - 01 模块，该模块通过 FCC、CE 认证，可直接用于出口欧美地区的产品。

ATK - MW8266D 模块采用串口（LVTTL）与 MCU（或其他串口设备）通讯，且内置 TCP/IP 协议栈，能够实验串口与 WIFI 之间的转换。通过 ATK - MW8266D 模块，传统的串口设备只需要简单的串口配置，即可通过网络（WIFI）传输自己的数据。

ATK - MW8266D 模块支持 LVTTL 串口，兼容 3.3V 和 5V 单片机系统，可以很方便地与其他产品进行连接。同时，该模块支持还多种工作模式：WIFI STA、WIFI AP、WIFI STA + WIFI AP，从而能够快速地构建串口 - WIFI 的数据传输方案，方便其他设备使用互联网传输数据。

ATK - MW8266D 模块的各项基本参数见表 4 - 3。

表 4 - 3　ATK - MW8266D 模块基本参数

项目	说明
网络标准	IEEE 802.11b、IEEE 802.11g、IEEE 802.11n
无线传输速率	IEEE 802.11b：最高可达 11Mbps IEEE 802.11g：最高可达 54Mbps IEEE 802.11b：最高可达 HT20（MCS7）
频率范围	2.412 ~ 2.484GHz
发射功率	11 ~ 18dBm
通信接口	TTL 电平
天线	板载 PCB 天线
工作温度	-40 ~ 85℃
工作湿度	10% RH ~ 90% RH

ATK - MW8266D 模块非常小巧（19mm × 29mm），模块通过 6 个 2.54mm 间距的排针与外部相连接，方便用户安装到自己的设备里，模块外观，如图 4 - 21 所示。

ATK - MW8266D 模块各个引脚的详细描述见表 4 - 4。

表 4 - 4　ATK - MW8266D 模块基本参数

序号	名称	说明
1	VCC	电源（3.3 ~ 5V）
2	GND	电源地
3	TXD	模块串口发送引脚（TTL 电平，不能直接接 RS232 电平），可接单片机的 RXD
4	RXD	模块串口接收引脚（TTL 电平，不能直接接 RS232 电平），可接单片机的 TXD
5	RST	复位（低电平有效）
6	IO_0	用于进入固件烧写模式。低电平：固件烧写模式；高电平：运行模式（默认）

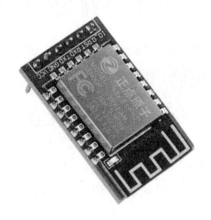

图 4－21 ATK－MW8266D 模块实物图

ATK－MW8266D 模块支持三种工作模式，分别为 STA、AP、STA＋AP。

（1）STA 模式 在此模式下，ATK－MW8266D 模块可连接其他设备提供的无线网络，例如通过 WIFI 连接至路由器，从而可以访问互联网，进而实现手机或电脑通过互联网实现对设备的远程控制。

（2）AP 模式 为默认的模式。在此模式下，ATK－MW8266D 模块将作为热点供其他设备连接，从而让手机或电脑直接与模块进行通讯，实现局域网的无线控制。

（3）STA＋AP 模式 为 STA 模式与 AP 模式共存的一种模式。ATK－MW8266D 模块既能连接至其他设备提供的无线网络，又能作为热点供其他设备连接，以实现广域网与局域网的无缝切换，方便操作使用。

除了上述的三种工作模式外，ATK－MW8266D 模块在进行 UDP 连接或作为 TCP 客户端连接时，能够进入透传模式，进入透传模式后，ATK－MW8266D 将会原封不动地把从 TCP 服务器或其他 UDP 终端接收到的消息，通过 UART 发送至与之连接的设备。

第三节 CAN 通信接口设计

为了适应越来越多的异种计算机系统间互联的"开放式"系统的需要，人们建立了开放系统互联（open system interconnection，OSI）的基本参考模式，并于 1983 年制定了该参考模式的国际标准（ISO 7498）。从此奠定了系统互联标准开放的基础，对数据通信系统产品的发展起到了重要的促进作用。ISO 7498 定义了如图 4－22 所示的 ISO 的 7 层体系结构。其中，每个层次都在信息交换的任务中担当相对独立的角色、具有特定的功能。

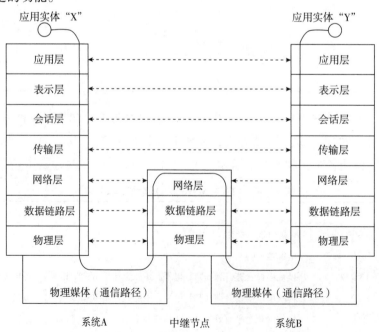

图 4－22 ISO 的 7 层体系结构

由于微处理器的嵌入式应用，导致工业测控领域中各种仪器仪表、自动化装置和设备的智能化逐步下移。此变革适应了建立分布式测控系统的需要和实现工业过程控制系统"危险彻底分散"的要求，逐渐发展为现场总线控制系统（fieldbus control system，FCS）。FCS 采用全分散式的体系结构，现场智能仪器仪表和智能化装置具有高度的自治性。即使局部出现问题，系统中的其他部分仍然可以按既定的控制规律继续运行，从而大大提高了整个系统的可靠性。FCS 的信号传输实现了全数字化，执行测控任务的节点将采集到的数据和所执行的操作等信息转换为数字信号向网上发送，执行管理任务的节点以数字形式向网上发送命令。由于通信电缆（双绞线）是所有节点之间的唯一连接，避免了模拟信号传输过程中的干扰，降低了对环境、接地等的要求，并保证了数据的一致性。由于 FCS 在体系结构、价格、安全性和开放性等方面的优势，从 21 世纪起将取代 DCS 成为过程控制系统的主流。

现场总线是一种全数字的双向多站点通信系统，按 ISO 7498 标准（OSI）提供网络互联，具有可靠性高、稳定性好、抗干扰能力强、通信速率高、造价低和维护成本低等特点。传统的 4 ~ 20mA 控制回路通常只能传输代表过程变量的一个信号，而现场总线能够在传送多个过程变量的同时一并传送仪表的标识符和简单的诊断信息等。由于现场总线是双向的，因此，能够从中心控制室对现场智能仪器仪表进行控制，使远程调整、诊断和维护成为可能，甚至能够在故障发生前进行预测。符合开放式标准的兼容性可以使用户选择不同厂家的产品来构成 FCS 系统，用户的权益得到了很好的维护。

在过去的十几年内，现场总线技术得到了迅速的发展，现场总线仪表已成为智能仪器的重要分支和发展方向之一。但现场总线至今仍未能形成统一的国际标准，造成了多种现场总线共存的局面。一方面由于现场总线是应用于现场过程控制的通信网络，涉及许多底层设备的不同行业标准和用户习惯的继承，以及不同类型网络互联协议的制定；另一方面，各厂家都希望自己的技术标准占有更大份额，以便使国际标准给自己带来更大利益。目前，世界上较为流行的现场总线有 LONWORKS，CAN，PROFI-BUS，HART，FF 等。鉴于 CAN 总线技术成熟，在智能仪器和其他现场智能设备中应用广泛，本节给予较为详细的介绍。对其他现场总线，读者可以参考有关书籍和产品手册。

一、CAN 总线概述

CAN（Control Area Network）即控制器局域网络，是德国 Bosch 公司从 20 世纪 80 年代初为解决现代汽车生产过程中众多测控点之间的数据交换而开发的一种串行数据通信协议，由此可以构成实时分布式汽车监测、控制系统。由于 CAN 总线具有通信速率高、可靠性好、价格低廉等特点，受到工业界的广泛重视，面向过程工业、机械工业、机器人、数控机床、医疗仪器等众多领域，并被公认为几种最有前途的现场总线之一。

（一）CAN 节点的分层结构

CAN 遵循 ISO/OSI 标准模型分为物理层、数据链路层和应用层。具体如图 4 - 23 所示。

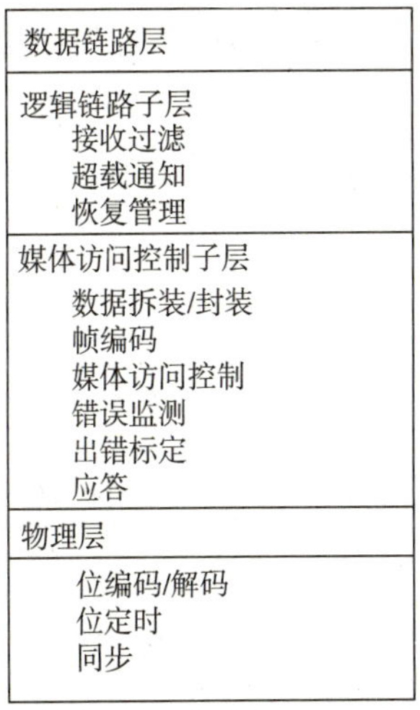

物理层划分为三部分：物理信令实现与位表示、定时以及同步相关的功能；物理媒体附属装置实现总线发送接收功能以及总线故障检测；媒体相关接口实现与物理媒体之间的机械和电气接口。

数据链路层可分为逻辑链路控制（LLC）和媒体访问控制（MAC）两部分。

（二）LLC 子层提供的功能

1. 帧接收过滤　数据帧内容由标识符命名。标识符并不能指明帧

数据链路层
逻辑链路子层
接收过滤
超载通知
恢复管理
媒体访问控制子层
数据拆装/封装
帧编码
媒体访问控制
错误监测
出错标定
应答
物理层
位编码/解码
位定时
同步

图 4 - 23　CAN 的分层结构

的目的地，每个接收器通过帧接收过滤确定此帧与已是否有关。

2. 超载通告   如果接收器内部条件要求延迟下一个 LLC 数据帧或 LLC 远程帧，则通过 LLC 子层开始发送超载帧，最多可产生两个超载帧，以延迟下一个数据帧或远程帧。

3. 恢复管理   发送期间，对于丢失仲裁或被错误干扰的帧，LLC 子层具有自动重发送功能，在发送成功完成前，帧发送服务不被用户认可。

MAC 子层按 IEEE 802.3 规定，具有发送部分功能和接收部分功能。

（1）发送部分的功能

1）发送数据封装，接收 LLC 帧和接口控制信息，构造 MAC 帧。

2）发送媒体访问管理，检查总线状态，串行化 MAC，插入填充位，开始发送，丢失仲裁时转入接收方式，应答校验，错误超载检测，发送超载帧或数据帧等。

（2）接收部分的功能

1）接收媒体访问管理，由物理层接收串行位流，重新构筑帧结构，解除填充位，错误检测发送应答，构造发送错误帧或超载帧。

2）接收数据卸装，由接收去除 MAC 特定信息输出 LLC 和接口控制信息至 LLC 子层。

CAN 总线上的数字化信息由差分电平表示：显性电平（dominant level），以大于最小阈值的差分电压表示表示逻辑"0"；隐性电平（recessive level）时，两根物理总线均基本固定于平均电压，表示逻辑"1"，如图 4-24 所示。如果总线上存在"显性"位和"隐性"位的同时发送，总线数值将表现为"显性"，即表示为"0"。这一点在判别信息的优先权进而进行网络仲裁时起关键作用。

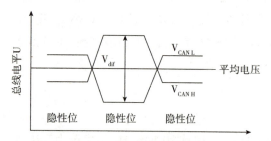

图 4-24   CAN 总线上的电平表示

CAN 的通信介质一般为双绞线。以位速率表示的数据传输速度在不同系统中是不相同的，然而在一个给定系统中此速率是唯一的并且是固定的。其通信速率可达 1Mbps。

总线上各节点对总线上的数据位的检测需要同步的原因是显而易见的。当总线上没有任何节点发送信息时，总线的状态称为"空闲"，总线上的电平为"隐性电平"。一旦有发送产生时，最先发送的那个节点的帧起始（一个单"显性"位），使所有的节点产生硬同步。另外，在通信进行过程中，所有的节点还要根据总线上位信号沿的电平变化而进行重新同步。

当总线开放时，任何连接的节点均可开始发送一个新报文。这些报文按不同的帧格式组成。CAN 的 2.0A 标准规定了 4 种格式：数据由发送器传送数据至接收器；远程通过某总线节点发送，以请求其他节点发送具有相同表示符的数据帧；出错帧由通过检测发现总线错误的任何节点发送，向全网络通报出错信息；超载用于在多帧数据之间提供附加延迟。

其中，大量使用的数据帧由帧起始、仲裁场、控制场、数据场、CRC 场、应答场（ACK 场）和帧结束等 7 个不同位场组成，如图 4-25 所示。

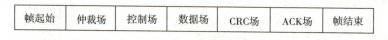

帧起始	仲裁场	控制场	数据场	CRC场	ACK场	帧结束

图 4-25   数据帧组成

帧起始（SOF）：标志数据帧和远程帧的起始，由单个"显性"位构成。只有在总线处于空闲状态时才允许发送。所有站都必须同步于首先开始发送的那个站的帧起始前沿。

仲裁场：由来自 LLC 子层的标识符（identifier，ID）和远程发送请求（remote transmission request，RTR）位组成。标识符长度 11 位（ID10 - ID0），按照由高至低的次序发送，且前 7 位（ID10 ~ ID4）不能全为隐性位。标识符用于提供关于传送报文和总线访问的优先权的信息。在数据帧中，RTR 位为"0"。

控制场：由 6 位构成，前 2 位为备用位，后 4 位为数据长度码，决定数据场中的字节数目，可由 0 ~ 8 变化。

数据场：由数据帧中被发送的数据组成。数目由控制场决定（0 ~ 8 字节）第一个字节的最高位首先被发送。

CRC 场：包括 CRC（循环冗余校验）序列（15 位）和 CRC 界定符（一个隐性位），用于帧校验。

ACK 场：由应答间隙和应答界定符组成（共两位）。应答间隙期间，数据发送器发出一个"隐性"电平，而所有已正确接收到有效报文的接收器此时传送一个"显性"位，报告给发送器（发送器发出的"隐性"电平被改写为"显性"电平），表明至少有一个接收器已正确接收。后续的应答界定符为一个"隐性"电平。

帧结束：由 7 位隐性位组成，此期间无位填充。

CAN 协议采用短帧结构，即每帧数据最多包含 8 位数据，这将有利于系统的实时性。另一个特点是废除了传统的站地址编码，而代之以标识符（identifier）对信息进行优先权分级。任何节点均可向全网络广播发送数据。其他节点则根据所接收到的标识来决定是否处理所接收到的信息。

若同时有两个或更多的节点开始发送报文，总线运用对标识符的逐位仲裁规则巧妙地在各节点内解决冲突。仲裁期间，每人节点都监视总线电平，并与自己发送的位电平相比较。若该节点发送的一个隐性位被显性位改写，说明有较高优先权报文在发送，则节点自动转变为接收器。当一个具有相同标识符的远程帧和一个数据帧被仲裁时，远程帧 RTR 位的隐性电平被数据帧 RTR 位显性电平改写，所以数据帧比远程帧优先级高。由上述可见，标识符和 RTR 位对应二进制数位越低的报文优先级越高。这种仲裁规则可以使信息和时间均无损失。

每个节点的接收部分均设置了接收过滤机制，可从总线上源源不断的信息中选取与己有关的信息，而不必理睬与己无关的信息。

总之，CAN 具有如下主要特性：①多主站依据优先权进行总线访问；②无破坏性的基于优先权的仲裁；③借助接收过滤的多地址帧传送；④远程数据请求；⑤配置灵活性；⑥全系统数据相容性；⑦错误检测和出错信令；⑧发送期间若丢失仲裁或由于出错而遭破坏的帧可自动重发送；⑨暂时错误和永久性故障节点的判别以及故障节点的自动脱离。

二、CAN 高速收发器芯片

ISO 11898 - 2 标准详细描述了一种用于 CAN 网络的高速收发器。它可以采用分布式结构，也可以由不同的制造商以集成芯片形式提供。该标准规定的总线最大长度为 40m，数据传输速率最高为 1Mbit/s。若为针对 CANopen 定义的位定时，则总线长度只能达到 25m。

对称信号传输可以通过具有公共回线的双绞线（CANH 和 CANL）来实现，其最小的抗短路电压范围为 ±24V，且发送器输出电流必须小于 25mA。该标准规定的典型线阻抗为 120Ω。若电源电压为 +5V，则共模电压范围为 -2 ~ +7V。每个 CAN 节点都必须能够提供下面差分输出的总线电压：

$$U_{diff} = U_{CAN\_H} - U_{CAN\_L} \qquad (4-1)$$

隐性位：-500 ~ +50mV（无负载）；

显性位：+1.5 ~ +3.0V（负载为 60Ω）。

所有制造商均可提供 SO8 - IC 封装的收发器芯片模块。提供的模块中均包括完整的驱动级和输入比较器，输入比较器可以将处理过的数字信号提供给 CAN 控制器。某些收发器芯片还具有过热保护功能以及对地或电源短路保护功能，且支持待机模式（假如要使功耗降至最低）。

收发器芯片具有一个 Rx 引脚和一个 Tx 引脚，这些引脚可直接将二进制信号输入 CAN 控制器中或微控制器中的 CAN 模块。CAN_ H 和 CAN_ L 端口直接与两条总线导线连接。另外，用户可以利用一个外部电阻，通过一个可选端口来改变脉冲沿斜率。

当扩展标准电路时，可以通过光耦合器在收发器和微控制器的数字电源电压之间进行电隔离。

此外，还可以在通向 CAN 网络的收发器输出端一侧安置一个滤波电路，防止收发器芯片受到经由总线导线注入的峰值电压的影响。当选择收发器芯片时，除了要注意尽量选择最小的内部延时以外，还要注意最大驱动功率（最多连接 64 个设备）。当网络电缆提供 24V 电源电压时，驱动芯片必须具有充分的抗短路能力。

三、CAN 网络拓扑

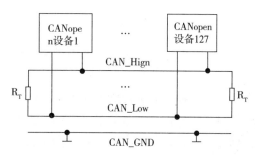

图 4 – 26　符合 ISO 11898 – 2 的总线拓扑结构

ISO 11898 – 2 标准规定了一种带 2 个终端电阻的线性总线结构，在总线两端接上终端电阻可以避免导线上的信号反射，符合 ISO 11898 – 2 的总线拓扑结构，如图 4 – 26 所示。通过转发器或 CANopen 网关可以克服 CAN 网络基本线性网络拓扑的局限性。CAN 网络线性结构设计还必须符合几个边界条件。如前所述，由于 CAN 属于 In – Bit – Response 系统，因此所有设备均必须扫描同一个位。在极端情况下，位于网络一端的设备已经发送了 CAN 报文的第一个位。但是，位于另一端的设备只有在信号传播时间结束之后才识别出这个位，并且与该脉冲沿进行"硬"同步，也就是根据总线导线上的信号传播时间以一定的延时发送其确认位。为了使发送器能够正确扫描该确认位，必须考虑总线导线上的最大信号传播时间。总传播时间为单程信号传播时间的 2 倍。此外，在计算最大总线长度时，还要加上收发器光耦合器以及 CAN 控制器中的延时。振荡器频率也会对它有影响。

四、CANopen 协议

从 OSI 的 7 层网络模型的角度来看，CAN（controller area network）现场总线仅仅定义了第 1 层（物理层，见 ISO 11898 – 2 标准）、第 2 层（数据链路层，见 ISO 11898 – 1 标准）；而在实际设计中，这两层完全由硬件实现，设计人员无须再为此开发相关软件（software）或固件（firmware），只要了解如何调用相关的接口和寄存器，即可完成对 CAN 的控制。如图 4 – 27 所示。

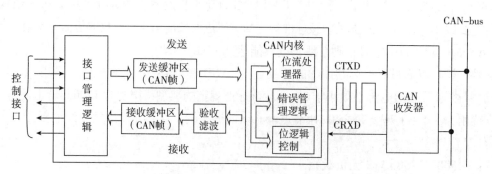

图 4 – 27　CAN 控制器结构

但 CAN 没有规定应用层，也就是没有规定与实际应用相关的逻辑，比如开关量输入输出、模拟量输入输出，所以本身对于应用来说是不完整的。这就像铁矿石（物理层）冶炼成铁锭（数据链路层），然后针对具体应用，再加工成汽车、轮船、钢筋、坦克、钢结构建筑等。

因此，基本每个行业的 CAN 应用，都需要一个高层协议来定义 CAN 报文中的 11/29 位标识符、8 字节数据的使用。但在 CAN 总线的工业自动化应用中，由于设备的互通互联的需求越来越多，所以需要一个开放的、标准化的高层协议：这个协议支持各种 CAN 厂商设备的互用性、互换性，能够实现在 CAN 网络中提供标准的、统一的系统通讯模式，提供设备功能描述方式，执行网络管理功能。其中包括：应用层（application layer），为网络中每一个有效设备都能够提供一组有用的服务与协议；通讯描述（communication profile），提供配置设备、通讯数据的含义，定义数据通讯方式；设备描述（device profile），为设备（类）增加符合规范的行为。

（一）报文格式

为了识别 CAN 总线上的传输信息，必须通过一种固定的格式来打包/封装这些信息。通常，用"帧"来表示这些格式。CAN 总线上传输的共有 4 种类型：数据、远程帧、错误帧、过载帧。每一个帧都由多个通称为"场"的信息区构成，而每一个场也都由 1 个或多个位组成。

1. 数据帧 一个标准格式的数据帧的组成如图 4-28 所示。

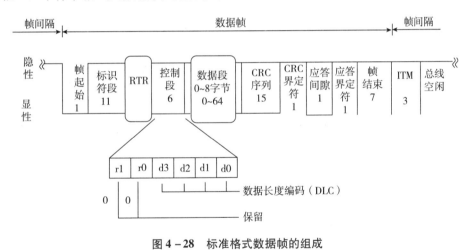

图 4-28 标准格式数据帧的组成

（1）帧起始（SOF） 用来指示一个数据或远程的开始。SOF 包含 1 个确定的显性位，出现在总线上的隐性到显性的脉冲下降沿，可用于同步 CAN 网络中的其他节点设备。帧起始后面是标识符场（CAN-ID）在标准格式的数据中，标识符场由 11 位组成，用于表示确定的待传输消息，其数值也作为待传输消息的优先级。因此，用户在设定帧的标识符时，必须根据系统中各种消息的重要性来设置对应的数值。对于标准格式的 CAN 报文，标识符可以是 0~2047 之间的某个值。

（2）标识符段 其后一位是远程传输请求位（RTR），用来区分数据和远程帧。当 RTR 位为显性时，表示传输数据帧；当 RTR 为隐性时，表示传输远程控制段由 6 位组成，包括保留位 rlr0 以及 4 位 DLC（数据长度代码）。DLC 表示此在数据段中的传输字节数。通常 DLC 范围为 0~8，当 DLC 值大于 8 时，该值也可以在总线上传输，但此帧在数据段中的传输字节数仍会被限制在 8 字节。由此，在分析的 DLC 时，请务必注意这一点特别之处。

（3）数据段 由 0~64 位组成，包含此传输的实际有效信息（0~8 字节）。通常，数据段的传输都是从第一个字节开始，并且是从每个字节的最高有效位开始。数据段之后是 CRC 段，由 15 位 CRC 序列和 1 位 CRC 界定符组成。接收器可以利用 CRC 序列来识别是否接收了错误的数据。

（4）应答段（ACK）　由 1 个应答间隙位和 1 个应答界定符位组成。发送器在应答间隙位传输一个隐性电平；在正确接收了完整的消息之后，接收器发送一个显性电平以进行确认。应答间隙位的电平值可以用来提示本网络中没有接收器正确收到了当前发送的消息（应答间隙位呈隐性电平），或至少有一个接收器正确收到了当前发送的消息（应答间隙位呈显性电平）。因此，应答机制只可以用来检测网络的消息响应故障，但不能用来发送错误帧。

（5）帧结束　每一帧都是以帧结束段（EOF）结束。EOF 段由 7 个隐性电平的位组成。在传输 EOFEOF 段的过程中，网络的各个接收器还有最后一次发出错误的机会。

段之后还必须插入一个间空间（ITM），ITM 之后才能开始传输下一个帧。ITM 空间由 3 个隐性电平的位组成，已不属于前一条的组成单元。在 ITM 空间，网络中的发送器可以发送过载帧，以增加 ITM 的时间，延迟其他节点发送下一个（目前主流的 CAN 控制器不再需要使用这种方法）。

2. 远程帧　可用来请求有效数据。当一个网络设备的接收器收到一个远程帧时，该设备的发送器就会发送一个用于应答的数据帧。接收到的远程帧与发送出的数据应当使用同一个 CAN – ID 标识符。

注意：远程帧、数据帧的 DLC 值必须一致。有些型号的 CAN 控制器在收到远程之后会自动发送数据（无须微控制器的程序控制），而大多数 CAN 控制器必须将远程及发送请求提交给微控制器。因此，有微控制器的场合，尽量不要使用远程帧。

图 4 – 29 说明了一个标准格式远程帧的组成。

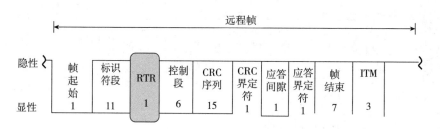

图 4 – 29　标准格式远程帧的组成

理论上，远程帧与数据帧的格式相同。但远程帧的 RTR 位永远被置为隐性电平，且远程帧没有数据场。由于需要使用 RTR 位进行仲裁，远程的仲裁优先级低于数据帧。当网络设备发送的远程帧遇到同一时刻发送的相同 CAN – ID 数据时，远程就会失去仲裁，数据帧就会出现在总线上。

3. 错误帧/过载帧

（1）错误帧　由网络中各个参与设备所叠加的错误标志和一个错误界定符组成。错误标志用来发出一组违反总线协议的故障信号。主动错误标志由 6 个连续显性电平的位组成，这违反了 CAN 位填充规则（有关位填充的介绍请参考下文），因此，该网络中的所有设备都可以识别出这种错误标志。为了对这种违反位填充规则的错误标识做出反应，网络中的其他设备会发送第二个错误标志。所有的错误标志叠加后，就会在总线上形成一个由 6～12 个显性电平位组成的波形序列。原则上，处于故障状态的网络设备主动发出错误标志，有可能导致整个总线的通信瘫痪，因此，所有 CAN 控制器中均内置一种基于错误计数器的故障识别功能。故障识别功能可以使处于故障状态的 CAN 控制器禁用主动错误标志，并且转换到被动错误标志（6 个隐性位），从而不影响网络中其他设备的通信。错误界定符由 8 个隐性电平的位组成，用于结束错误，类似于数据帧和远程帧中的 8 位结束段（由 1 位错误界定符和 7 位 EOF 组成）。

图 4 – 30 说明了一个错误帧/过载帧的组成。

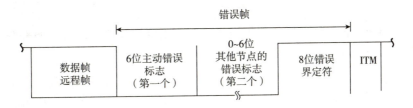

图 4 - 30　错误帧/过载帧的组成

（2）过载帧　通常由尚未处理完上一帧消息的 CAN 控制器发出，可以用于延迟网络中其他设备发送下一条帧消息。不过，现在市场上主流的 CAN 控制器都已经不再主动发送过载，但仍会遵循 CAN 规范的要求，对过载做出延迟发送的反应。过载由网络中各个参与设备所叠加的过载标志和一个过载界定符组成。过载标志由 6 个连续显性电平位组成，且必须在帧间空间 ITM 的前两个位之内开始。网络中的其他设备立即识别出过载标志（帧间空间 ITM 的总线电平通常为隐性电平），并且也发送一个过载标志。如果结束段 EOF 的第一个或第二个位受到显性电平干扰，CAN 控制器也会发送过载帧。各个设备所发送的过载标志相叠加，通常会在总线上产生一个由 6 ~ 7 个显性电平位组成的波形序列。过载界定符由 8 个隐性电平位组成，用于结束过载。过载不会影响错误计数器的读数。一个数据帧或远程帧之后最多可以跟随两个过载。CAN 协议中还规定了另外一个必须要发送过载的情况：一旦 CAN 设备的接收器将 EOP 的最后一个位判定为显性，则该设备需要发送一个过载帧，因为之前网络上的传输帧已被正确接收了。

CAN - ID 标识符段有两种格式：1 位长度的标准格式和 29 位长度的扩展格式，如图 4 - 31 所示。对于标准格式的消息，控制段的 r1、ro 位是显性电平；对于扩展格式的消息，控制段的 r1、r0 位含义有所改变，分别表示为 SRR、IDE 位。

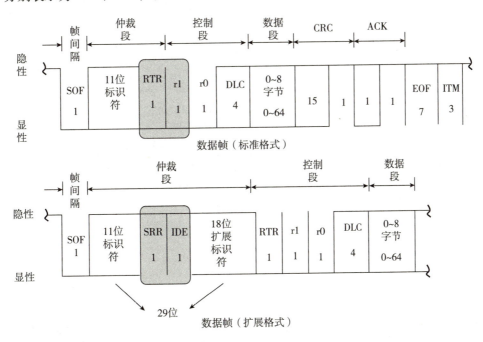

图 4 - 31　数据帧标准格式和扩展格式的区别

根据帧格式的不同，可以把 CAN 控制器分为两种：第一种是可以接收、发送标准格式的 CAN 控制器，这种控制器也支持扩展格式的帧，也就是说，在接收时可以检查扩展格式的消息但不能保存和转发；第二种是可以支持标准格式、扩展格式的 CAN 控制器，这种控制器能够接收、发送两种格式的

CAN 帧消息。

如果在同一网络中同时传输标准格式和扩展格式的，则应遵守以下规则：如果两个帧的前 11 个标识符位相同，则标准格式的优先获得 CAN 总线的访问权。

CAN 位信息的传输使用不归零编码（NRZ）的方式，即在一个位时间间隔内，信号电平保持不变。不归零编码的好处在于，在一个位时间间隔内，只需要进行一次扫描就可以检测到电平。但也存在一个缺点，就是当出现一些极性相同的连续位时，没有可用的信号边沿来同步接收器。由于 CAN 控制器的振荡频率是由带有误差的石英振荡器或者陶瓷谐振器（适用于较低位速率）产生的，所以产生的频率会有误差，有可能对扫描信号的判读造成影响。

在帧消息的传输过程中，频率的误差可能会导致接收器对发送消息的位电平做出错误的判读。解决这一问题的方法，就是在发送器所发送的连续位流中插入额外的互补电平。CAN 协议规定，CAN 控制器必须在极性相同的连续 5 个位后面插入一个极性相反的位，这样就可强制改变脉冲沿，提供足够的边沿，使接收节点进行重新同步。当然，对于最终的传输数据，接收器会重新删除插入位，从而使得整个过程对于 CAN 控制器的使用者保持透明。上述过程即为 CAN 协议中的"位填充"机制。

CAN 网络采用多主的 CSMA/CA 模式。与所有串行总线通信系统一样，CAN 协议中也有能使单个设备访问总线的机制。这些机制将直接在消息传输过程中发挥作用。发送器将帧消息的各个位序列依次传送到总线上，从而传输一条 CAN。同时，接收器逐位监听来自总线的位消息，并将接收电平与发送电平进行比较。当发送器发现两者有差异时（例如隐性发送，显性接收），就会立即退出发送模式，切换到接收模式。如果在标识符传输过程中识别出位电平的差异，则肯定是因为网络中有另一个 CAN 控制器正在传输一条标识符优先级较高的消息。当多个 CAN 控制器同时开始传输各自的消息时（同时发送 SOF 位），标识符优先级较高的消息将会被首选发送。该过程被称为 CAN 协议的总线仲裁，如图 4 - 32 所示。

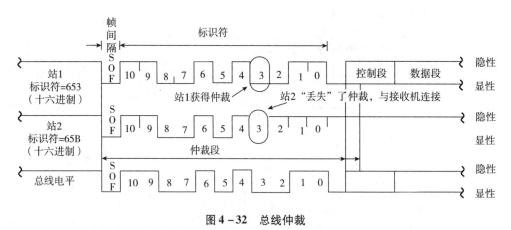

图 4 - 32　总线仲裁

在任一时间点，总线上只有 1 个 CAN 消息在传输过程之中；当多个 CAN 设备同时开始发送不同的 CAN 消息时，高优先级的 CAN 消息可获得最终的发送权。

总线空闲之后，仲裁过程的"失败方"就会重新开始传输上一次仲裁失败的帧消息，并在传输标识符（含有 RTR 位）的过程中再次进行仲裁。如果网络中同时发送一个远程和该远程帧相同 CAN - ID 的数据，那么数据会赢得仲裁。如果是在仲裁范围之外发现了位电平的差异，就会导致 CAN 错误。在任何情况下都不允许同一网络中的两个 CAN 控制器同时发送具有相同标识符但却具有不同数据的消息。

（二）错误的检测、限制和处理

CAN 协议的最突出特点就是错误的检测、限制和处理。CAN 协议与其他总线系统的不同之处，在于它没有定义用于识别错误类型的握手方法。CAN 协议中规定了 5 种错误识别机制，这些机制可以确保识别出所有出现的总线错误。除此之外，系统集成商还采取了一些措施，以便能够及时地发现"关闭的" CAN 节点。下面将以 CANopen 系统为例，对这些应用于较高协议层的错误处理方法进行解释。

在工业应用中使用的标准化 CAN 网络基本上符合 OSI 参考网络模型的标准。在数据链路层上，CAN 协议可以保证网络范围内的数据一致性。除此之外，较高协议层中还有一些其他功能的实现，比如标准化设备错误提示和设备"丢失"的提示。

为实现网络范围内的数据一致性，CAN 协议必须将局部检测到的错误进行全局化通知，使本网络中的所有设备能够废止由当前发送设备发送的出现错误的帧消息。为了有效地区别偶然性错误与持久性错误，CAN 芯片还内置一些错误计数器，以便在极端情况下将设备自身与总线断开。识别、处理和限制错误均对用户透明，也就是说，使用者可以不用关心这些功能。

五、CANopen 应用层

CANopen 应用层详细地定义了通信服务和其他相关的通信协议。通信对象、过程参数和配置参数一起保存在设备的对象字典中。通信对象中的标识符可以通过"预定义主从连接集"或应用子协议中定义的"预连接"来分配。通信协议由各种不同的 CAN 报文来实现。由于大多数的通信对象都可以被"破坏"或"生成"，所以通信对象的优先级必须根据实际的应用来分配。通信对象的分配方式与应用对象的动态分配方式相结合，使得系统集成商有了更多的方式进行参数配置，也就是说，在设计通信参数方面的自由度变得更大。

CANopen 规范中所定义的基本通信服务构成了应用程序与 CANopen 应用层之间的接口。基本服务有以下 4 种。

请求：应用程序请求 CANopen 软件的一种通信服务。

指示：CANopen 软件向应用程序报告某一事件或应执行的任务。

响应：应用程序对 CANopen 软件报告的事件或任务做出的应答。

确认：CANopen 软件向应用程序确认 CANopen 软件已经执行了任务。

CANopen 应用层的服务类型分为 2 种：一种是仅在一个设备中执行的服务，比如局部服务和提供者启动的服务；另一种是多个设备通过网络进行通信的服务，比如确认和未确认的服务。

🔗 **知识链接**

CANopen 在医疗上的应用

现代医疗设备由许多相互连接的模块组成。通过使用标准化总线系统（例如 CANopen），可以独立开发和模块化连接各个系统组件（例如 X 射线发生器、患者台或注射器）。这节省了开发成本，实现了组件在各种系统中的通用和可扩展使用，并且还大大减少了电缆的数量。

CANopen 作为通信协议的一个决定性优势是，可以为大量医疗设备提供配置文件。因此，可以很容易地确保不同制造商生产组件的互操作性。

（一）通信对象

CANopen 应用层详细描述了各种不同类型的通信对象（COB），这些通信对象都是由个或多个 CAN

报文来实现的。通信对象分为以下 4 种类型：过程数据对象（PDO 消息），用来传输实时数据；服务数据对象（SDO 服务器消息和 SDO 客户端消息），用来读/写其他 CANopen 设备的对象字典；对象字典（OD），用来描述设备及其网络行为的所有参数；网络管理对象，用来控制 NMT 状态机（NMT 消息）监测设备（心跳启动报文）。

1. 过程数据对象（PDO）　在许多集中式控制系统中，各种设备都可能会定时传输其所有的过程数据。通常情况下，控制主机会通过轮询的方法来查询从机的过程数据，按照一定的顺序进行查询。从机则把各自过程数据应答给控制主机。一般来说，不管数据有没有变化，所有的过程数据都要进行传输。然后，控制主机再把过程数据逐一传输给相应的从机。

在主机 - 从机系统中，主机首先与已经连接的（在线）从机进行通信，然后主机将得到的过程数据发送到其他从机。在无故障或错误的前提下，用户可以根据周期循环交换数据的方法预测一些时间特性。但是最新事件的最佳响应时间还是无法准确地预测，尤其是数据从一个从机发送到另一个从机或几个从机的响应时间。最坏的情况就是在询问完从机之后立即产生新事件，而且没等到主机下一次查询又产生新的事件，因此就还需要周期性地进行数据收集。在数据发送给目标设备之前，主机组件中的控制器必须先备份好这些数据。

在 CANopen 中并非只有轮询这一种方法，CAN 还可以根据多主机一个总线访问规则提供一些其他的查询方法，也就是说，不使用主机 - 从机这种通信模式传输过程数据，而是使用生产者—消费者模型来传输过程数据。在生产者—消费者模型中，生产者（总线设备本身）负责发送数据，例如通过设备内部的某一事件发数据传输，其他所有的总线设备监听总线上发送的数据，并根据各自的标识符定义决定是否对该报文进行处理（消费者）。

在 CANopen 中，过程数据被分为几个单独的段，每个段最多为 8 字节，这些段就是过程数据对象（PDO）。过程数据对象由一个 CAN 报文构成，过程数据对象的优先级由对应的 CAN 标识符决定。过程数据对象分接收过程数据对象（RPDO）和发送过程数据对象（TPDO）两种，在 CANopen 协议中所说的 TPDO 和 RPDO 都是相对的，通常以一个特定的从机角度来进行描述。例如：I/O 设备在 TPDO 中发送它的输入数据，对于接收这个 TPDO 数据的设备来说，这个 TPDO 就是该设备的 RPDO。

2. 服务数据对象（SDO）　CANopen 设备为用户提供了一种访问内部设备数据的标准途径，设备数据由一种固定的结构（即对象字典）管理，同时也能通过这个结构来读取。对象字典中的条目可以通过服务数据对象（SDO）来访问，此外，一个 CANopen 设备必须提供至少一个 SDO 服务器，该服务器被称为默认的 SDO 服务器。而与之对应的 SDO 客户端通常在 CANopen 管理器中实现。

被访问对象字典的设备必须具有一个 SDO 服务器，这样才能保证正确地解释标准的 SDO 传输协议，并确保正确地访问对象字典。SDO 之间的数据交换通常都是由 SDO 客户端发起的，它可以是 CANopen 网络中任意一个设备中的 SDO 客户端。

SDO 之间的数据交换至少需要两个 CAN 报文才能实现，而且两个 CAN 报文的 SDoCAN 标识符不能一样。CAN 标识符为节点地址（设备 Y）+1536（600h）的 CAN 报文，包含 SDO 服务器所确定的协议信息。SDO 服务器则通过 CAN 标识符为节点地址（设备 Y）+1408（580h）的 CAN 报文进行应答。一个 CANopen 设备中最多可以有 127 个不同的服务数据对象。由于 SDO 服务器的节点 ID 总是与默认 SDO 相对应，所以用户只能在其他的 CANopen 设备（通常为 CANopen 管理器）中设置对应的 SDO 客户端。

3. 对象字典（OD）　在对象字典中 CANopen 设备的所有对象都是以标准化方式进行描述的。对象字典是所有数据结构的集合，这些数据结构涉及设备的应用程序、通信以及状态机。对象字典利用对象来描述 CANopen 设备的全部功能，并且它是通信接口与应用程序之间的接口。

通信接口设置了用于数据交换（如 PDO 和 SDO）、报文监控（如心跳节点保护以及启动报文）以及设备状态控制（如启动和停止等）的功能。此外，CANopen 设备一般都具有 SDO 服务器，通过该服务器可以对设备中的对象字典进行读/写。与 I/O 端连接的应用程序可从对象字典中读取参数和输出值，并把外部进程的输入参数不断地更新到相应的对象字典中。

对象字典中的对象可以通过一个已知的 16 位索引来识别，对象可以是一个变量、一个数组或一种结构；数组和结构中的单元又可以通过 8 位子索引进行访问（不允许嵌套结构）。这意味着每一个 CANopen 设备中最多可以有 65536×254 个不同的对象。因此，过程数据和配置参数（应用对象）再也不需要通过 CAN 标识符来区分，即使用了 11 位标识符，也只能区别 2048 个以上的对象。

数组和结构有 2 个特殊的子索引：一个是子索引 00h，它总是定义对象中的单元数量（以 Unsigned8 值的形式）；另一个是子索引 FFh，在单元子索引数据量里不包括子索引 FFh，如果设备支持子索引 FFh，则该子索引对象结构应以数据类型和对象类型来描述（以 Unsigned32 的形式）。子索引 FFh 是一个可选项，用户可以通过它来读取整个对象字典的结构。

CANopen 协议已经将对象字典进行了分配，如表 4 – 5 所列，这样用户就可以通过同个索引和子索引获得所有设备中的通信对象，以及用于某种设备类别的对象（设备、应用或接口子协议）。而制造商相关的属性则保存在事先保留的索引范围内（即制造商定义的范围），索引的结构也已固定。

表 4 – 5　对象字典的结构

索引	对象
0000h	保留
0001h ~ 001Fh	静态数据类型
0020h ~ 003Fh	复杂数据类型
0040h ~ 005Fh	制造商特定的数据类型
0060h ~ 007Fh	设备子协议定义的静态数据类型
0080h ~ 009Fh	设备子协议定义的复杂数据类型
00A0h ~ 0FFFh	保留
1000h ~ 1FFFh	通信对象
2000h ~ 5FFFh	制造商特定的对象
6000h ~ 9FFFh	标准化设备子协议对象
A000h ~ AFFFh	符合 IEC61131 – 3 的网络变量
B000h ~ BFFFh	用于 CANopen 路由器/网关的系统变量
C000h ~ FFFFh	保留

通信对象和应用对象（过程数据、配置参数和诊断信息）将根据各类属性，通过标准的方式和方法进行描述。每一个对象或子对象都有一个名称，每一个对象名称所涉及的是对象的类型，无论它是变量、数组还是一个记录。数据类型描述的是对象或子对象的数据格式。类别属性（类别/条目类别）可以标识对象/子对象是必选项（mandatory）、可选项（optional），还是在一定条件（conditional）下成立。访问属性则表示对象的访问方式，如可写可读，或对象为常量。PDO 映射支持的属性定义对象/子对象是否可映射到 PDO 中发送，是默认 PDO 映射的一部分，还是不可映射。其他的对象属性则定义值的范围及其默认值。

4. 网络管理对象　负责启动网络和监控设备。为了节约网络资源（尤其是 CAN 标识符和总线带宽），工程师们将 CANopen 网络管理系统设计成一种主/从机系统。对于那些出于安全原因要求在网络中包含多个 NMT 主机的应用而言，可以采用一个"动态主机"（flying NMT master）。当活动的 NMT 主机出现故障时，另一个设备将会自动承担 NMT 主机的义务。

在 CANopen 网络中只允许有一个活动的 NMT 主机，通常为中央控制器（即应用主机）。原则上每一种设备（也包括传感器）均可执行 NMT 主机功能。如果网络中有多个设备都具有 NMT 主机功能，则只有一个能配置成主机。有关配置 NMT 主机的详细信息可在用于可编程 CANopen 设备的"框架规范"（CiA302）中找到。

六、STM32 的 CAN 应用

STM32 的芯片中具有 bxCAN 控制器（Basic Extended CAN），它支持 CAN 协议 2.0A 和 2.0B 标准。该 CAN 控制器支持最高的通讯速率为 1Mb/s；可以自动地接收和发送 CAN 报文，支持使用标准 ID 和扩展 ID 的报文；外设中具有 3 个发送邮箱，发送报文的优先级可以使用软件控制，还可以记录发送的时间；具有 2 个 3 级深度的接收 FIFO，可使用过滤功能只接收或不接收某些 ID 号的报文；可配置成自动重发；不支持使用 DMA 进行数据收发。

软件设计流程如下。

（1）初始化 RCC 时钟。

（2）初始化 GPIO。

（3）引脚复用。

（4）初始化 CAN 相关结构体。

（5）配置过滤器。

（6）初始化中断（如果有使用到）。

（7）CAN 的收发结构体设置 CanTxMsg & CanRxMsg。

CAN 初始化函数代码如下：

```
//CAN 初始化
//tsjw:重新同步跳跃时间单元. 范围:CAN_SJW_1tq ~ CAN_SJW_4tq
//tbs2:时间段 2 的时间单元. 范围:CAN_BS2_1tq ~ CAN_BS2_8tq;
//tbs1:时间段 1 的时间单元. 范围:CAN_BS1_1tq ~ CAN_BS1_16tq
//brp :波特率分频器. 范围:1 ~ 1024; tq = (brp) * tpclk1
//波特率 = Fpclk1/((tbs1 + 1 + tbs2 + 1 + 1) * brp);
```

```
u8 CAN1_Mode_Init(u8 tsjw,u8 tbs2,u8 tbs1,u16 brp,u8 mode)
{
    //定义结构体变量
    GPIO_InitTypeDef GPIO_InitStructure; //GPIO 初始化结构体
    CAN_InitTypeDef CAN_InitStructure;//CAN 初始化结构体
    CAN_FilterInitTypeDef CAN_FilterInitStructure;//CAN 过滤器结构体
    //使能相关时钟
    RCC_AHB1PeriphClockCmd(RCC_AHB1Periph_GPIOA, ENABLE);
    //使能 GPIOA 时钟
```

```
RCC_APB1PeriphClockCmd(RCC_APB1Periph_CAN1, ENABLE);
//使能 CAN1 时钟
//初始化 GPIO
GPIO_InitStructure.GPIO_Pin = GPIO_Pin_11 | GPIO_Pin_12;
GPIO_InitStructure.GPIO_Mode = GPIO_Mode_AF;
//复用功能
GPIO_InitStructure.GPIO_OType = GPIO_OType_PP;//推挽输出
GPIO_InitStructure.GPIO_Speed = GPIO_Speed_100MHz;//100MHz
GPIO_InitStructure.GPIO_PuPd = GPIO_PuPd_UP;//上拉
GPIO_Init(GPIOA, &GPIO_InitStructure);//初始化 PA11,PA12
//引脚复用映射配置
GPIO_PinAFConfig(GPIOA,GPIO_PinSource11,GPIO_AF_CAN1);
//GPIOA11 复用为 CAN1
GPIO_PinAFConfig(GPIOA,GPIO_PinSource12,GPIO_AF_CAN1);
//GPIOA12 复用为 CAN1
//CAN 单元设置
CAN_InitStructure.CAN_TTCM = DISABLE;//非时间触发通信模式
CAN_InitStructure.CAN_ABOM = DISABLE;//软件自动离线管理
CAN_InitStructure.CAN_AWUM = DISABLE;//睡眠模式通过软件唤醒
(清除 CAN - >MCR 的 SLEEP 位)
CAN_InitStructure.CAN_NART = ENABLE;//禁止报文自动传送
CAN_InitStructure.CAN_RFLM = DISABLE;//报文不锁定,新的覆盖旧的
CAN_InitStructure.CAN_TXFP = DISABLE;//优先级由报文标识符决定
CAN_InitStructure.CAN_Mode = mode;//模式设置
CAN_InitStructure.CAN_SJW = tsjw;
CAN_InitStructure.CAN_BS1 = tbs1;
//Tbs1 范围 CAN_BS1_1tq ~ CAN_BS1_16tq
CAN_InitStructure.CAN_BS2 = tbs2;
//Tbs2 范围 CAN_BS2_1tq ~ CAN_BS2_8tq
CAN_InitStructure.CAN_Prescaler = brp;//分频系数(Fdiv)为 brp+1
CAN_Init(CAN1, &CAN_InitStructure);
// 初始化 CAN1
```

```
//配置过滤器
CAN_FilterInitStructure.CAN_FilterNumber = 0;
//过滤器 0
CAN_FilterInitStructure.CAN_FilterMode = CAN_FilterMode_IdMask;
```

```
//设置过滤器模式,掩码模式
CAN_FilterInitStructure. CAN_FilterScale = CAN_FilterScale_32bit;
//32 位
CAN_FilterInitStructure. CAN_FilterIdHigh = 0x0000;
//32 位 ID(高)
CAN_FilterInitStructure. CAN_FilterIdLow = 0x0000;
//32 位 ID(低)
CAN_FilterInitStructure. CAN_FilterMaskIdHigh = 0x0000;
//32 位 MASK(高)
CAN_FilterInitStructure. CAN_FilterMaskIdLow = 0x0000;
//32 位 MASK(低)
CAN_FilterInitStructure. CAN_FilterFIFOAssignment = CAN_Filter_FIFO0;
//过滤器 0 关联到 FIFO0
CAN_FilterInitStructure. CAN_FilterActivation = ENABLE; //激活过滤器 0
CAN_FilterInit(&CAN_FilterInitStructure);//滤波器初始化
return 0;
}
```

CAN 发送函数: CAN1_ Send_ Msg

```
//can 发送一组数据(固定格式:ID 为 0X12,标准帧,数据帧)
//len:数据长度(最大为 8)
//msg:数据指针,最大为 8 个字节.
//返回值:0,成功;
//        其他,失败;
u8 CAN1_Send_Msg(u8 * msg,u8 len)
{
    u8 mbox;
    u16 i = 0;
    CanTxMsg TxMessage;
    TxMessage. StdId = 0x12;// 标准标识符为 0
    TxMessage. ExtId = 0x12;// 设置扩展标示符(29 位)
    TxMessage. IDE = 0;// 使用扩展标识符
    TxMessage. RTR = 0;// 消息类型为数据帧,一帧 8 位
    TxMessage. DLC = len;// 发送两帧信息
    for(i = 0;i < len;i + +)
    TxMessage. Data[i] = msg[i];// 第一帧信息
    mbox = CAN_Transmit(CAN1, &TxMessage);
```

```
i = 0;
while( ( CAN_TransmitStatus( CAN1,
mbox) == CAN_TxStatus_Failed) )&&( i < 0XFFF) )i + + ;   //等发送结束
if( i > = 0XFFF)return 1;
return 0;
}
```

CAN 接收函数：CAN1_ Receive_ Msg

```
//can 口接收数据查询
//buf:数据缓存区;
//返回值:0,无数据被收到;
//其他,接收的数据长度;
u8 CAN1_Receive_Msg( u8  ∗ buf)
{
    u32 i;
    CanRxMsg RxMessage;
    if( CAN_MessagePending( CAN1 , CAN_FIFO0) = = 0)return 0;//没有接
收到
数据,直接退出
    CAN_Receive( CAN1 , CAN_FIFO0 , &RxMessage);//读取数据
    for( i = 0;i < RxMessage. DLC;i ++ )
    buf[ i] = RxMessage. Data[ i];
  return RxMessage. DLC;
}
```

第四节　RS – 485 通信接口技术

　　RS – 485 是美国电子工业协会（EIA）在 1983 年批准了一个新的平衡传输标准（balanced transmission standard），也称作差分，EIA 刚开始将 RS（recommended standard）作为标准的前缀，不过后来为了便于识别标准的来源，将 RS 改为 EIA/TIA，所以目前该标准的名称为 TIA – 485，但目前工程师们依旧习惯继续沿用 RS – 485 作为该总线标准的名称。

　　RS – 485 属于电气标准，该标准定义了接口的物理层标准例如电压、阻抗等，并不对软件协议、通信时序、通信数据给予定义，而是由用户或通用软件协议来定义。目前可以使用 RS – 485 作为物理层的通用标准协议（纯软件协议）有工业 HART 总线、Modbus 协议和 Profibus DP 协议。

一、RS – 485 接口的特性

　　（1）RS – 485 有两线制和四线制两种接线，四线制只能实现点对点的通信方式（一个主机连接一个

从机），现很少采用，多采用的是两线制接线（A 线，B 线）方式，这种接线方式为总线式拓扑结构，总线多采用屏蔽双绞线传输数据，在同一总线上最多可以挂接 32 个节点，即一个主机可以连接多个从机。

（2）RS－485 以两线间的电压差为 +2～6V 表示逻辑 1，以两线间的电压差为 −2～6V 表示逻辑 0。接口信号电平比 RS－232 更低（RS232 为 −15～+15V），所以相比 RS－232 更不易损坏接口芯片，同时 RS－485 电平与 TTL 电平兼容，可方便与 TTL 电路连接。

（3）RS－485 采用差分信号传输，减少了潜在的电磁干扰 EMI，差分信号的值很大程度上与 GND 的精确值无关，所以能够抵抗电源的干扰。

（4）符合 RS－485 标准的驱动器能够提供不小于 1.5V 的差分输出，RS－485 最小差分电压容限 200mV，也就是说，接收端在差分电压低于 200mV 时就无法正确识别逻辑 0 和逻辑 1。如图 4－33 所示。

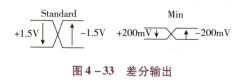

图 4－33　差分输出

（5）RS－485 的数据最高传输速率为 10Mbps，即每秒可传输 10M 位数据，而 RS－232 传输速率仅为 20kbps。

（6）RS－485 理论上最大可传输距离为 3000m，在实际操作中极限距离仅达 1200m。RS－485 仅支持半双工通信，因为通信双方需要共用一对差分信号线传输数据，但是一对差分信号线无法同时传输双方的数据，因此由于通信线路制约无法支持全双工通信。

（7）单端传输（非平衡传输）。在传输过程中，使用一根导线，在这根导线上传输对地（GND）之间的电位差，利用电位差来表示数据逻辑 0 和 1，传输的信号叫单端信号。

（8）差分传输（平衡传输）。是使用两根线进行传输信号，这两根线上的信号振幅相等，相位相差 180°，极性相反。在这两根线上传输的信号就是差分信号，信号接收端比较这两个信号的电位差来判断发送端发送数据的逻辑 0 和逻辑 1。

（9）差分传输抗干扰原理

1）单端传输方式：如图 4－34 所示，因为地并不会被干扰，而输出信号产生干扰后，输出信号与地的电位差发生变化，导致污染原始信号，噪声最终与输出信号共同输出。

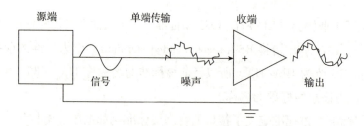

图 4－34　单端传输方式

2）差分传输方式：如图 4－35 所示，源端发出的 + 信号与 − 信号的相位是相反的，而对于共模噪声而言，在 +/− 两条线上都会存在，理想情况噪声是等幅同相的，而接收端相当于一个减法器，有用信号由于相位相反则经过减法器仍然保留，而噪声则会被抵消。

（10）时序。RS－485 在时序上非常简单，没有诸如 SPI、I2C 的同步时钟线，由于是差分数据线，所以不需要我们编写程序以控制时序，在时序上没有太多可解读的内容，但是我们还是需要了解一下 RS-485 的时序，如图 4-36 所示。

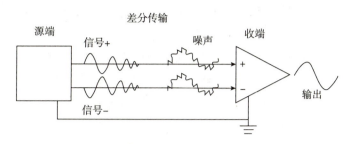

图 4-35　差分传输方式

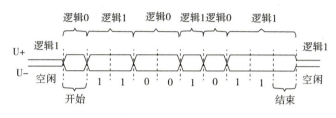

图 4-36　时序

（11）收发器。在 RS-485 通信网络中，每个总线节点设备通常会使用 RS-485 收发器，来转换节点设备的 TTL 逻辑电平到 RS-485 差分电平。

RS-485 通信需要结合使用单片机，DSP 处理器的 UART 接口，通过 UART 将数据发送到 RS-485 收发器，再由 RS-485 对数据电平进行转换并发送给数据接收端。

如果使用 FPGA，则需要实现一个支持串口收发的 IP 模块，甚至也可以使用 GPIO 模拟 UART 时序与 RS-485 收发器通信，只不过这需要占用大量 CPU 资源以实现底层数据位的收发。

二、RS-485 应用层协议——Modbus

Modbus 协议是应用于电子控制器上的一种通用语言。通过此协议，可以实现控制器相互之间、控制器经由网络和其他设备之间的通信。它已经成为一种通用的工业标准，有了它，不同厂商生产的控制设备可以连接成工业网络，进行集中监控。此协议定义了一个控制器能够认识使用的消息结构，而不管它们是经过何种网络进行通信的；而且描述了控制器请求访问其他设备的过程，如何应答来自其他设备的请求，以及怎样侦测错误并记录；并制定了统一的消息域的结构和内容。

当在 Modbus 网络上通信时，此协议决定了每个控制器必须要知道它们的设备地址，识别按地址发来的消息，决定要产生何种行为。如果需要回应，控制器将生成反馈信息并通过 Modbus 协议发送。

Modbus 通信协议具有以下几个特点。

（1）Modbus 协议标准开放、公开发表并且无版税要求。用户可以免费获取并使用 Modbus 协议，不需要交纳许可证费，也不会侵犯知识产权。

（2）Modbus 协议可以支持多种电气接口，如 RS232、RS485、TCP/IP 等；还可以在各种介质上传输，如双绞线、光纤、红外、无线等。

（3）Modbus 协议消息帧格式简单、紧凑、通俗易懂。用户理解和使用简单，厂商容易开发和集成，方便形成工业控制网络。

在大多数工厂里，现场仪表采用单独的控制室，直连对绞线电缆连接到控制系统。当仪表设备被连接到一种分散式 I/O 系统的时候，在 Modbus 协议的帮助下可以增加更多的现场设备，但是仅仅需要一根对绞线电缆就可以把所有数据传送到 Modbus 主站设备。以 Modbus 网络的方式组网连接的时候，可以把现场设备连接到一个 DCS 过程控制系统、PLC 设备或工业计算机系统，整个工厂的连接都能够从对绞线电缆控制室直连的方式转变成为 Modbus 网络连接方式。

现代工业控制领域持续不断产生和应用，诸如现场总线和网状网络等先进的概念，而 Modbus 协议的简单性及其便于在许多通信媒介上实施应用的特点，一直使它受到最广泛的支持，并且成为全球应用最广泛的工业协议。当使用现有老式控制系统的用户发现自己需要扩充现场仪表或者增加远程控制器的时候，基本上都会采用 Modbus 作为一个能够解决复杂问题的简单方案。当用户试图把一个外来设备连接到既存控制系统里面时，使用设备的 Modbus 接口被证明是最容易、最可靠的办法。

虽然 Modbus 已经发展到极为成熟的阶段，但仍然是最普及的通信方式之。Modbus 便于学习、使用，非常可靠，价格低廉，并且可以连接到工业控制领域几乎所有的传感器和控制设备上。学会并掌握 Modbus 开发将会成为一项具有广泛意义和实际应用价值的技能。

1. 模型　Modbus 是 OS 模型第 7 层之上的应用层报文传输协议，它在不同类型总线或网络设备之间提供主站设备/从站设备（或客户机/服务器）通信。

自从 1979 年发布并成为工业串行链路通信的事实标准以来，Modbus 使成千上万的自动化设备能够通信。目前，为了继续增加对简单而优雅的 Modbus 通信协议的支持，国际互联网组织规定并保留了 TCP/IP 协议栈上的系统 502 端口，专门用于访问 Modbus 设备。Modbus 协议栈模型如图 4 - 37 所示。

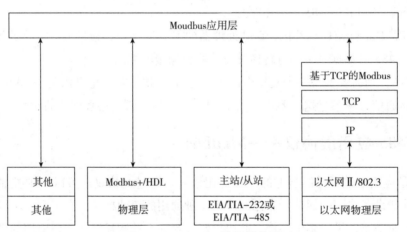

图 4 - 37　Modbus 协议栈模型

2. 协议版本　Modbus 通信协议目前存在用于串行链路、TCP/IP 以太网以及其他支持互联网协议的网络版本。大多数 Modbus 设备通信通过串口（RS232/RS485）或 TCP/IP 物理层进行连接，如图 4 - 38 所示。

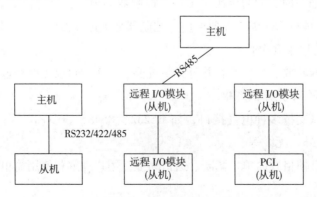

图 4 - 38　Modbus 串行网络结构

对于 Modbus 串行链路连接，存在两个变种，它们在协议细节上略有不同，主要区别是传输数据的字节表示上的不同。这两个变种包括 RTU 模式和 ASCII 模式。Modbus RTU 模式是一种紧凑的，采用二进制表示数据的方式；而 Modbus ASCII 模式是一种人类可读的、冗长的表示方式。这两个变种都使用串行链路通信（serial communication）方式，为了确保数据传输的完整性和准确性，RTU 模式下消息格式命令和数据带有循环冗余校验的校验和，而 ASCII 模式下消息格式采用纵向冗余校验的校验和，而且被配置为 RTU 模式的节点不能与配置为 ASCII 模式的节点通信，反之亦然。

对于通过 TCP/IP（例如以太网）物理层的连接，存在多个 Modbus/TCP 变种，这种方式不需要校验和的计算。

对于以上这 3 种通信模式，在数据模型和功能调用上都是相同的，只有传输报文封装方式是不同的。

当前，Modbus 协议有一个扩展版本 Modbus PLUS（Modbus + 或者 MB +），不过此协议是 MODICON 专有的，和 Modbus 不同，它需要一个专门的协处理器来处理类似 HDLC 的高速令牌旋转。它使用 1Mbit/s 的双绞线，并且每个节点都有转换隔离装置，是一种采用转换/边缘触发，而不是电压/水平触发的装置。连接 Modbus PLUS 到计算机需要特别的接口，通常是支持 ISA（SA85）、PCI 或者 PCMCIA 总线的板卡。

3. 通信设备　通常情况下，Modbus 协议是一个主/从（Master/Slave）或客户端/服务器（Client/Server）架构的协议。通信网络中有一个节点是 Master 节点；其他使用 Modbus 协议参与通信的节点是 Slave 节点，每一个 Slave 设备都有一个唯一的地址。在串行和 MB + 网络中，只有被指定为主节点的节点可以启动一个命令（在以太网上，任何一个设备都能发送一个 Modbus 命令，但是通常也只有一个主节点设备用以引导指令）。

一个 Modbus 命令包含了准备执行指令设备的 Modbus 地址。线路上所有设备都会收到命令，但只有指定地址的设备会执行并回应指令（地址 0 例外，指定地址 0 的指令是广播指令，所有收到指令的设备都会运行，不过不用回应指令）。所有 Modbus 传输报文都包含了错误校验码，以确定到达的命令是否完整。例如，基本的 Modbus 命令能指示一个 Modbus RTU 设备改变它的寄存器的某个值，控制或者读取一个 I/O 端口，以及指挥设备回送一个或者多个其寄存器中的数据。

有许多网关设备支持 Modbus 协议，因为 Modbus 协议简单而且容易复制。它们当中有一些是专为这个协议特别设计的，与复杂的使用有线、无线通信甚至短消息等的 GPRS（general packet radio service）的设计不同，这些设备要简单得多，不过设计者需要克服包括高延迟和时序的问题。

4. 事务处理　Modbus 协议允许在各种网络体系结构内进行简单通信，每种设备（包括 PLC、HMI、控制面板、驱动程序、动作控制、输入/输出设备）都能使用 Modbus 协议来启动远程操作。在基于串行链路和以太网（TCP/IP）的 Modbus 上可以进行相同通信。

Modbus 是一个请求/应答协议，并且提供统一的功能码用于数据传输服务。Modbus 的功能码是 Modbus 请求/应答 PDU（即 protocol data unit，协议数据单元）的元素之一。所谓的 PDU，是 Modbus 协议定义的一个与基础通信层无关的简单协议数据单元。而在特定总线或网络上，Modbus 协议则通过 ADU（即 application data unit，应用数据单元）引入一些附加域，以实现完整而准确的数据传输。

为了寻求一种简洁的通信格式，Modbus 协议定义了 PDU 模型，即功能码 + 数据的格式；而为了适应多种传输模式，在 PDU 的基础上增加了必要的前缀（如地址域）和后缀（如差错校验），形成了 ADU 模型。ADU 与 PDU 之间的关系如图 4 - 39 所示。

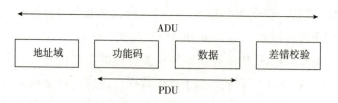

图 4-39   通用 Modbus 帧结构

Modbus 事务处理的过程如下：主机设备（或客户端）创建 Modbus 应用数据单元形成查询报文，其中功能码标识了向从机设备（或服务器端）指示将执行哪种操作。功能码占用一个字节，有效的码字范围是十进制 1~255（其中128~255 为异常响应保留）。查询报文创建完毕，主机设备（或客户端）向从机设备（或服务器端）发送报文，从机设备（或服务器端）接收报文后，根据功能码做出相应的动作，并将响应报文返回给主机设备（或客户端），如图 4-40 所示。

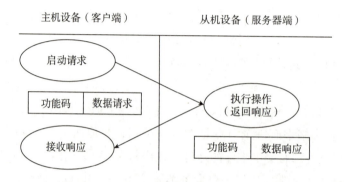

图 4-40   Modbus 事务处理（正常）的过程

如果在一个正确接收的 Modbus ADU 中，不出现与请求 Modbus 功能有关的差错，那么从机设备（或服务器端）将返回正常的响应报文。如果出现与请求 Modbus 功能有关的差错，那么响应报文的功能码域将包括一个异常码，主机设备（或客户端）能够根据异常码确定下一个执行的操作。

如图 4-41 所示，对于异常响应，从机设备（或服务器端）将返回一个与原始功能码等同的码值，但设置该原始功能码的最高有效位为逻辑 1，用于通知主机设备（或客户端）。

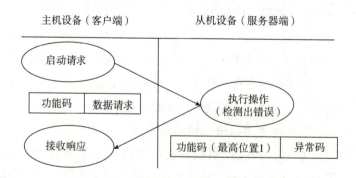

图 4-41   Modbus 事务处理（异常）的过程

5. 专业术语   常用专业术语如下。

Master 主（站）设备；

Slave 从（站）设备；

Client 客户端；

Server 服务器端；

ADU 应用数据单元（application data unit）;

PDU 协议数据单元（protocol data unit）;

MSB 最高有效位（most significant bit）;

LSB 最低有效位（least significant bit）;

MBAP Modbus 应用协议（modbus application protocol）;

三、Modbus 协议的相关知识

1. 协议概要　简而言之，Modbus 协议是一种单主/多从的通信协议，其特点是在同一时间，总线上只能有一个主设备，但可以有一个或者多个（最多 247 个）从设备。Modbus 通信总是由主设备发起，当从设备没有收到来自主设备的请求时，不会主动发送数据。从设备之间不能相互通信，主设备同时只能启动一个 Modbus 访问事务处理。

主设备可以采用两种方式向从设备发送 Modbus 请求报文，即主设备可以对指定的单个从设备或者线路上所有的从设备发送请求报文，而从设备只能被动接收请求报文后给出响应报文即应答，如图 4 - 42 所示。这两种模式分别如下：

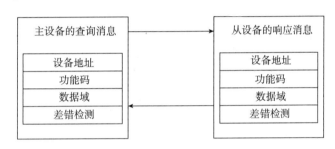

图 4 - 42　Modbus 请求应答周期

（1）单播模式　主设备仅仅寻址单个从设备。从设备接收并处理完请求之后，向主设备返回一个响应报文，即应答。在这种模式下，一个 Modbus 事务处理包含两个报文：一个是主设备的请求报文，一个是从设备的响应报文。每个从设备必须有唯一的地址（地址范围 1~247），这样才能区别于其他从设备从而可以独立被寻址，而主设备不占用地址。

（2）广播模式　此种模式下，主设备可以向所有的从设备发送请求指令。而从设备在接收到广播指令后，仅仅进行相关指令的事务处理而不要求返回应答。基于此情况，广播模式下，请求指令必须是 Modbus 标准功能中的写指令。根据 Modbus 标准协议的要求，所有从设备必须接收广播模式下的写指令，且地址 0 被保留用来识别广播通信。

（3）请求　主设备发送的请求报文主要包括从设备地址（或者广播地址 0）、功能码、传输的数据以及差错检测字段。查询消息中的功能码告之被选中的从设备要执行何种功能。数据段包含了从设备要执行功能的任何附加信息。例如，功能代码 03 要求从设备读保持寄存器并返回其内容。数据段必须包含要告之从设备的信息：从何寄存器开始读取及要读取的寄存器数量。差错检测域为从设备提供了一种验证消息内容是否正确的方法。

（4）应答　从设备的应答报文包括地址、功能码、差错检测域等，如果从设备产生一个正常的回应，则在回应消息中的功能代码是在查询消息中的功能代码的回应。数据段包括了从设备收集的数据，如寄存器值或状态如果有错误发生，功能代码将被修改以用于指出回应消息是错误的，同时数据段包含了描述此错误信息的代码。差错检测域允许主设备确认消息内容是否可用。

对于串行链路来说，又存在两种传输模式：ASCII（american standard code for information interchange，美国标准信息交换码）模式和 RTU（remote terminal unit）模式。但是，对于同一网络或链路来说，所有的设备必须保持统一，要么统一为 ASCII 模式，要么统一为 RTU 模式，不可共存。相对来说，RTU 模式传输效率更高，因此，在当前普遍的生产环境中 RTU 模式获得了广泛应用，而 ASCII 模式只作为特殊情况下的可选项。

2. Modbus 寄存器　Modbus 协议中一个重要的概念是寄存器，所有的数据均存放于寄存器中。最初 Modbus 协议借鉴了 PLC 中寄存器的含义，但是随着 Modbus 协议的广泛应用，寄存器的概念进一步泛化，不再是指具体的物理寄存器，也可能是一块内存区域。Modbus 寄存器根据存放的数据类型以及各自读写特性，将寄存器分为 4 个部分，这 4 个部分可以连续也可以不连续，由开发者决定。寄存器的意义见表 4 - 6。

表 4 - 6　Modbus 寄存器

寄存器种类	说明	举例说明
线圈状态（coil status）	输出端口 可设定端口的输出状态，也可以读取该位的输出状态。可分为两种不同的执行状态，例如保持型或边沿触发型	电磁阀输出、MOSFET 输出、LED 显示等
离散输入状态（input status）	输入端口 通过外部设定改变输入状态，可读但不可写	拨码开关、接近开关等
保持寄存器（holding register）	输出参数或保持参数，控制器运行时被设定的某些参数，可读可写	模拟量输出设定值，PID 运行参数，变量阀输出大小，传感器报警上限、下限
输入寄存器（input register）	输入参数 控制器运行时从外部设备获得的参数，可读但不可写	模拟量输入

3. 寄存器地址分配　参见表 4 - 7，仍然参照了 PLC 寄存器地址的分配方法。

表 4 - 7　Modbus 寄存器地址分配

寄存器种类	寄存器 PLC 地址	寄存器 Modbus 协议地址	读写状态
线圈状态	00001 ~ 09999	0000H ~ FFFFH	可读可写
离散输入状态	10001 ~ 19999	0000H ~ FFFFH	只读
保持寄存器	40001 ~ 49999	0000H ~ FFFFH	可读可写
输入寄存器	30001 ~ 39999	0000H ~ FFFFH	只读

该表中的 PLC 地址可以理解为 Modbus 协议地址的变种，在触屏和 PLC 编程中应用较为广泛。寄存器 PLC 地址指存放于控制器中的地址，这些控制器可以是 PLC，也可以是触摸屏，或是文本显示器。PLC 地址一般采用 10 进制描述共有 5 位，其中第一位数字代表寄存器类型。第一位数字和寄存器类型的对应关系如表 4 - 7 所示。例如，PLC 地址 40001、30002 等。

寄存器 Modbus 协议地址，指的是通信时使用的寄存器寻址地址，例如 PLC 地址 40001 对应寻址地址 0x0000，40002 对应寻址地址 0x0001。寄存器寻址地址一般使用 16 进制描述。再如，PLC 寄存器地址 40003 对应的协议地址是 0x0002，PLC 寄存器地址 30003 对应的协议地址也是 0x0002，虽然两个 PLC 寄存器通信时使用相同的 Modbus 协议地址，但是因为不同寄存器的功能码不相同，需要使用不同的命令访问，所以访问时不存在冲突。

4. Modbus 串行消息帧格式　Modbus ASCII 或 RTU 模式仅适用于标准的 Modbus 协议串行网络，它定义了在这些网络上连续传输的消息段的每一个字节，决定怎样将信息打包成消息域以及如何解码等功能。

（1）ASCII 消息帧格式　当控制器设为在 Modbus 网络上以 ASCII 模式通信时，在消息中每个 8 位（bit）的字节都将作为 2 个 ASCII 字符发送。这种方式的主要优点是字符发送的时间间隔可达到 1 秒而不产生错误。

在 ASCII 模式下，消息以冒号（:）字符（ASCII 码 0x3A）开始，以回车换行符结束（ASCII 码 0x0D，0x0A）。消息帧的其他字段（域）可以使用的传输字符是十六进制的 0...9，A...F。处于网络上的 Modbus 设备不断侦测":"字符，当有一个冒号接收到时，每个设备进入解码阶段，并解码下一个字段（地址域）来判断是否是发给自己的。消息帧中的字符间发送的时间间隔最长不能超过 1 秒，否则接收的设备将认为发生传输错误。

一个典型的 ASCII 消息帧格式见表 4 - 8。

表 4 - 8　Modbus ASCII 消息帧格式

起始	地址	功能代码	数据	LRC 校验	结束
1 字符	2 字符	2 字符	0 - 2 * 252 字符	字符	2 字符 CR, LF

（2）RTU 的消息帧格式　传输设备（主/从设备）将 Modbus 报文放置在带有已知起始和结束点的消息帧中，这就要求接收消息帧的设备在报文的起始处开始接收，并且要知道报文传输何时结束。另外，还必须能够检测到不完整的报文，且能够清晰地设置错误标志。

在 RTU 模式中，消息的发送和接收以至少 3.5 个字符时间的停顿间隔为标志。实际使用中，网络设备不断侦测网络总线，计算字符间的停顿间隔时间，判断消息帧的起始点。当接收到第一个域（地址域）时，每个设备都进行解码以判断是否是发给自己的。在最后一个传输字符结束之后，一个至少 3.5 个字符时间的停顿标定了消息的结束，而一个新的消息可在此停顿后开始。另外，在一帧报文中，必须以连续的字符流发送整个报文帧。如果两个字符之间的空闲间隔大于 1.5 个字符时间，那么认为报文帧不完整，该报文将被丢弃。

很多初学者面对 3.5 字符时间间隔的概念时，往往陷入迷茫的状态。其实，需要记住的内容如下：①3.5 时间间隔目的是作为区别前后两帧数据的分隔符；②3.5 时间间隔只对 RTU 模式有效。

如图 4 - 43 所示，Modbus 通信时规定主机发送完一组命令必须间隔 3.5 个字符再发送下一组新命令，这 3.5 个字符主要用来告诉其他设备这次命令（数据）已结束。这 3.5 个字符的时间间隔采用以下方式计算：通常情况下在串行通信中，1 个字符包括 1 位起始位 8 位数据位、1 位校验位（或者没有）、1 位停止位（一般情况下）。这样一般情况下 1 个字符就包括 11 位，那么 3.5 个字符就是 $3.5 \times 11 = 38.5$ 位。

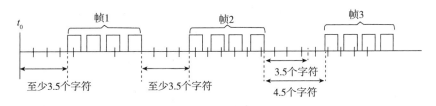

图 4 - 43　Modbus RTU 相邻帧间隔

而串行通信中波特率的含义是每秒传输的二进制位的个数。例如波特率为 9600bps，则意思就是说，每 1 秒（也就是 1000 毫秒）传输 9600 个位的数据；反过来说，传输 9600 个二进制位的数据需要 1000 毫秒，那么传输 38.5 个二进制位的数据需要的时间就是：

$$38.5 \times (1000/9600) = 4.0104167\text{ms} \qquad (4-2)$$

如图 4-43 所示,Modbus RTU 要求相邻两数据的起始和结束之间至少有大于等于 3.5 个字符的时间间隔,那么在波特率为 9600bps 的情况下,只要大于 4.0104167 毫秒即可。

每个消息帧的格式如图 4-44 所示。

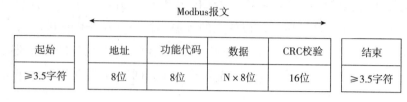

图 4-44 Modbus RTU 帧格式

注意:为了实现 RTU 通信中的时间间隔管理,定时器将引起大量中断处理,在较高的通信波特率下,这将导致 CPU 的沉重负担。为此,协议规定当波特率等于或低于 19200bps 时,需要严格遵守时间间隔;而在波特率大于 19200bps 的情况下,时间间隔使用固定值。建议 1.5 个字符时间间隔为 750 秒,间时间间隔为 1750 微秒。

(3)地址域 指的是 Modbus 通信中的地址字段,其内容为从设备地址。Modbus 消息帧的地址域包含 2 个字符(ASCII 模式)或者 1 个字节(RTU 模式)。

消息帧中可能的从设备地址是 0~247(十进制),单个设备的实际地址范围是 1~247(表 4-9)。主设备通过将要联络的从设备的地址放入消息中的地址域来选通从设备。当从设备发送回应消息时,它把自己的地址放入回应的地址域中,以便主设备知道是哪一个设备做出回应。

表 4-9 Modbus 寻址范围

0	1~247	248~255
广播地址	从站地址	保留

地址 0 用作广播地址,以使所有的从设备都能认识。当 Modbus 协议用于更高级别的网络时,广播方式可能不被允许或以其他方式代替。

(4)功能码域 功能码在 Modbus 协议中用于表示消息帧的功能。

功能码域由 1 个字节构成,因此其取值范围为 1~255(十进制)。例如,常用的功能码有 03、04、06、16 等,其中 03 功能码的作用是读保持寄存器内容,04 功能码的作用是读输入寄存器内容,06 功能码的内容是预置单个保持寄存器,16 功能码的内容则是预置多个保持寄存器。

从设备根据功能码执行对应的功能,执行完成后,正常情况下则在返回的响应消息帧中设置同样的功能码;如果出现异常,则在返回的消息帧中将功能码最高位(MSB)设置为 1。据此,主设备可获知对应从设备的执行情况。

另外,对于主设备发送的功能码,从设备根据具体配置来决定是否支持此功能码。如果不支持,则返回异常响应。

(5)数据域 与功能码紧密相关,存放功能码需要操作的具体数据。数据域以字节为单位,长度是可变的,对于有些功能码,数据域可以为空。

5. Modbus 差错校验 在 Modbus 串行通信中,根据传输模式(ASCII 或 RTU)的不同,差错校验域采用了不同的校验方法。

(1)ASCII 模式 在 ASCII 模式中,报文包含一个错误校验字段。该字段由两个字符组成,其值基于对全部报文内容执行的纵向冗余校验（longitudinal redundancy check，LRC）计算的结果而来，计算对象不包括起始的冒号（:）和回车换行符号（CRLF）。

LRC 校验：在 ASCII 模式中，消息是由特定的字符作为帧头和帧尾来分隔的。一条消息必须以冒号（:）字符（ASCII 码为 0x3A）开始，以"回车换行"（CRLF）（ASCII 码为 0x0D 和 0x0A）结束。LRC 校验算法的计算范围为（:）与（CRLF）之间的字符。

从算法本质来说，LRC 域自身为个字节，即包含一个 8 位二进制数据，由发送设备通过 LRC 算法计算，并把计算值附到信息末尾。接收设备在接收信息时，通过 LRC 算法重新计算值，并把计算值与 LRC 字段中接收的实际值进行比较。若两者不同，则产生一个错误，返回一个异常响应帧。即对报文中的所有相邻 2 个 8 位字节相加，丢弃任何进位，然后对结果进行二进制补码，计算出 LRC 值。

必须注意的是，计算 LRC 校验码的时机，是在对报文中每个原始字节进行 ASCII 码编码之前，对每个原始字节进行 LRC 校验的计算操作。

生成 LRC 校验值的过程如下。

1）对消息帧中的全部字节相加（不包括起始":"和结束符"CR-LF"），并把结果送入 8 位数据区，舍弃进位。

2）由 0xFF（即全 1）减去最终的数据值，产生 1 的补码（即二进制反码）。

3）加"1"产生二进制补码。

以上产生的 LRC 值占用 1 个字节，但实际上在通过串行链路由 ASCII 模式传递消息帧的时候，LRC 的结果（1 个字节）被编码为 2 个字节的 ASCI 字符，并将其放置在 ASCII 模式报文帧的 CR-LF 字段之前。

LRC 的详细代码如下：

```
/*函数返回 unsignedchar 类型的 LRC 值*/
staticunsignedcharLRC(unsignedchar * auchMsg,unsignedshortusDataLen)
{
    unsignedcharuchLRC  =0;/*LRC 字节初始化*/
    While(usDataLen --)/*遍历报文缓冲区*/
    uchLRC  += * auchMsg ++;/*缓冲区字节相加,自动舍弃进位*/
    Return((unsignedchar)( -((char)uchLRC)));/*返回二进制补码*/
}
```

（2）RTU 模式　在 RTU 模式中，报文同样包含一个错误校验字段。与 ASCII 模式不同的是，该字段由 16 个比特位共 2 个字节组成。其值基于对全部报文内容执行的循环冗余校验（cyclical redundancy check，CRC）计算的结果而来，计算对象包括校验域之前的所有字节。

CRC 校验：在 Modbus RTU 传输模式下，通信报文（帧）包括一个基于 CRC 方法的差错校验字段。

CRC 的全称是循环冗余校验，其特点是检错能力极强，开销小，易于用编码器及检测电路实现。从其检错能力来看，它不能发现的错误的概率在 0.0047% 以下，在 Modbus 通信中基本可以忽略。CRC 校验包括多个版本，常用的 CRC 校验有 CRC-8、CRC-12、CRC-16、CRC-CCITT、CRC-32 等。

从性能上和开销上考虑，CRC 校验均远远优于奇偶校验及算术和校验等方式，因而在数据存储和数据通信领域，CRC 无处不在。例如，著名的通信协议 X.25 的 FCS（帧检错序列）采用的是 CRC-CCITT，而 WinRAR、NERO、ARJ、LHA 等压缩工具软件采用的是 CRC-32，磁盘驱动器的读写则采用了 CRC-16，通用的图像存储格式 GIF、TIFF 等也都用 CRC 作为检错手段。

而 Modbus 协议中，则采用了 CRC-16 标准校验方法。在 RTU 模式下，CRC 自身由 2 个字节组成，即 CRC 是一个 16 位的值。CRC 字段校验整个报文的内容，无论报文中的单个字节采用何种奇偶校验方式，整个通信报文均可应用 CRC – 16 校验算法。CRC 字段作为报文的最后字段添加到整个报文末尾。

有一点需要注意，因为 CRC – 16 由 2 个字节构成，所以涉及哪个字节放在前面，哪个字节放在后面传输的问题，即大小端模式的选择问题。另外，由于 Modbus 协议规定寄存器为 16 位（即 2 个字节）长度，因此大小端问题的存在给很多初学者造成了困扰。下一节将重点讲解大小端模式。

接收设备在接收信息时，会通过 CRC 算法重新计算，并把计算值与 CRC 字段中接收的实际值进行比较。若两者不同，则产生一个错误，并返回一个异常响应报文（帧）告知发送设备。

Modbus 协议中的 RTU 校验码（CRC）计算，运算规则（即 CRC 计算方法）如下：①预置一个值为 0xFFFF 的 16 位存储器，此寄存器为 CRC 寄存器；②把第 1 个 8 位二进制数据（即通信消息的第 1 个字节）与 16 位的 CRC 寄存器的相异或，异或的结果仍存放于该 CRC 寄存器中；③把 CRC 寄存器的内容右移一位，用 0 填补最高位，并检测移出位是 0 还是 1；④如果移出位为零，则重复步骤③（再次右移一位），如果移出位为 1，则 CRC 寄存器与 0xA001 进行异或；⑤重复步骤③~④，直到右移 8 次，这样整个 8 位数据全部进行了处理；⑥重复步骤②~⑤，进行通信消息帧下一个字节的处理；⑦将该通信消息帧所有字节按上述步骤计算完成后，得到的 16 位 CRC 寄存器的高、低字节进行交换，即发送时首先添加低位字节，然后添加高位字节；⑧得到的 CRC 寄存器内容即 CRC 校验码。

需要强调的一点是，在 CRC 计算时只有串行链路上每个字符中的 8 个数据位参与计算，而其他比如起始位及停止位，如有奇偶校验位也包括奇偶校验位，则都不参与 CRC 计算。

常用的 CRC – 16 算法有查表法和计算法。

1）查表法：是将移位异或的计算结果做成了一个表，将 0~256 放入一个长度为 16 位的寄存器中的低 8 位，高 8 位填充 0，然后将该寄存器与多项式 0xA001 按照上述步骤③~④，直到 8 位全部移出，最后寄存器中的值就是表格中的数据，高 8 位、低 8 位分别单独一个表。

```
/ * 函数返回 unsignedshort( 即 2 个字节) 类型的 CRC 值 * /
unsignedshortCRC16( unsignedchar * puchMsg,unsignedshortusDataLen)
{
    unsignedcharuchCRCHi = 0xFF;/ * 高 CRC 字节初始化 * /
    unsignedcharuchCRCLo = 0xFF;/ * 低 CRC 字节初始化 * /
    unsignedshortuIndex;/ * CRC 循环表中的索引 * /
    while( usDataLen — )/ * 循环处理传输缓冲区消息 * /
    {
        uIndex = uchCRCHi^ * puchMsg + + ;/ * 计算 CRC * /
        uchCRCHi = uchCRCLo^auchCRCHi[ uIndex];
        uchCRCLo = auchCRCLo[ uIndex];
    }
    return( uchCRCHi < <8|uchCRCLo);
}
```

实际上，Modbus 标准协议英文版提供了 CRC 查表算法。

2）计算法：按位计算。这个方法适用于所有长度的数据校验，最为灵活；但由于是按位计算，其效率并不是最优，只适用于对速度不敏感的场合。基本的算法如下：

```
/*函数返回 unsigned short（即 2 个字节）类型的 CRC 值*/
unsignedshortCRC16(unsignedchar * puchMsg,unsignedshortusDataLen)
{
    inti,j; /*循环变量*/
    unsignedshortusRegCRC = 0xFFFF; /*用于保存 CRC 值*/
    for(i = 0;i < usDataLen;i ++) /*循环处理传输缓冲区消息*/
    {
        usRegCRC^ = * puchMsg ++ ; /*异或算法得到 CRC 值*/
        for(j = 0;j < 8;j + +) /*循环处理每个 bit 位*/
        {
            if(usRegCRC &0x0001)
            usRegCRC = usRegCRC > >1^0xA001;
            else
            usRegCRC >> = 1;
        }
    }
    return usRegCRC;
}
```

这里举一个简单的例子。假设从设备地址为 1，要求读取输入寄存器地址 30001 的值，则 RTU 模式下具体的查询消息帧如下：

　0x01，0x04，0x00，0x00，0x00，0x01，0x31，0xCA

其中，0xCA31 即为 CRC 值。因为 Modbus 规定发送时 CRC 必须低字节在前，高字节在后，因此实际的消息帧的发送顺序为 0x31，0xCA。

6. 字节序和大小端　在学习 Modbus 协议时，字节序和大小端是一个非常容易忽视而又容易造成困扰的问题。

很直观地可以知道，在 Modbus 寄存器中对于一个由 2 个字节组成的 16 位整数，在内存中存储这 2 个字节有 2 种方法：一种是将低序字节存储在起始地址，这称为小端（LITTLE - ENDIAN）字节序；另一种方法是将高序字节存储在起始地址，这称为大端（BIG - ENDIAN）字节序。Modbus 通信协议中具体规定了字节高低位的发送顺序，这样自然就引出了字节序和大小端的问题。

另外，或许你曾经仔细了解过什么是大端、小端，也动手编码并测试手头上的机器上是大端还是小端的程序，甚至还编写了大端、小端转换程序。但过了一段时间之后，再看到大端和小端这两个词，脑中很快浮起了自己曾经做过的工作，却总是想不起究竟哪种是大端，哪种是小端，然后又去查找以前写的记录。

在理解这对概念之前，先看看大端和小端这两个令人迷惑的术语究竟是如何产生的。

实际上，大端和小端可以追溯到 1726 年 Jonathan Swift 所著的《格列佛游记》，其中一篇讲到有两个国家因为吃鸡蛋究竟是先打破较大的一端还是先打破较小的一端而争执不休，甚至引发了战争。

1981 年 10 月，Danny Cohen 的文章《论圣战以及对和平的祈祷》（*On Holy Wars and Aplea for Peace*）将这一对词语引入了计算机界。这么看来，所谓大端和小端，也就是 big‑endian 和 little‑endian，其实是从描述鸡蛋的部位而引申到对计算机地址的描述。也可以说，它们是从一个俚语衍化来的计算机术语。稍有些英语常识的人都会知道，如果单靠字面意思来理解俚语，那是很难猜到它正确含义的。在计算机里，对于地址的描述，很少用"大"和"小"来形容；对应地，用的更多的是"高"和"低"。这对术语直接按字面翻译过来就成了"大端"和"小端"，让人产生迷惑。

（1）大端和小端模式　在计算机系统中，是以字节为单位的，每个地址单元都对应着一个字节。一个字节为 8 位（bit）。在 C 语言中除了 8 位的 char 型之外，还有 16 位的 short 型，32 位的 long 型（要看具体的编译器）。另外，对于位数大于 8 位的处理器，例如 16 位或者 32 位的处理器，由于寄存器宽度大于一个字节，那么必然存在着一个如何将多个字节安排的问题。因此就导致了大端存储模式和小端存储模式。

例如，一个 16 位的 short 型 x，在内存中的地址为 0x0010，x 的值为 0x1122，那么 0x11 为高字节，0x22 为低字节。对于大端模式，就将 0x11 放在低地址中，即 0x0010 中；0x22 放在高地址中，即 0x0011 中。对于小端模式，刚好相反。常用的 X86 结构是小端模式，而 KEILC51 则为大端模式。很多 ARM、DSP 都为小端模式。有些 ARM 处理器还可以由硬件来选择是大端模式还是小端模式。

（2）"大端"和"小端"

1）大端模式：是指数据的低位保存在内存的高地址中，数据的高位保存在内存的低地址中。

2）小端模式：是指数据的低位保存在内存的低地址中，数据的高位保存在内存的高地址中。

用图形加深理解，如图 4‑45 所示。

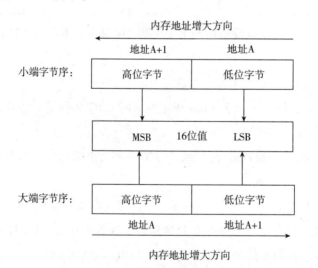

图 4‑45　字节序和大小端

在图 4‑45 中，顶部标明内存地址增长方向从右到左，在底部标明内存地址增长的方向为从左到右。并且还标明最高有效位（即 most significant bit，MSB）是这个 16 位值最左边一位，最低有效位（least significant bit，LSB）是这个 16 位值最右边一位。可见，术语"小端"和"大端"表示多个字节值的哪一端（小端或大端）存储在该值的起始地址。

答案解析

目标检测

一、选择题

1. 构成 SPI 总线的部分有 （ ）

   A. CS、MISO、MOSI、CLK
   B. CS、MISO、SDA、CLK
   C. CS、SDA、MOSI、CLK
   D. TX、MISO、MOSI、RX

2. ZigBee 网络不支持的网络拓扑结构是 （ ）

   A. 星形
   B. 环形
   C. 树形
   D. 网状

3. ZigBee 技术的优点不包括 （ ）

   A. 低复杂度
   B. 高功率
   C. 近距离
   D. 低数据速率

4. 一个家庭网络一般由三部分组成，以下多余的是 （ ）

   A. 智能家庭网关
   B. 后台维护系统
   C. 智能应用终端
   D. 家庭内部的通信协议

二、简答题

1. 简述 STM32 串口的使用步骤。
2. 简述蓝牙技术的特点。
3. 简述 ZigBee 技术的特点。
4. 简述 WiFi 技术的特点。

书网融合……

本章小结

第五章 智能医学仪器软件设计

学习目标

1. **掌握** 基于状态机的编程框架；嵌入式系统任务的划分和数据的同步。
2. **熟悉** 智能医学仪器开发过程；基于裸机的几种常用框架。
3. **了解** 常用的开发工具和软件；常用的几种嵌入式操作系统。
4. 具有根据需求完成软件开发，以及为医学仪器选择合适嵌入式系统框架的能力。

⇒ 案例分析

实例 A 公司准备开发一款指甲式智能血氧仪，该设备软件应该具备红外信号发射和接收、蜂鸣器报警、电池电压监测和血氧饱和度 SpO_2 功能。

问题 1. 如果要实现上述功能，可以用什么软件框架实现？
2. 该指甲式血氧仪用什么单片机实现比较合适？

在智能医学仪器硬件完成后，接下来就是需要在硬件的基础上实现软件开发，我们也称为嵌入式软件开发，其主要的载体是单片机，也叫作微控制器（MCU），这时我们就需要一个程序框架，它就类似一个文件大纲或者模板。因为写程序就类似于写文章，写文章我们可以归纳出很多论文模板，同样我们也可以形成一个个固定的程序框架，那么我们再开发新的同一种类型的程序时就可以套用这套框架。这样会大大提高我们的开发效率。如果是你来写单片机软件程序，此时你该从何下手，或者说你的程序框架是怎样的呢？

第一节 智能医学仪器系统设计与开发工具

一、智能医学仪器开发所需的基础知识和技能

在 IT 行业，应用系统设计可以分成两大类：一类用于科学计算、数据处理、企业管理、Internet 网站建立等；另一类用于工业过程检测控制、智能仪表仪器和自动化设备、小型电子系统、通信设备、家用电器等。

对于前一类的应用系统设计，通常都是基于通用计算机系统和网络的系统开发，硬件设备也是通用的，可以从市场购买，而其主要的工作是软件开发，使用的开发平台多为 C++、VB、数据库系统、网站建立开发平台等。而后一类应用系统的设计则同前一类有很大的不同。它涉及的应用系统是一个专用的系统，往往要从零开始。即必须根据实际的需求，从系统硬件的构成设计与实现，到相应的软件设计与实现，两者并重，相辅相成，缺一不可。

智能医学仪器开发归属于第二类应用系统的范畴。智能医学仪器软件设计相当于单片机的软件开发。因此，对于从事智能医学仪器设计、开发、学习的电子工程师和专业人员来讲，不仅要熟悉各种电子器件和 IC 芯片的使用和特性，具备模拟电路、数字电路等各类硬件电路和硬件系统的设计能力，还必须具有很强的计算机综合应用和软件编程设计能力。

在今天，智能医学仪器的硬件设计、软件编程、系统仿真调试和程序的编程下载，大都是在个人电脑PC的支撑下实现的。因此，智能医学仪器设计开发人员所具备的另一个基本重要的技能就是要熟练掌握和使用个人电脑PC，应具备熟练使用个人电脑PC及相应的软件设计编程能力，熟悉相关软件（如Altimu Designer、Quartus II）的使用，同时对PC机的硬件接口（RS－232串行通信口、USB接口等）也要有一定的了解。

当你设计研制的智能医学仪器是一个大型管理控制系统的下位机，或要与Internet或局网中的数据库联网，那么除了要熟练掌握与单片机有关的硬件（模拟电路、数字电路、单片机等）和软件开发技术外，你还要具备与整个大的系统有关的基础和技术，如数据库、Internet协议、VB、VC等。因此，对一个高级电子工程师来讲，对个人电脑PC的熟练掌握程度，以及软件设计和编程的能力，绝不亚于计算机专业的人员，甚至在某些方面比计算机专业的人员要求还高，还要全面。

要具备较高的硬件系统设计开发能力和水平，不是在短期内通过理论和书本学习就能得以实现的。它需要经过一定时间的学习，并且特别注重理论与实际相结合，要亲自独立地动手去做，去实践，才能打下良好的基础。所以说，不亲自动手实践，是不可能真正掌握设计开发智能医学仪器技术的。有了良好的基础，有了长期的实践经验，加上紧跟世界半导体器件的最新发展，才能成为一个真正的智能仪器研发工程师。

二、智能医学仪器开发过程

对于智能医学仪器的设计与开发来讲，由于涉及对象和要求的多样性和专用性，其硬件和软件结构有很大差异，但系统设计开发的基本内容和主要步骤是基本相同的。图5－1是智能医学仪器开发过程示意图。

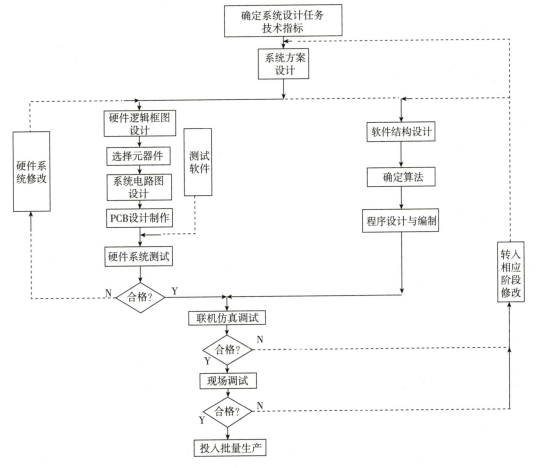

图 5 - 1　智能医学仪器的开发过程

　　在一个具体的智能医学仪器的设计时，一般需要作以下几个方面的考虑。

　　1. 确定系统设计的任务　在进行系统设计之前，首先必须进行设计方案的调研，包括查找资料、进行调查、分析研究。要充分了解对系统的技术要求、使用的环境状况以及使用人员的技术水平。明确任务，确定系统的技术指标，包括系统必须具有哪些功能等。这是系统设计的出发点，它将贯穿整个系统设计的全过程，也是产品设计开发工作成败、好坏的关键，因此必须认真做好这项工作。

　　2. 系统方案设计　在系统设计任务和技术指标确定以后，即可进行系统的总体方案设计，一般包括以下内容。

　　（1）单片机芯片的选择　应适合于应用系统的要求。不仅要考虑单片机芯片本身的性能是否能够满足系统的需要，如执行速度、中断功能、I/O 驱动能力与数量、系统功耗以及抗干扰性能等，同时还要考虑开发和使用是否方便、市场供应情况与价格、封装形式等其他因素。

　　（2）外围电路芯片和器件的选择　仅仅一片单片机芯片是不能构成一个完整的嵌入式系统的。一个典型的系统往往由输入部分（按键、A/D、各种类型的传感器与输入接口转换电路），输出部分（指示灯、LED 显示、LCD 显示、各种类型的传动控制部件），存储器（用于系统数据记录与保存），通信接口（用于向上位机交换数据、构成联网应用），电源供电等多个单元组成。这些不同的单元涉及模拟、数字、弱电、强电以及它们相互之间的协调配合、转换、驱动、抗干扰等。因此，对于外围芯片和器件的选择，整个电路的设计，系统硬件机械结构的设计，接插件的选择，甚至产品结构、生产工艺等，都要进行全面和细致的考虑。任何一个忽视和不完善，都会给整个系统带来隐患，甚至造成系统设计和开发的失败。

　　（3）综合考虑软、硬件的分工与配合　智能医学仪器中的硬件和软件具有一定的互换性，有些功能可以用硬件实现，也可以用软件来实现，因此，在方案设计阶段要认真考虑软、硬件的分工和配合。采用软件实现功能可以简化硬件结构，降低成本，但软件系统则相应的复杂化，增加了软件设计的工作量。而用硬件实现功能则可以缩短系统的开发周期，使软件设计简单，相对提高了系统的可靠性，但可能提高了成本。在设计过程中，软、硬件的分工与配合需要取得协调，才能设计出好的应用系统。

　　3. 硬件系统设计　开发人员在全面了解要设计开发系统所具备的功能和要求，制定出整体的系统设计方案后，接下来就是根据具体的需求和设计方案，选择能可靠实现全部功能的单片机芯片和相应的外围电路器件，设计整个系统的电原理图。原理图设计完成后，还要根据实际需要设计相应的印刷板（PCB）图。这个阶段常使用的软件平台是电子电路 CAD 软件，如 Altium Designer 等。

　　智能医学仪器的硬件系统设计是一个综合能力的表现，它全面反映和体现了设计开发人员的所具有的技术水平和创新设计能力。比如说，设计一个具备相同功能的智能医学仪器，如采用传统并行总线扩展外围设备的设计思路，设计出的硬件系统就相对庞大和复杂，因为仅地址线和数据线就有 $16+8=24$ 根，还需要相应的锁存器和地址译码器等器件，稳定性、抗干扰性都相对差一些。如采用新型的单片机、CMOS 器件，选用串行接口的大容量存储器、AD/DA 等器件，就可减少硬件开发的工作量，大大缩短系统设计开发的周期，同时也提高了系统的可靠性。

　　4. 系统软件设计编写　在硬件系统设计的基础上，则要根据系统的功能要求和硬件电路的结构设计和编写系统软件。作为单片机系统软件设计人员，应该具备扎实的硬件功底，不仅是对系统的功能和要求有深入的了解，对实现的硬件系统、使用的芯片和外围电路的性能也要很好的掌握。这样才能设计出可靠的系统程序。

　　一个嵌入式系统的系统软件实际上就是该系统的监控程序。对于一些小型嵌入式系统的应用程序，一般采用汇编语言编写。对于中、大型的嵌入式系统，常采用高级语言（如 C 语言、Basic 语言）来编写。软件设计和编写也是开发嵌入式系统过程中非常重要和困难的任务之一，因为它直接关系到实现系统的功能和系统的性能。

5. 系统调试　当硬件和软件设计好后，就可以进行系统调试了。硬件电路系统调试检查分为静态检查和动态检查。硬件的静态检查主要检查电路制作的正确性，如路线、焊接等。动态检查一般首先要使用仿真系统（对于采用 ISP 技术的系统可直接）输入各种单元部分的系统调试和诊断程序，检查系统的各个部分的功能是否能正常工作。硬件电路调试完成后可进行系统的软硬件联调。先将各功能模块程序分别调试完毕，然后组合，进行完整的系统运行程序调试。最后还要进行各种工业测试和现场测试，考验系统在实际应用环境中是否能正常可靠地工作，是否达到设计的性能和指标。

系统的调试往往要经过多次的反复。硬件系统设计的不足、软件程序中的漏洞，都可能是造成系统调试出现问题。系统调试要具备相当水平和实践经验，它全面反映了嵌入式系统设计开发者的水平和能力。

以上各个方面的能力是不能够仅仅通过书本理论学习就能够掌握的，因此，学习和掌握智能医学仪器的设计、开发与应用，要非常注重实际的动手练习，要在学习中实践、在实践中加深学习，只有这样才能不断巩固、加强和深入下去，才能真正地掌握这门技术。

三、智能医学仪器的开发工具与环境

（一）智能医学仪器的程序设计语言

在掌握单片机结构和系统设计的基础上，根据系统的设计和系统的功能要求就可以编写系统应用程序。掌握程序设计的方法和技术对于嵌入式系统的学习和应用开发具有十分重要的意义。

开发智能医学仪器所用的程序设计语言可分为三类：机器语言、汇编语言和高级语言。

1. 机器语言　是完全面向芯片的语言，由二进制码"0"和"1"组成。在单片机的程序存储器中存放就是以"0"和"1"构成的二进制序列指令字，它是单片机 CPU 直接识别和执行的语言。用机器语言表示的程序称为机器语言程序或目标程序。

采用机器语言编程不仅难学、难记，而且不易理解和调试，因此人们不直接使用机器语言来编写系统程序，往往使用汇编语言或高级语言编写程序。不过，无论使用汇编语言还是高级语言来编写系统程序，最终都需要使用相应的开发软件系统（一般在软件开发平台中的都提供编译软件系统）将其编译成机器语言，生成目标程序的二进制代码文件（.bin 或 .hex），然后再把目标代码写入（编程下载）单片机的程序存储器中，最后由单片机的 CPU 执行。

2. 汇编语言　是一种符号化的语言，它使用一些方便记忆的特定助记符（特定的英文字符）来代替机器指令。如"ADD"表示加，"MOV"表示传送等。上面的 AVR 机器指令用汇编语言表示为：ADD R0，R1。

用汇编语言编写的程序称为汇编语言程序，显然，它比机器语言易学、易记。但是，汇编语言也是面向机器的，也属于低级语言。由于各种单片机的机器指令不同，每一类单片机的汇编语言也是不同的，如 8051 的汇编语言同 AVR 的汇编语言是完全不一样的。

传统开发智能医学仪器主要是用汇编语言编写系统程序。学习和采用汇编语言开发系统程序的优点是：能够全面和深入地理解单片机硬件的功能，充分发挥单片机的硬件特性。但由于汇编语言编写的程序可读性、可移植性（各种单片机的机器指令不同）和结构性都较差，因此采用汇编语言编来开发单片机应用系统程序的比较麻烦，调试和排错也比较困难，产品开发周期长，同时要求软件设计人员要具备相当高的能力和经验。

3. 高级语言 是一种"基本"不依赖硬件的程序设计语言。这里的"基本"是指编写在通用计算机系统上运行的系统软件。

由于高级语言具有面向问题或过程，其形式类似自然语言和数学公式，结构性、可读性、可移植好等特点，所以为了提高编写系统应用程序的效率，改善程序的可读性和可移植性，缩短产品的开发周期，采用高级语言来开发单片机系统已成为当前的发展趋势。

需要特别注意的是，在设计开发智能医学仪器的系统软件过程中，总是要同硬件打交道，而且关联是比较密切的，其软件设计有着自己独特的技巧和方法。因此，那些纯软件出身的软件工程师，如果没有硬件的基础，没有经过一定的学习和实践，可能还写不好，甚至写不了智能医学仪器的系统软件。

不管是使用汇编语言还是高级语言来开发单片机系统程序，都需要一个专用的软件平台把软件设计人员编写的源程序"翻译"成二进制的机器指令代码，这个"翻译"过程对汇编语言来讲称为汇编，对高级语言来讲，它包括编译和连接两个过程。因此，一个性能优良的、专门用于开发单片机的软件平台和环境也是必不可少的开发工具。

（二）智能医学仪器的软件开发平台

智能医学仪器的设计和开发需要一个好的软件开发平台的支持。一个好的智能医学仪器的开发软件通常具备以下几个重要的功能。

1. 单片机系统程序编写和运行代码的生成（编辑、编译功能） 嵌入式系统开发平台支持用户采用专用汇编程序设计语言或高级程序设计语言（C、Basic 等）编写嵌入式系统控制程序的源代码，并将源代码编译连接生成可在单片机中执行的二进制代码（Hex、Bin）。

2. 软件模拟仿真 提供一个纯软件的仿真环境，在此环境的支持下，单片机的系统程序可以进行模拟的运行，以实现第一步的软件调试和排错功能。

3. 在线仿真功能 与专用的仿真器配合，提供一个硬件在线的实时仿真调试环境。用户将编写好的目标系统运行代码下载到仿真器中，通过开发系统软件控制仿真器中程序的运行，同时观察硬件系统的运行结果，分析、调试和排除系统中存在的问题。

4. 程序下载烧入功能 与专用的编程器配合或使用 ISP 技术，将二进制运行代码写入单片机的程序存储器中。

（三）智能医学仪器的硬件开发工具

在学习和应用单片机来设计开发嵌入式系统的过程中，一般应配备两种硬件设备：仿真器和编程烧入器。仿真器是用于对所设计嵌入式系统的硬软件进行调试的工具，而编程烧入器的作用则是将系统执行代码写入目标系统中。现在更多的开发设备是将仿真器和编程烧入器合二为一了，同时具备了两者的功能。

调试（debug）是系统开发过程中必不可少的环节。但是嵌入式系统开发的调试环境和方法同通用计算机系统的软件开发有着明显的差异。通用计算机系统的软件开发基本与硬件无关，而且调试器与被调试程序常常位于同一台计算机上（在相同的 CPU 上运行），如在 Windows 平台上利用 VC、VB 等语言开发在 Windows 上的运行的软件。而对于嵌入式系统的开发，由于开发主机和目标机处于不同的机器中（在不同的 CPU 上运行），系统程序在开发主机上进行开发，编译生成在另外机器上执行的代码文件，然后需要安装到目标机后才能运行，那么对嵌入式系统的调试方法和过程就比较麻烦和复杂。

目前在嵌入式系统开发过程中，经常采用的调试方法有三种方式：软件模拟仿真调试（simulator）、实时在板仿真调试（on board debug）和实时在片仿真调试（on chip debug）。其中软件模拟仿真调试技术和实时在片仿真调试技术发展很快，逐渐成为调试嵌入式系统的主要手段。

1. 软件仿真器 也称为指令集模拟器（ISS），其原理是用软件来模拟 CPU 处理器硬件的执行过程，包括指令系统、中断、定时计数器、外部接口等。用户开发的嵌入式系统软件，就像已经安装到目标系统的硬件一样，载入软件模拟器中运行，这样用户可以方便对程序运行进行控制，对运行过程进行监视，进而达到实现调试的目的。由于这种调试不是在真正的目标板系统上进行的，而是采用软件模拟方式实现的，所以它是一种非实时性的仿真调试手段。

软件仿真器的一个优点是它可以使嵌入式系统的软件和硬件开发并行开展。只要硬件设计工作完成，不管硬件实体如何，都可以进行软件程序的编写和调试。应用程序在结构上、逻辑上的错误能够利用软件仿真器被很快地发现和定位。有些与硬件相关的故障和错误也能在软件仿真器中被发现。使用软件仿真器不仅可以缩短产品开发周期，而且非常经济，不需要购买昂贵的实时仿真设备。同时软件仿真器也是学习和加深了解所使用处理器内部结构和工作原理的最好工具。

使用软件仿真器的缺点是其模拟的运行速度比真正的硬件慢得多，一般要慢 10～100 倍。另外，软件仿真器只能模拟仿真软件的正确性，仿真与时序有关，查找同硬件有关的错误比较困难。

目前推出的比较先进的智能医学仪器开发平台一般都内含软件仿真器，如 ATMEL 公司的 AVR Studio中就包含一个功能非常强大的软件仿真器，能够实现汇编级和高级语言级的软仿真功能。一些针对 AVR 开发的平台，如 IAR、BASCOM 中也都包含自己的软件仿真器。值得一提的是，BASCOM 的软件仿真器提供了模拟实物图形化界面，将一些标准化的外围器件如字符 LCD 模块、键盘模块等作为实物显示在屏幕上，用户能够更加直观地看到系统运行的结果，使用非常方便。另外，目前在市场上有一些专用的软件模拟平台，如 vmlab 等，都可以实现对 AVR 的模拟仿真调试，但一般价格比较昂贵。

2. 实时在板仿真器（ICE） 通常称为在线仿真 ICE（in circuit emulate），它是最早用于开发嵌入式系统的工具。ICE 实际上是一个特殊的嵌入式系统，一般是由专业公司研制和生产。它的内部含有一个具有"透明性"和"可控性"的 MCU，可以代替被开发系统（目标系统）中的 MCU 工作，即用 ICE 的资源来仿真目标机。因此，ICE 实际上是内部电路仿真器，它是一个相对昂贵的设备，用于代替微处理器，并植入微处理器与总线之间的电路中，允许使用者监视和控制微处理器所有信号的进出。因此，这种仿真方式和设备，更准确地讲应该称为实时在板仿真（on board debug）器。

ICE 仿真器一般使用串行口（COM 口或 USB 接口）或并行口（打印机口）同 PC 机通信，并提供一个与目标机系统上的 MCU 芯片引脚相同的插接口（仿真口）。使用时，将目标机上的 MCU 取下，插上仿真器的仿真口，仿真器的通信口与 PC 连接（图 5-2）。

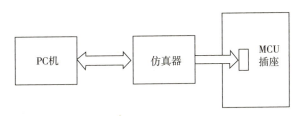

图 5-2 仿真器的连接与使用示意图

仿真器上所提供的 MCU 称为仿真 MCU，它与目标系统上使用的 MCU 是相同系列，或具备相同的功能和特性，其控制作用和工作过程与被仿真的 MCU 几乎一样。使用者将编写好的目标系统的软件下载到仿真器中，然后将目标机上的 MCU 取下，插上仿真器的仿真口，仿真器的通信口与 PC 连接。

在 PC 上需要安装与该仿真器配套使用的专用调试系统软件，用户在该调试系统中，就可以通过 PC 机来控制仿真器中程序的运行，同时观察系统外围器件和设备的运行结果，分析、调试和排除系统中存在的问题。这种运行调试方法称为在线（板）仿真。

为了能实现 MCU 的仿真功能，仿真开发系统通常具有的一些基本功能如下。

（1）可控性　可以根据调试的需要，控制目标程序的运行方式，如单步、连续、带断点等多种运行方式。

（2）透明性　能对 MCU 的各个部分进行监控，如查看和设置内存单元、寄存器、I/O 的数据。

仿真开发系统都必须配备一套在 PC 机上运行的专用仿真开发软件系统，用以配合和实现仿真器的在线仿真调试工作。因此嵌入式系统的开发人员，除了要掌握单片机和嵌入式系统的应用和设计能力，还应熟练地掌握和使用仿真器和仿真系统软件。

实时在板仿真器（ICE）虽然具备实时的跟踪能力，但它最大的缺点是价格昂贵（如 ATMEL 公司的 AVR 在线仿真调试器 ICE50 价格在 2.5 万人民币左右），同时与目标板的对接比较困难。尤其面对采用贴片技术、高速的 MCU 构成的系统时，就显得非常不方便。所以 ICE 在过去一般用在低速系统中。

随着软件和芯片技术的发展，实时在板仿真器和相应的调试方法正在逐渐被软件仿真器、实时在片仿真调试（On Chip Debug）方法和实时在片仿真器等其他的形式所替代。

3. 实时在片仿真器　为了解决实时仿真的困难，新型的芯片在片内集成了硬件调试接口。最常见的就是符合 IEEE1149.1 标准的 JTAG 硬件调试接口。JTAG 硬件调试接口的基本原理，是采用一种原应用于对集成电路芯片内部进行检测的"边界扫描"技术实现的。使用该技术，当芯片在工作时，可以将集成电路内部各个部分的状态以及数据，组成一个串行的移位寄存器链，并通过引脚送到芯片的外部。所以通过 JTAG 硬件调试接口，用户就能了解芯片在实际工作过程中，各个单元的实际情况和变化，进而实现跟踪和调试。JTAG 硬件调试接口采用 4 线的串行方式传送数据，占用 MCU 的引脚比较少。

与实时在板仿真器系统一样，采用 JTAG 硬件调试接口进行仿真调试也是实时的在线调试。不同的是，采用这种方式的调试不需要将芯片取下，用户得到的运行数据就是芯片本身运行的真实数据，所以这种调试手段和方式称为实时在片调试（on chip debug），并正在替代传统的实时再板仿真调试（on board debug）技术。

实现实时在片调试的首要条件，是芯片本身要具备硬件调试接口。除此之外，同实时再板仿真调试一样，也需要一个专用的实时在片仿真器（采用 JTAG 硬件调试口的，称为 JTAG ICE），不过同实时再板仿真器相比，它的价格就便宜了。例如一台应用于 AVR 的 JTAG 仿真器 JTAGICE XPII，其原装价格仅在 2000 元左右，而国内推出的 JTAG ICE 仅数百元。

使用实时在片仿真器进行系统调试时，其系统的组成和连接方式与使用实时再板仿真器类似。JTAG 仿真器一般也是使用串行口（COM 口或 USB 接口）或并行口（打印机口）同 PC 机通信，不同之处在于，另一端的接口是直接与目标机系统上 MCU 芯片的 JTAG 引脚连接，不需要将芯片从系统上取下。

在 PC 上也需要安装与相应的 JTAG 仿真器配套使用的专用调试系统软件。在目标板上的 MCU 运行时，用户可以通过 PC 机来读取和跟踪 MCU 的运行数据和过程，并通过仿真器控制 MCU 的运行，同时观察系统外围器件和设备的运行结果，分析、调试和排除系统中存在的问题。由于在这种运行调试方法过程中，直接获得的为真实的 MCU 数据和状态，所以称为实时在片仿真调试技术。

4. 编程烧入器　也称为程序烧入器或编程器，它的作用是将开发人员编写生成的嵌入式系统的二进制运行代码下载到（写入）单片机的程序存储器中。高档的编程器一般称作万用编程器，它不仅可以下载运行代码到多种类型和型号的单片机中，还可以对 EPROM、PAL、GAL 等多种器件进行编程。

目前，性能较好的仿真器也都具备了对其可仿真的 MCU 的编程功能，这样就可以不用专门购置编程器设备。当单片机芯片具备 ISP 功能时，程序的下载就更加简单了，一般通过 PC 的串行口或并行口，使用简单的软件就可将编译生成的嵌入式系统的运行代码直接下载到 MCU 中。

现在一些新型的单片机内部集成了一种标准的串行接口 JTAG，专门用于在线仿真调试和程序下载。使用 JTAG，可以简化仿真器（无须使用专用的仿真 MCU）和编程器的结构，甚至可以淘汰专用仿真器和编程器，而将 PC 直接同系统板连接（一般经过简单的隔离），利用系统板上的 MCU 直接实现在线的仿真调试，这为嵌入式系统的设计提供了更为有效和方便的开发手段和方法。当系统使用贴片封装或 BGA 封装的小体积芯片和器件时，它的优点尤为突出。

第二节　智能医学仪器开发的软件框架

智能医学仪器和台式机系统之间的一个主要区别是：智能医学仪器仅仅要求运行一个程序。这个程序将在微控制器上电的时候开始运行，并在断电的时候停止运行。

我们把每个能实现一定功能的程序称作任务，智能医学仪器系统基本都是由普通任务和中断任务组成。普通任务：对时间响应要求不高，或者说是那种周期性执行的任务。中断任务：对时间响应要求高，必须立刻处理的任务。

一、基于裸机的软件设计

基于裸机的软件设计是指以"空白"的微处理器/控制器为基础，完成全部的软件设计，没有将系统软件和应用软件分开处理，其实时性和可靠性与设计人员的水平密切相关，适用于功能较为简单的智能仪器。

1. 轮询无中断　所有的任务都是按照顺序执行，如图 5 - 3。减少整个系统的响应时间有两种方法：任务中不要使用等待式的延时函数；任务无法一次执行完的情况下应该将任务分解成若干个小任务，每次执行一个小任务，循环直到任务完成。上述两种方法都会消耗内存，本来局部变量可以解决的事，现在只能用静态或者全局变量来处理。

伪代码实现：

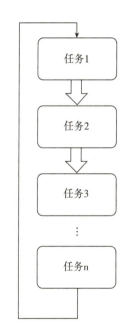

图 5 - 3　顺序执行流程图

```
int main(void)
{
    while(1)
    {
```

```
    doSomething_1();//任务1
    doSomething_2();//任务2
    doSomething_3();//任务3
    /*其他各种任务*/
  }
  return 0;
}
```

优点：程序执行流程简单清晰。

缺点：对于系统修改功能非常不方便，同时如果任务数量增加，会影响整个系统的响应时间，就会显得系统卡顿。

2. 只有中断　在"只有中断"的系统中，主函数 main 的循环中是不做任何操作的。

伪代码实现：

```
int main(void)
{
    while(1)
    {
        ;
    }
}
/*中断服务函数1*/
void ISR1_IRQHandler(void)
{
    doSomething_1();
}
/*中断服务函数2*/
void ISR2_IRQHandler(void)
{
    doSomething_2();
}
```

优点：可以实时响应异常的任务（事件）。

缺点：中断资源有限，当任务过多时会响应不及时。

3. 只有中断框架的变种　采用状态机的机制来执行任务。中断函数中设置状态机的状态，而 main 函数主循环中根据不同的状态值执行不同的任务。这个其实不属于真正只有中断的形式。

伪代码实现：

```
int main(void)
{
    while(1)
    {
        if(flag_1)
        {
            doSomething_1();
        }
        if(flag_2)
        {
            doSomething_2();
        }
        if(flag_3)
        {
            doSomething_3();
        }
        /* 其他各种任务 */
    }
    return 0;
}
/ * * * * * * * * * *中断服务函数1 * * * * * * * * * * * * * /
void ISR1_IRQHandler(void)
{
    flag_1 = ~flag_1;
}
/ * * * * * * * * * *中断服务函数2 * * * * * * * * * * * * * /
void ISR2_IRQHandler(void)
{
    flag_2 = ~flag_2;
}
/ * * * * * * * * * *中断服务函数3 * * * * * * * * * * * * * /
void ISR3_IRQHandler(void)
{
    flag_3 = ~flag_3;
}
```

4. 轮询有中断　将一些周期性的任务放置在 main 函数中的主循环中执行，如图 5 - 4 所示。

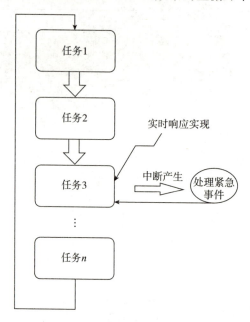

图 5 - 4　轮询有中断流程图

伪代码实现：

```
int main(void)
{

    while(1)
    {

        if(flag_1) {
            doSomething_1();
        }
        if(flag_2) {
            doSomething_2();
        }
        if(flag_3) {
            doSomething_3();
        }
        /* 其他各种任务 */
    }
    return 0;
```

```
}
/*********定时器中断服务函数***********/
void ISR1_IRQHandler(void)
{
}
```

优点：合理地利用资源，将常规任务与紧急任务分开。

缺点：程序结构与逻辑比较复杂，在任务分配以及协作之间需要花费很大精力。

5. 有限状态机（FSM） 是实时系统设计中的一种数学模型，是一种重要的、易于建立的、应用比较广泛的、以描述控制特性为主的建模方法，它可以应用于从系统分析到设计（包括硬件、软件）的所有阶段。很多实时系统，特别是实时控制系统，其整个系统的分析机制和功能与系统的状态有相当大的关系。有限状态机由有限的状态和相互之间的转移构成，在任何时候只能处于给定数目的状态中的一个。当接收到一个输入事件时，状态机产生一个输出，同时也可能伴随着状态的转移。

一个简单的有限状态机在数学上可以描述如下。

（1）一个有限的系统状态的集合 $S_i(t_k) = \{S_1(t_k), S_2(t_k), \cdots, S_q(t_k)\}$，其中（$i = 1, 2, \cdots, q$）。该式表示系统可能存（处）在的状态有 q 个，而在时刻 t_k，系统的状态为其中之一 S_i（唯一性）。

（2）一个有限的系统输入信号的集合 $I_j(t_k) = \{I_1(t_k), I_2(t_k), \cdots, I_m(t_k)\}$，其中（$j = 1, 2, \cdots, m$），表示系统共有 m 个输入信号。该式表示在时刻 t_k，系统的输入信号为输入集合的全集或子集（集合性）。

（3）一个状态转移函数 F：$S_i(t_{k+1}) = S_i(t_k) \times I_j(t_k)$，状态转移函数也是一个状态函数，它表示对于时刻 t_k，系统在某一状态 S_i 下，相对给定输入 I_j 后，FSM 转入该函数产生的新状态，这个新状态就是系统在下一时刻（K+1）的状态。这个新的状态也是唯一确定的（唯一性）。

（4）一个有限的输出信号 $O_l(S_i(t_k)) = \{O_1(S_i(t_k)), O_2(S_i(t_k)), \cdots, O_n(S_i(t_k))\}$，其中（$l = 1, 2, \cdots, n$），表示系统共有 n 个输出信号。该式表示对于在时刻 t_k，系统的状态为 S_i 时，其输出信号为输出集合的全集或子集（集合性）。这里需要注意的是，系统的输出只与系统所处的状态有关。

（5）时间序列 $T = \{t_0, t_1, \cdots, t_k, t_{k+1}, \cdots\}$。在状态机中，时间序列也是非常重要的一个因素，从硬件的角度看，时间序列如同一个触发脉冲序列或同步信号，而从软件的角度看，时间序列就是一个定时器。状态机由时间序列同步触发，定时检测输入，以及根据当前的状态输出相应的信号，并确定下一次系统状态的转移。在时间序列进入下一次触发时，系统的状态将根据前一次的状态和输入情况发生状态的转移。其次，作为时间序列本身也可能是一个系统的输入信号，影响状态的改变，进而影响系统的输出。所以对于时间序列，正确分析和考虑选择合适的时间段的间隔也是非常重要的。间隔太短的话，对系统的速度、频率响应要求高，并且可能减低系统的效率；间隔太长时，系统的实时性差，响应慢，还有可能造成外部输入信号的丢失。一般情况下，时间序列时间间隔的选取，应稍微小于外部输入信号中变化最快的周期值。

通常主要有两种方法来建立有限状态机：一种是"状态转移图"，另一种是"状态转移表"，分别用图形方式和表格方式建立有限状态机。实时系统经常会应用在比较大型的系统中，这时采用图形或表格方式对理解复杂的系统具有很大的帮助。

总体来说，有限状态机的优点在于简单易用，状态间的关系能够直观看到。应用在实时系统中时，便于对复杂系统进行分析。下面将给出两个按键与显示相结合的应用设计实例，结合设计的例子，讨论如何使用有限状态机进行系统的分析和设计，以及如何在软件中进行描述和实现。

【实例分析】基于状态机分析的简单按键设计

我们把单个按键作为一个简单的系统，根据状态机的原理对其动作和确认的过程进行分析，并用状态图表示出来，然后根据状态图编写出按键接口程序。

把单个按键看成一个状态机话，首先需要对一次按键操作和确认的实际过程进行分析，根据实际的情况和系统的需要确定按键在整个过程的状态，每个状态的输入信号和输出信号，以及状态之间的转换关系。最后还要考虑时间序列的间隔。

采用状态机对一个系统进行分析是一项非常细致的工作，它实际上是建立在对真实系统有了全面深入的了解和认识的基础之上，进行综合和抽象化的模型建立的过程。这个模型必须与真实的系统相吻合，既能正确和全面地对系统进行描述，也能够适合使用软件或硬件方式来实现。

在智能医学仪器中，按键的操作是随机的，因此系统软件对按键需要一直循环查询。由于按键的检测过程需要进行消抖处理，因此取状态机的时间序列的周期为10毫秒左右，这样不仅可以跳过按键抖动的影响，同时也远小于按键0.3~0.5秒的稳定闭合期（图5-5），不会将按键操作过程丢失。很明显，系统的输入信号是与按键连接的I/O口电平，"1"表示按键处于断开状态，"0"表示按键处于闭合状态。而系统的输出信号则表示检测和确认到一次按键的闭合操作，用"1"表示。

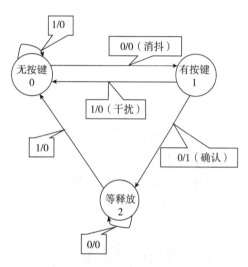

图5-5　简单按键状态机的状态转换图

图5-5给出了一个简单按键状态机的状态转换图。在图中，将一次按键完整的操作过程分解为3个状态，采用时间序列周期为10毫秒。下面对该图做进一步的分析和说明，并根据状态图给出软件的实现方法。

首先，读者要充分体会时间序列的作用。在这个系统中，采用的时间序列周期为10毫秒，它意味着，每隔10毫秒检测一次按键的输入信号，并输出一次按键的确认信号，同时按键的状态也发生一次转换。

图中"状态0"为按键的初始状态，当按键输入为"1"时，表示按键处于开放，输出"0"（1/0），下一状态仍旧为"状态0"。当按键输入为"0"，表示按键闭合，但输出还是"0"（0/0）（没有经过消抖，不能确认按键真正按下），下一状态进入"状态1"。

"状态1"为按键闭合确认状态，它表示了在10毫秒前按键为闭合的，因此当再次检测到按键输入为"0"时，可以确认按键被按下了（经过10毫秒的消抖），输出"1"表示确认按键闭合（0/1），下一状态进入"状态2"。而当再次检测到按键的输入为"1"时，表示按键可能处在抖动干扰，输出为"0"（1/0），下一状态返回到"状态0"。这样，利用状态1，实现了按键的消抖处理。

"状态2"为等待按键释放状态，因为只有等按键释放后，一次完整的按键操作过程才算完成。

从对图5-5的分析中可以知道，在一次按键操作的整个过程，按键的状态是从"状态0" - > "状态1" - > "状态2"，最后返回到"状态0"的。并且在整个过程中，按键的输出信号仅在"状态1"时给出了唯一的一次确认按键闭合的信号"1"（其他状态均输出"0"）。所以上面状态机所表示的按键系统，不仅克服了按键抖动的问题，同时也确保在一次按键整个的过程中，系统只输出一次按键闭合信号（"1"）。换句话讲，不管按键被按下的时间保持多长，在这个按键的整个过程中都只给出了一次确认的输出，因此在这个设计中，按键没有"连发"功能，它是一个最简单和基本的按键。

一旦有了正确的状态转换图，就可以根据状态转换图编写软件了。在软件中实现状态机的方法和程序结构通常使用多分支结构（if - elseif - else、case 等）实现。下面是根据图5-5，基于状态机方式编写的简单按键接口函数 read_ key ()。

```
#define key_input    PIND.7              // 按键输入口
#define key_state_0    0
#define key_state_1    1
#define key_state_2    2
char read_key(void)
{
    static char key_state = 0;
    char key_press, key_return = 0;
    key_press = key_input;            //读按键 I/O 电平
    switch (key_state)
    {
      case key_state_0:               //按键初始态
      //键被按下,状态转换到键确认态
      if (! key_press) key_state = key_state_1;
     break;
      case key_state_1:               //按键确认态
       if (! key_press)
       {
           key_return = 1;//按键仍按下,按键确认输出为"1"
           key_state = key_state_2;//状态转换到键释放态
       }
       else
       key_state = key_state_0;//按键已抬起,转换到按键初始态
          break;
       case key_state_2:
       //按键已释放,转换到按键初始态
       if (key_press) key_state = key_state_0;
       break;
    }
    return key_return;
}
```

该简单按键接口函数 read_ key() 在整个系统程序中应每隔 10 毫秒调用执行一次，每次执行时将先读取与按键连接的 I/O 的电平到变量 key_ press 中，然后进入用 switch 结构构成的状态机。switch 结构中的 case 语句分别实现了 3 个不同状态的处理判别过程，在每个状态中将根据状态的不同，以及 key_ press 的值（状态机的输入）确定输出值（key_ return），确定下一次按键的状态值（key_ state）。

函数 read_ key() 的返回参数提供上层程序使用。返回值为 0 时，表示按键无动作；而返回 1 表示有一次按键闭合动作，需要进入按键处理程序做相应的键处理。

在函数 read_ key() 中定义了 3 个局部变量，其中 key_ press 和 key_ return 为一般普通的局部变量，每次函数执行时，key_ press 中保存着刚检测的按键值。key_ return 为函数的返回值，总是先初始

化为 0, 只有在状态 1 中重新置 1, 作为表示按键确认的标志返回。变量 key_ state 非常重要, 它保存着按键的状态值, 该变量的值在函数调用结束后不能消失, 必须保留原值, 因此在程序中定义为"局部静态变量", 用 static 声明。如果使用的语言环境不支持 static 类型的局部变量, 则应将 key_ state 定义为全局变量(关于局部静态变量的特点请参考相关介绍 C 语言程序设计的书籍)。

6. 时间片轮询　是一种比较简单易用的裸机软件架构之一, 它对于系统中的任务调度算法是分时处理。核心思路是把单片机的时间分时给各个任务使用。我们常用的定时方法是定时器, 把调度器放在定时中, 可以简单地实现时间片轮询法。

需要注意的是, 这种方法的前提是执行的每个任务都是短小精悍的, 否则一个任务执行的时间过长, 大于其他任务设置的时间片值, 其他任务则无法保证按它预设的时间片来执行。尤其需要注意任务中延时的使用, 可能会产生不可预料的结果。如果任务内部需要延时, 或者说单个任务过长, 需要保存任务执行到一半的状态, 建议使用状态机切割长任务。

一个时间片轮询应用程序的架构是非常简单的, 包括一个任务结构体、一个中断处理函数、一个轮询执行任务函数。

(1) 结构体　这个结构体的设计非常重要, 一共用 4 个参数, 注释说得非常详细, 这里不再描述。

```
typedef struct _TASK_COMPONENTS
{
    uint8 Run;          // 程序运行标记:0 - 不运行,1 - 运行
    uint8 Timer;         // 计时器
    uint8 ItvTime;        // 任务运行间隔时间
    void ( * TaskHook)(void);      // 要运行的任务函数
} TASK_COMPONENTS;        // 任务定义
```

(2) 定时器复用和中断处理　定时器可以是任意的定时器, 假设定时器的定时中断为 10 毫秒(可以自行设定, 中断过于频繁效率就低, 中断太长, 实时性差)。

```
void TaskRemarks(void)
{
    uint8 i;
    for (i=0; i<TASKS_MAX; i++) //逐个任务时间处理
    {
        if (TaskComps[i].Timer) //时间不为 0
        {
            TaskComps[i].Timer -- ;//减去一个节拍
            if (TaskComps[i].Timer == 0) //时间减完了
            { //恢复计时器值,从新下一次
                TaskComps[i].Timer = TaskComps[i].ItvTime;
                TaskComps[i].Run = 1; //任务可以运行
            }
        }
    }
}
```

　　此函数就相当于中断服务函数，需要在定时器的中断服务函数中调用此函数，这里独立出来，便于移植和理解。

　　（3）任务处理　此函数就是用来判断什么时候该执行哪一个任务，实现任务的管理操作，应用者只需要在 main（）函数中调用此函数就可以了，并不需要去分别调用和处理任务函数。

```
void TaskProcess( void )
{    uint8 i;
     for ( i = 0; i < TASKS_MAX; i ++ )    //逐个任务时间处理
     {
          if ( TaskComps[ i ]. Run )              //时间不为 0
          {
               TaskComps[ i ]. TaskHook( );        //运行任务
               TaskComps[ i ]. Run  = 0;           //标志清 0
          }
     }
}
```

　　【实例分析】假设我们有三个任务：时钟显示、按键扫描和工作状态显示。

　　定义一个结构体变量：在定义变量时，我们已经初始化了值，这些值的初始化，非常重要，跟具体的执行时间优先级等都有关系。大概意思是，我们有三个任务，每一秒执行一下时钟显示，因为我们的时钟最小单位是 1 秒，所以在秒变化后只显示一次就够了。由于按键在按下时会参数抖动，一般按键的抖动大概是 20 毫秒，那么我们在顺序执行的函数中一般是延伸 20 毫秒，而这里我们每 20 毫秒扫描一次，既达到了消抖的目的，也不会漏掉按键输入。为了能够显示按键后的其他提示和工作界面，我们这里设计每 30 毫秒显示一次，如果你觉得反应慢了，可以让这些值小一点。后面的名称是对应的函数名，必须在应用程序中编写此函数名称和这三个一样的任务。

```
static TASK_COMPONENTS TaskComps[ ]  =
{
     {0, 60, 60, TaskDisplayClock},    //显示时钟
     {0, 20, 20, TaskKeySan},    //按键扫描
     {0, 30, 30, TaskDispStatus},    //显示工作状态
}
```

　　任务列表：我们这里定义这个任务清单的目的其实就是参数 TASKS_ MAX 的值，其他值是没有具体的意义的，只是为了清晰地表明任务的关系而已。

```
typedef enum _TASK_LIST
{
     TAST_DISP_CLOCK,          //显示时钟
     TAST_KEY_SAN,             //按键扫描
```

```
TASK_DISP_WS,              //工作状态显示
 //这里添加你的任务…
 TASKS_MAX                 //总的可供分配的定时任务数目
| TASK_LIST;
```

编写任务函数：这里的子函数对应上面定义的每个任务的具体实现过程。

```
void TaskDisplayClock( void )
{
    //显示任务的具体代码
}
void TaskKeySan( void )
{
    //扫描任务的具体代码
}
void TaskDispStatus( void )
{
    //工作状态显示的具体代码
}
```

主函数：到此时间片轮询这个应用程序的架构就完成了，只需要在提示的地方添加自己的任务函数就可以了。不妨试试，看看任务之间是不是相互干扰，是否并行运行。当然重要的是，还需要注意任务之间进行数据传递时采用全局变量，除此之外，还需要注意划分任务以及任务的执行时间，在编写任务时，尽量让任务尽快执行完成。

```
int main( void )
{
    InitSys( );//初始化
    while (1)
    {
      TaskProcess( );//任务处理
    }
}
```

二、基于嵌入式操作系统的软件设计

（一）嵌入式操作系统

由于硬件的限制，在使用 MCU 设计嵌入式系统时代的初期，程序设计人员得到的只是硬件系统的"裸机"，没有任何类似于操作系统的软件作为开发平台，对 CPU、RAM 等这些硬件资源的管理工作都必须由程序员自己编写程序来解决，因此程序人员的工作十分辛苦，并且应用程序的开发效率极低，所

以那时从事嵌入式系统开发的人员就期望能有一个支持嵌入式系统开发的系统软件。

现在，由于技术的进步和发展，单片系统硬件的规模越来越大，功能越来越强，从而给运行嵌入式操作系统提供了物质保证，于是就出现了很多具有不同应用特点的操作系统。

运行在嵌入式硬件平台上，对整个系统及其所操作的部件、装置等资源进行统一协调、指挥和控制的系统软件，叫作嵌入式操作系统。由于嵌入式操作系统的硬件特点、应用环境的多样性和开发手段的特殊性，使它与普通的操作系统有着很大的不同，其主要特点如下。

1. 微型化 嵌入式系统芯片内部存储器的容量通常不会很大（1MB 以内），一般也不配置外存，加之电源的容量较小（常常用电池甚至微型电池供电）以及外部设备的多样化，因而不允许嵌入式操作系统占用较多的资源，所以在保证应用功能的前提下，嵌入式操作系统的规模越小越好。

2. 可裁剪性 嵌入式操作系统运行的硬件平台多种多样，其宿主对象更是五花八门，所以要求嵌入式操作系统中提供的各个功能模块可以让用户根据需要选择使用，即要求它具有良好的可裁剪性。

3. 实时性 目前嵌入式系统广泛应用于生产过程控制、数据采集、传输通信等场合，这些应用的共同特点就是要求系统能快速响应事件，因此要求嵌入式操作系统有较强的实时性。

4. 高可靠性 嵌入式系统广泛地应用于军事武器、航空航天、交通运输等重要的生产设备领域，所以要求嵌入式操作系统必须有极高的可靠性，对关键、重要的应用还要提供必要的容错和防错措施，以进一步提高系统的可靠性。

5. 易移植性 为了适应多种多样的硬件平台，嵌入式操作系统可在不做大量修改的情况下，稳定地运行在不同的平台上。

嵌入式操作系统与嵌入式系统的宿主对象的要求密切相关。按嵌入式操作系统的应用范围划分，可分为通用型嵌入式操作系统和专用型嵌入式操作系统。通用型嵌入式操作系统可用于多种应用环境，例如常见的 WindowsCE、VxWorks、CLunix 及本书将要介绍的 RT – Thread 等；专用型嵌入式操作系统则用于一些特定的领域，例如应用于移动电话的 Symbian、手持数字设备（PDA）的 Plam OS 等。

由于嵌入式系统存储器的容量较小，因此嵌入式系统的软件一般只有操作系统和应用软件两个层次。嵌入式操作系统在系统中的地位如图 5 – 6 所示。

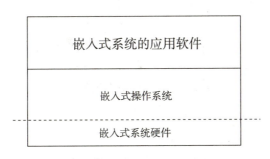

图 5 – 6 嵌入式操作系统在嵌入式系统中的地位

根据对外部事件的响应能力来分类，嵌入式操作系统有实时操作系统和分时操作系统两类。以下介绍实时操作系统。

（二）实时操作系统

实时含有立即、及时之意。如果操作系统能使计算机系统及时响应外部事件的请求，并能及时控制所有实时设备与实时任务协调运行，且能在一个规定的时间内完成对事件的处理，那么这种操作系统就是一个实时操作系统（real time operation system，RTOS）。

对实时系统有两个基本要求：①实时系统的计算必须产生正确的结果，即逻辑或功能正确（logical

or functional correctness）；②实时系统的计算必须在预定的时间内完成，即时间正确（timing correctness）。

按时间正确的程度来分，实时操作系统又分为硬实时操作系统和软实时操作系统两种。如果要求系统必须在极严格的时间内完成实时任务，那么这样的系统就叫作硬实时操作系统。对于硬实时系统来说，超过截止时间计算出来的正确结果和错误的计算结果都是不能容忍的，因为事故已经发生了，结果再正确也没有什么用途了。

相对来说，如果系统完成实时任务的截止时间要求不是十分严格，那么这种系统就叫作软实时系统。也就是说，软实时系统对于计算超时具有一定的容忍度，超过允许计算时间得到的运算结果不会完全没有用途，只是这个结果的可信度会有某种程度上的降低。

通过上面的叙述可知，一个系统的实时性除了需要硬件的保证之外，还需要操作系统的保证，即无论在什么情况下，操作系统完成任务所用的时间都应该是在应用程序设计时就可预知的。

（三）实时操作系统需要满足的条件

智能医学设备的核心组成部分就是嵌入式系统，它主要由嵌入式系统进行控制，因此系统是否能及时、快速地响应外部事件，常常是对系统的第一要求，因此嵌入式系统使用的操作系统大多是实时操作系统。对于一个实时操作系统来说，就是要求它在现有的硬件条件下，在接收输入后尽可能快地计算出输出结果，并应使应用程序设计者在应用程序设计时，就能预先准确地确定完成任务所需要的最长时间。

为达到上述要求，实时操作系统应满足以下三个条件：①实时操作系统必须是多任务系统；②任务的切换时间应与系统中的任务数无关；③中断延迟的时间可预知并尽可能短。

1. 多任务　计算机在执行应用程序时，经常要用 I/O 设备进行数据的输入和输出，而 I/O 设备在工作时总是需要一段时间的。于是在 I/O 设备工作期间，如果 CPU 没有其他任务，那么就只值等待，因此就会使计算机运行一个应用程序所花的时间比较长，也就是说，这种系统的实时性较差。

如果把一个大的任务分解成多个可并行运行的小的任务，那么在一个任务需要等待 I/O 时就可以交出对 CPU 的使用权，而让 CPU 去运行其他任务，这样就可以大大提高 CPU 的利用率，当然，系统完成任务所花的时间就会大大减少，从而给提高系统的实时性能创造了条件。

除此之外，多任务系统还有另外一个优点，即它可以让程序员把一个大的应用程序分成相对独立的多个任务来完成，从而给应用程序的设计和维护也提供了极大的方便。

由于多任务的诸多优点，因此现在的嵌入式实时操作系统都是多任务系统。

2. 内核的类型　由于嵌入式系统中只有一个 CPU，因此在一个具体时刻只能允许多个任务中的一个任务使用 CPU。根据系统中的任务获得使用 CPU 的权力的方式，多任务实时操作系统的内核分为可剥夺型和不可剥夺型两种类型。但无论在哪种类型的内核中，每个任务都必须具有一个唯一的优先级别来表示它获得 CPU 的权力。

不可剥夺型内核也叫作合作型多任务内核。在这种内核中，总是优先级别高的任务最先获得 CPU 的使用权。为防止某个任务始终霸占 CPU 的使用权，这种内核要求每个任务能主动放弃 CPU 的使用权。

由于可剥夺型内核实时性较好，所以目前大多数嵌入式实时操作系统是可剥夺型内核。

3. 任务的切换时间　既然是多任务系统，那么就有任务之间的切换，操作系统的调度器就是用来完成这项工作的。调度器在进行任务切换时当然需要一段时间，因此这段时间的长短也是影响系统实时性的一个重要因素。为了使应用程序的设计者可以计算出系统完成某一个任务的准确执行时间，要求作为进行任务切换的调度器的运行时间应该是固定的，即调度器进行任务切换所用的时间不能受应用程序中其他因素（例如任务数目）的影响。

4. 中断延迟　外部事件的发生常常以一个中断申请信号的形式来通知 CPU，然后才运行中断服务程序来处理该事件。自 CPU 响应中断到 CPU 转向中断服务程序之间所用的时间，叫作中断延时间。

（四）实时操作系统的任务划分

嵌入式系统设计的开始阶段，都是从功能需求分析开始，然后进行系统设计，即硬件系统设计和软件系统设计。而在进行软件系统设计时，是否采用实时操作系统将导致完全不同的设计风格。一个应用系统的软件可以分为许多"可执行程序单元"。当不使用操作系统时（基于裸机的编程方式），将这些"可执行程序单元"进行分类组合，就可以得到一个个"模块"，其中一个是"监控模块"，其他"模块"在"监控模块"的管理下运行。当使用操作系统时（基于操作系统的编程方式），将这些"可执行程序单元"进行分类组合，就可以得到一个个"任务"，这些"任务"在操作系统的调度下运行。严格地讲，这里的"任务"是指"用户任务"（区别于操作系统自己的"系统任务"），本书中将"用户任务"简称为"任务"。

对一个具体的嵌入式应用系统进行"任务划分"，是实时操作系统应用软件设计的关键，任务划分是否合理将直接影响软件设计的质量。当任务划分得合理时，软件设计将比较简洁、高效；否则将可能比较繁杂，甚至失败。

1. 任务划分的目标　在对一个具体的智能医学仪器应用系统进行任务划分时，可以有不同的任务划分方案。我们需要知道任务划分的目标，才能对不同的方案进行比较，选择最能够实现目标的方案。

（1）满足"实时性"指标　这是首要目标，也就是即使在最坏的情况下，系统中所有对实时性有要求的功能都能够正常实现。

（2）任务数目合理　对于同一个应用系统任务划分数目多时，每个任务需要实现的功能就简单一些，任务的设计也简单一些，但任务的调度操作与任务之间的通信活动增加使系统运行效率降低，资源开销增大。任务划分的数目少时，每个任务需要实现的功能就繁杂一些，但可免除不少通信工作，减少共享资源的数量，减轻操作系统的负担减少资源开销。合理地合并一些任务，使任务数目适当少一些还是比较有利的。

（3）简化软件系统　一个任务要实现其功能，除了需要操作系统的调度功能支持外，还需要操作系统的其他服务功能支持，如时间管理功能、任务之间的同步功能、任务之间的通信功能、内存管理功能等。合理划分任务，可以减少对操作系统的服务要求，使操作系统的功能得到剪裁，简化软件系统，减小软件代码的规模。

（4）降低资源需求　合理划分任务，减少或简化任务之间的同步和通信需求，就可以减小相应数据结构的内存规模，从而降低对系统资源的需求。

2. 任务划分的方法

（1）关键任务的划分　"关键性"是指某种功能在应用系统中的重要性。如果这种功能不能正常实现，将造成重大影响，甚至引发灾难性的后果。包含"关键"能的任务称为"关键任务"，关键务必须得到运行机会，即使遗漏执行一次也不行。

例如在火灾监控系统中，传感器信号的检测就是关键性的功能。如果检测功能被耽误，没有及时发现火警，那么后果是非常严重的。我们自然会想到用提高检测任务的优先级来保证该功能不被耽误，但这还不够。设想该系统工作过程如下：烟雾传感器发出火警信号，系统检测到该信号，然后自动进行报警（拨打火警电话），启动喷淋灭火系统，生成并保存火警记录（电子版），最后打印火警记录（纸质版）。该系统通常是无人值守系统，只要硬件系统没有故障，就能够正常产生火警信号。软件系统的关键功能是"信号检测"，只有检测到火警信号，随后的操作才能够被启动。如果将"信号检测，拨打火警电话，启动喷淋灭火系统，生成并保存火警记录和打印火警记录"包装成为一个任务，那么即使给它定义很高的优先级，也还是不能保证不误事。如果在一次报警过程中，前面几步都正常执行了，火灾也顺利扑灭了，但最后两项操作有可能出问题（磁盘或打印机被低优先级任务占用，甚至磁盘或打印机有故障），那么该任务将被挂起。由于信号检测功能是该任务的一部分，所以随着该任务被挂起，信号检测功能也一同被挂起。从此系统就对外界失去反映，处于瘫痪状态。

产生这种后果的原因是显而易见的：关键操作与其他操作打包在一起，从而受到其他操作的拖累。由此，我们得到一条原则：对于关键功能，必须尽可能与其他功能剥离，独立成为一个任务，通过通信方式再触发其他任务，完成后续操作。

如果关键功能可以由中断启动，则可将该关键功能直接由 ISR 完成。相对于普通的任务，ISR 具有"绝对的"并发性，可以看成"不要操作系统调度""具有超优先级"的"任务"。在火灾报警系统中，我们让传感器的火警信号触发一个外部中断，中断发生便完成了"信号检测功能"，在 ISR 中再使用某种通信机制通知其他任务。根据设备依赖性原则，其他操作由相关设备任务并发完成，如图 5-7 所示。

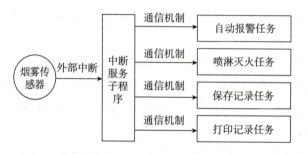

图 5-7   用 ISR 完成关键功能（1）

为了提高系统的实时性，ISR 必须尽可能简短、快速，以免影响其他关键任务的实时响应。在图 5-7 中，ISR 需要进行 4 次通信耗时较长。为此我们增加一个"消息分发"任务（图 5-8），ISR 只需要发一个信息给"消息分发"任务，就能大大减轻 ISR 的工作量。"消息分发"任务完成对各个相关功能任务的通信工作，启动相关设备任务并完成后续工作。在这里，"消息分发"任务的优先级低于所有关键任务，不影响"任务级"的关键任务得到及时执行，更不影响"中断级"的关键任务得到及时响应。"消息分发"任务的优先级高于所有操作任务，以便将所有操作任务都通知到，然后各个操作任务在操作系统的调度下发并运行。消息发送函数具有广播功能，发送一条消息就可以使所有等待该消息的任务进入就绪状态，从而完成消息分发功能，不需要另外的消息分发任务。

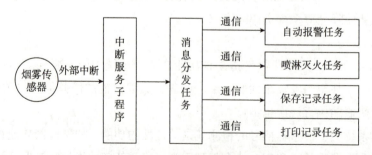

图 5-8   用 ISR 完成关键功能（2）

如果关键功能不能由中断启动，则可将该关键功能用一个独立的任务来实现，如图 5-9 所示。例如，由于某种原因，传感器信号不主动产生外部中断，而由系统通过查询方式来获得传感器状态信息，则火警检测功能可用一个传感器状态查询任务来实现。为了不遗漏火警信息，必须"不停地"查询（查询周期必须小于传感器的火警状态持续时间），实际上是"定时查询"，例如每秒查询一次（假设传感器的火警状态持续时间大于 1 秒）。只要发现火警，即向相关操作任务发出消息，启动相关操作。

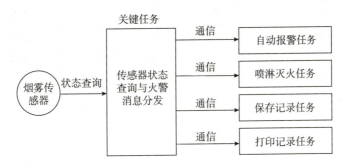

图 5 - 9　用关键任务完成关键功能

如果该关键任务有严格的实时性要求，则必须赋予它足够高的优先级，以便及时获得运行权；否则，高优先级不是必需的。关键是"剥离"其他非关键操作，以免受其拖累。在本例中，对传感器的"定时查询"任务是一个关键任务，但它的实时性要求并不高，只要不漏报，延误几秒钟报警都是可以接受的。在正常的系统中，最低优先级的任务也能够得到运行机会。实时性要求不高的关键任务可以安排较低的优先级，将高优先级留给下文要介绍的紧迫任务。

（2）紧迫任务的划分　"紧迫性"是指某种功能必须在规定的时间内得到运行权（及时运行），并在规定的时刻前执行完毕（按时完成），可见这类功能有严格的实时性要求。将"关键任务"划分出去以后，剩下的对实时性有严格要求的功能作为"紧迫任务"来划分。

在这里，我们用放射性测量中的能谱分析仪作为例子。能谱分析仪的探头将 γ 射线转换成电脉冲信号，脉冲信号的密集程度反映了 γ 射线的强度，也就反映了放射性物质的含量；脉冲信号的幅度反映了 γ 射线的能量，也就反映了放射性元素的种类。一个放射性物质的样品中可能包含好几种放射性元素，如果要想区分出各种放射性元素并求出各自的含量，就必须将所有测到的脉冲按其幅度（能量）分别统计。统计的结果画成曲线，这种曲线称为能谱曲线。每一种放射性元素产生的脉冲信号都有其特定的能谱分布规律，这样我们就可以计算出样品中放射性元素的种类和含量。

能谱分析仪在采集能谱信号时要完成下列工作：通过峰值采样电路取得每一个脉冲信号的幅度电压值，再通过 A/D 电路转换成数字量，然后将这些代表脉冲信号能量的数字量进行分类统计，就可以得到这次测量的能谱数据了。

由于放射性有随机涨落特性，即使放射性物质的含量固定不变，探头输出的脉冲信号之间的时间间隔也是不均匀的，有时两个脉冲间隔很小，几乎融合（图 5 - 10）。这类信息的采集操作就是一种"紧迫"的操作。一个脉冲的顶峰出现后，必须"及时"启动采样程序；否则，采样保持电路输出的信号幅度就会下降，即使下降千分之一，对于 1024 道能谱仪来说，误差便达到 1 道。

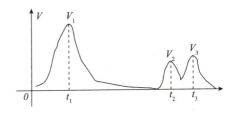

图 5 - 10　能谱仪中的信号波形

另外，每次处理必须在下一个脉冲来到之前完成；否则，下一个脉冲就被遗漏了。因此对脉冲信号的采样处理任务是一个"紧迫任务"。用"机不可失，时不再来"形容"紧迫"任务处理的对象再合适不过了。

大多数紧迫任务是由异步事件触发的，这些异步事件一般能够引发某种中断。在这种情况下，将紧迫任务安排在相应的 ISR 中是最有效的方法。如果紧迫任务不能安排在 ISR 中，则为它安排尽可能高的优先级是解决"及时性"的有效方法。

要达到"按时完成"的目的，必须使"紧迫任务"需要的执行时间尽可能短。其办法是对紧迫任务进行"瘦身"，尽可能剥离"不太紧"的操作，只剩下"必须立刻做"的操作，将被剥离的"不太紧迫"的操作另外封装为一个任务。在能谱仪这个例子里，紧迫任务放在外部中断服务程序（ISR）中（由峰值检测电路触发），用于完成对脉冲峰值的采样（A/D 转换），并将采样结果放入"消息队列"。另外再创建一个任务，从消息队列里取出采样值，用采样值调整能谱数据（图 5 - 11）。

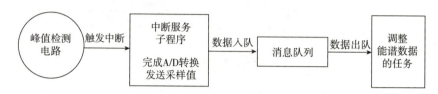

图 5 - 11　能谱仪中的数据采集任务

在能谱数据采样任务中不管怎样缩短采样时间，均无法保证不遗漏一个脉冲。只是采样过程越快，可能遗漏的脉冲越少，得到的能谱数据越真实。为了解决这个问题，采用了"扣除死时间"的措施（原理从略）。这从另一方面说明，"紧迫"任务不一定是"关键"任务，遗漏执行虽然使工作品质下降，但不一定引起严重后果。

3. 任务划分小结

（1）通过以上分析，可以对任务划分小结如下：首先，以单片机为中心，将与各种输入/输出设备（或端）相关的功能分别分为独立的任务。

（2）发现"关键"功能，将其最"关键"部分"剥离"出来，用一个独立任务（或 ISR）完成，剩余部分用另外一个任务实现，两者之间通过通信机制沟通。

（3）发现"紧迫"功能，将其最"紧迫"部分"剥离"出来，用一个独立的高优先级任务（或 ISR）完成，剩余部分用另外一个任务实现，两者之间通过通信机制沟通。

（4）对于既"关键"又"紧迫"的功能，按"紧迫"功能处理。

（5）将消耗时间较多的数据处理功能划分出来，封装为低优先级任务。

（6）将关系密切的若干功能组合成为一个任务，达到功能聚合的效果。

（7）将由相同事件触发的若干功能组合成为一个任务，从而免除事件分发机制。

（8）将运行周期相同的功能组合成为一个任务，从而免除时间事件分发机制。

（9）将若干按固定顺序执行的功能组合为一个任务，从而免除同步接力通信的麻烦。

（五）实时操作系统的行为同步

在实时操作系统的支持下，系统的整体功能是通过各个任务（包括 ISR）的协同运行来实现的，这种协同关系包括运行步骤的协调，这种协调操作就是"行为同步"。

1. 用于行为同步的通信手段

一个任务的运行过程要和其他任务运行配合，才能得到预定的效果。任务之间的这种动作配合和协调关系称为"行为同步"。由于行为同步过程往往由某种条件来触发，故又称为"条件同步"。行为同步的结果体现为任务之间的运行按某种预定的顺序来进行，故又称为"顺控制"。在每一次同步的过程中，其中一个任务（或 ISR）为"控制方"，它使用操作系统提供的某种通信手段发出控制信息；另一个任务为"被控制方"，它通过通信手段得到控制信息后即进入就绪状态，根据优先级高低，或者立即进入运行状态，或者随后某个时刻进入运行状态，被控制方的运行状态受到控制方发出的信息的控制，即被控制方的运行状态由控制方发出的信息来"同步"。

为实现任务之间的"行为同步"，实时操作系统提供了灵活多样的通信手段来适应不同场合的需要。

（1）二值信号量　我们将取值只能为0或1的信号量称为二值信号量。由于这种信号量用来表示某种事件是否发生（或条件是否满足），故二值信号量又称"事件标志"，甚至直接称为"信号"。

二值信号量初始值为0，控制方需要发出同步信号时，就调用"发出一个信号量"的服务函数，使二值信号量的值变为1。被控制方在任务的"同步点"调用"等待一个信号量"的服务函数，如果二值信号量的值已经为1，则将二值信号量复位（清零）并继续运行下去；如果二值信号量的值为0，便使自己被挂起，等待控制方的信号。

当被控制方在任务的"同步点"调用"等待一个信号量"的服务函数时，理论上虽然有两种可能性：得到信号量继续运行和没有得到信号量而被挂起，但实际上只有后一种情况是合理的，即被控制方总是处于等待同步信号的状态，一旦同步信号出现，便立即投入运行。这才是最合理的同步方式。如果被控制方在任务的"同步点"调用"等待一个信号量"的服务函数时，值信号量的值已经为1，则说明控制方的控制信号早已发出，被控制方已经耽误了时间，同步的效果大大下降。

我们把同步信息看作一个产品，控制方就是产品的生产者，被控制方就是产品的消费者，当产品的"最短生产时间"比产品的"最长消费时间"还长时，产品永远是"供不应求"，消费者"总是处于等待状态"，刚刚生产出来一个产品立即被消费者取走，不可能出现产品积压状态。这时，生产者和消费者达到完全同步，生产一个就立即消费一个。

二值信号量的使用范围：被控制方总能够及时响应控制方发出的信号，完成相应处理任务，并在下一次信号来到之前进入等待状态。

在实时操作系统中，没有专门用于行为同步的二值信号量。虽然可以将"事件标志组"中的标志位变通当作二值信号量使用，但事件标志组比计数信号量更复杂，还不如直接用"计数信号量"或"消息邮箱"当作二值信号量来使用。

（2）计数信号量　只要产品的平均生产时间比产品的平均消费时间长，所有的产品就都会被消费掉。但当产品的"最短生产时间"比产品的"最长消费时间"短时，仍然有可能在某个时间段内出现临时的"产品积压"。例如：产品的生产时间为 20~50 分钟（平均 35 分钟），产品的消费时间为 10~30 分钟（平均 20 分钟），总体上看是生产慢，消费快，产品都能够被消费掉。但在某个时间段，生产速度维持在高水平状态（每 20 分钟生产一个），而消费速度偏偏维持在低水平状态（每 30 分钟消费一个），这时就会临时出现产品积压现象。

二值信号量不能处理"信号积压"现象，未及时响应的信号将会被遗弃，使有效响应次数少于实际发出的信号次数。

在这种情况下，采用计数信号量是一个有效的选择。总体上能使控制方对被控制方进行同步控制，在特殊情况下也能够不失去控制，保证每次控制信号都能够得到响应（响应时间偶尔会有延误）。

计数信号量初始值为0，控制方需要发出同步信号时，就调用"发出一个信号量"的服务函数，使计数信号量的值加1。被控制方在任务的"同步点"调用"等待一个信号量"的服务函数。如果计数信号量的值不为0，就将计数信号量减1并继续运行下去；如果计数信号量的值为0，便使自己被挂起，等待控制方的信号。

计数信号量的使用范围：被控制方不能保证在下一次信号到来之前处理完本次控制方发出的信号，但总体上可以响应所有信号。

（3）事件标志组　当需要将两个以上的信号进行某种逻辑运算，且用逻辑运算结果作为同步控制信号时，简单的通信方式难以实现，可采用"事件标志组"来实现。"事件标志组"是若干二值信号的组合，其中每一个二值信号都是某个事件是否发生的标志，并对应一个相关的"生产者"（任务或ISR）。

"事件标志组"可以实现多个任务（包括 ISR）协同控制一个任务。当各个相关任务（包括 ISR）先后发出自己的信号后（使事件标志组的对应标志有效），预定的逻辑运算结果有效，触发被控制的任务。

当逻辑关系为"逻辑与"关系时，被触发的任务为"总装型"任务：若干任务分别完成各种不同的"零部件"，每一个"零部件"完成时就将对应的标志置位（"1 有效"），当所有相关的"零部件"都先后完成时，预定的逻辑运算结果将"总装型"任务激活。

当逻辑关系为"逻辑或"关系时，只要其中有一个关联任务将对应的标志置位（"1 有效"），就会触发被控制的任务。

（4）消息邮箱　用信号量进行行为同步时，只能提供同步的时刻信息，不能提供内容信息。当控制方在对被控制方进行控制，且需要向被控制方提供内容信息（数据或字符串）时，"消息邮箱"是一种有效的方案。

当两个任务是系统"信息链条"中相邻两个环节时，前一个任务的输出信息就是后一个任务的输入信息，"消息邮箱"就是连接这两个任务的桥梁。

在"消息邮箱"看来，提供消息的任务（或 ISR）是生产者，读取消息的任务是消费者。正常情况下，消息的消费时间比消息的生产时间短，消费者总是在等待消息的到来。这时，生产者每向"消息邮箱"发送一次"消息"，就立即被消费者取走，两者达到理想的同步效果。

"数据采集"任务、"数据处理"任务和"显示输出"任务构成了典型的"信息链条"，前一个任务为后一个任务提供数据，它们之间就可以用"消息邮箱"来进行"行为同步"。

由于"消息邮箱"里只能存放一条消息，所以在用"消息邮箱"进行同步控制时，必须满足一个前提：任何时候消息的生产速度都比消息的消费速度慢，即被控制任务总是在等待消息。这和二值信号量的情况类似。

"消息邮箱"中可以放入任何类型的信息，当然也可以放入"事件标志"这种最简单的信息。通常用"空邮箱"（放入一个空指针）void *)0）表示事件没有发生，用"非空邮箱"（放入一个非空指针（void *)1）表示事件已经发生。也就是说，"消息邮箱"可以当作"二值信号量"来使用。当系统中需要同时使用二值信号量和消息邮箱时，可以只使用消息邮箱一种通信手段，将有关值信号量的代码全部剪裁掉，以达到简化系统的目的。

（5）消息队列　由于"消息邮箱"里只能存放一条消息。所以当不能保证消息的生产速度永远比消息的消费速度慢时，就可能出现前一个消息尚未取走而后一个消息又到来的情况，这时就会丢失消息。

"消息队列"可以存放多个消息，能够有效解决消息的"临时堆积"问题。与计信号量的情况类似，"消息队列"的使用仍然需要满足一个条件：消息的平均生产时间比消息的平均消费时间长；否则，再长的"消息队列"也会"溢出"。

理论上"消息队列"也可以当作"计数信号量"来使用，但系统开销比较大，并不明智。

2. 行为同步 前面介绍了任务在行为同步过程中采用的各种通信手段,本节介绍行为同步的时序分析合理安排同步点和任务的优先级是获得预期同步效果的关键。

(1) ISR 与任务之间的同步 最简单的行为同步就是两个任务之间的单向同步,这种行为同步发生,在信息处理链的相邻任务之间其中一个任务(或 ISR)为制方发出制信息;另一个任务为被控制方得到控制信息后即进入就绪状态,只要优先级足够高就可以很快进入运行状态。

一个由异步事件触发的 ISR 通常与一个任务关联,它们之间就是单向同步关系。这个被 1SR 关联的任务总是处于等待状态,每当 ISR 发出信息就被触发,其任务函数结构为"事件触发型",ISR 发出的信息就是任务的"启动信号",中断次数与任务启动次数一致。

通常 ISR 都非常简短,首先响应异步事件,获取相关信息,接着调用某种通信服务函数,将信息发出,最后调用中断退出函数,在结束中断的时候进行任务调度。被控制的任务就是与这个 ISR 关联的任务,在 ISR 发出信息后即进入就绪状态。由于关联任务的优先级通常足够高,故 ISR 结束后通常就能够进入运行状态,完成相关的后续处理任务(图 5 – 12)。

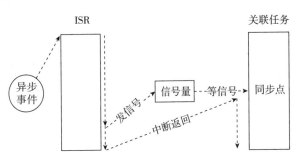

图 5 – 12 ISR 与任务的同步

(2) 两个任务之间的单向同步 如果单向同步发生在两个任务之间,那么实际同步效果与两个任务的优先级有很大关系。当控制方任务的优先级低于被控制方任务的优先级时,控制方任务发出信息后使被控制方任务进入就绪状态,并立即发生任务切换,使被控制方任务直接进入运行状态,瞬时同步效果较好,如图 5 – 13 所示。

当控制方任务的优先级高于被控制方任务的优先级时(大多如此),控制方任务发出信息后虽然使被控制方任务进入就绪状态,但并不发生任务切换,只有当控制方再次调用系统服务函数(如延时函数)并使自己被挂起时,被控制方任务才有运行机会,瞬时同步效果较差,如图 5 – 14 所示。当被控制方任务的实时性要求不高,或者采取有缓冲功能的通信手段时,这是可以接受的。常用做法是采用首尾触发方式(控制方任务的尾部触发被控制方的首部),控制方在发出信息后立即调用延时函数(延时时间大于被控制方任务的处理时间),主动使自己被挂起来,让低优先级的被控制方任务尽快得到运行机会,从而改善同步效果。

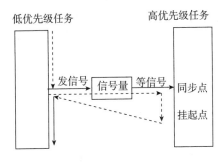

图 5 – 13 任务之间的单向同步(1)

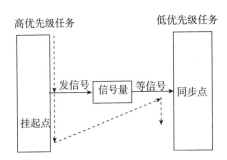

图 5 – 14 任务之间的单向同步(2)

比如,一个中等优先级的按键任务通过两个信号量分别触发一个高优先级的蜂鸣器任务和低优先级的显示任务。其结果高优先级的蜂鸣器任务立即运行,而低优先级的显示任务要等所有高优先级任务放弃 CPU 的使用权时才得以运行。由于按键任务的优先级低于蜂鸣器任务但高于显示任务,所以在检测按键操作以后按键任务发送的信号量并不能使显示任务立即运行，一定要等待按键任务和蜂鸣器任务调用系统服务函数延时才得以运行。程序运行效果：每按一下键，蜂鸣器响一下，显示数据加1。

（3）两个任务之间的双向同步　在单向同步过程中，必须保证消息的平均生产时间比消息的平均消费时间长；否则，再长的"消息队列"也会"溢出"。如果消息的生产者是外部物理世界，其消息生产速度是客观的，那么为了不遗漏消息，只能用提高系统处理速度来应对。如果消息的生产者是系统内部的某个任务，则可以通过协调生产者与消费者的关系来建立一个"产销平衡"的理想状态。通信的双方相互制约，生产者通过"提供消息"来同步消费者，消费者通过"回复消息"来同步生产者，即生产者必须得到消费者的回复后才能进行下一个消息的生产。这种运行方式称为"双向同步"。它使生产者的生产速度受到消费者的反向控制，达到"产销平衡"的理想状态。

一种简单的双向同步过程称为"交会"：任务A在交会点向任务B发消息并等待任务B的回复消息；任务B在交会点等待任务A发来消息，在获得消息后再向任务A回复消息。交会点就是双方的同步点，不管谁先到达交会点，都必须完成一次双向同步过程才能继续往下执行。

当任务A的优先级高于任务B时（图5-15a），高优先级的任务A运行到交会点后向任务B发出信号，然后等待回复。在任务A等待回复时，任务B获得运行机会，到达交会点后，不用等待就能顺利得到信号；当任务B发出回复信号后，高优先级的任务A得到回复后立即被激活，并率先离开交会点。当任务A被挂起时，任务B才能够离开交会点。

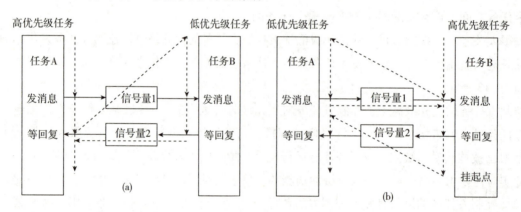

图5-15　任务之间的双向同步

当任务A的优先级低于任务B时（图5-15b），高优先级的任务B运行到交会点后等待任务A发出的信号。在任务B等待信号时，任务A获得运行机会到达交会点后向任务B发出信号；高优先级的任务B得到信号后立即被激活，向任务A发出回复信号并率先离开交会点。当任务B被挂起时，任务A不用等待就顺利得到回复，并离开交会点。

比如，两个任务之间的双向同步过程：蜂鸣器任务响一声后，向显示任务发送消息并等待回答，显示任务得到消息后进行一次更新，再进行回复。最终效果为蜂鸣器每响一次显示数字加1。

（六）智能医学仪器嵌入式实时操作系统的选择

在开发智能医学仪器时，有很多实时操作系统可以选择，如μC/OS、FreeRTOS、RTX和RT-Thread等大批优秀的实时操作系统。它们当中有些是商业性的，代码不公开，有些代码比较长，不利于学习掌握。下面我们分别来介绍它们的特点和区别。

🔖 知识链接 -

嵌入式系统在医疗仪器中的应用

大量医疗仪器，如心脏起搏器、放射设备、分析监护设备的应用，都需要嵌入式系统的支持。各种化验设备，如肌动电流描记器、离散光度化学分析、分光光度计等，都需要使用高性能的、专用化的DSP系统来提高其精度和速度。引入嵌入式系统后，现有的监护仪的功能与性能都将得到大幅度的提高。

1. μC/OS μC/OS家族（Ⅰ/Ⅱ/Ⅲ）中μC/OS-Ⅱ和μC/OS-Ⅲ是抢占式、高度便携式和可扩展的实时内核。这些内核旨在便于在大量CPU架构上使用，是μC/OS实时操作系统的关键组件。μC/OS的特性如下。

（1）可移植性 提供前所未有的易用性，μC/OS内核提供完整的源代码和深入的文档。μC/OS内核运行在大量处理器架构上，端口可供下载。

（2）可扩展性 μC/OS内核允许无限制的任务和内核对象。内核的内存占用可以缩小，仅包含应用程序所需的功能，通常为6~24kB的代码空间和1kB的数据空间。

（3）可靠 μC/OS内核包括减少开发时间的调试功能。内核提供广泛的范围检查，包括检查API调用中传递的指针，来自ISR的任务级服务，允许范围内的参数以及有效的指定选项。

（4）高效 Micrium的内核还包括有价值的运行时统计信息，使应用程序的内部可视化。识别性能瓶颈，并在开发周期的早期优化电源使用。

μC/OS内核的特性包括以下亮点：①抢占式多任务实时内核，可选择循环调度；②提供完整、干净、一致的源代码，具有深入的文档；③高可扩展性，即无限数量的任务、优先级和内核对象；④同时等待多个内核对象；⑤直接向任务发送信号/消息；⑥资源高效：6~24kB代码空间，1kB+字节数据空间；⑦非常低的中断禁用时间；⑧广泛的性能测量指标（可配置）。

2. FreeRTOS 是一个迷你的实时操作系统内核。作为一个轻量级的操作系统，功能包括：任务管理、时间管理、信号量、消息队列、内存管理、记录功能、软件定时器、协程等，可基本满足较小系统的需要。由于RTOS需占用一定的系统资源（尤其是RAM资源），只有μC/OS-Ⅱ、embOS、salvo、FreeRTOS等少数实时操作系统才能在小RAM单片机上运行。相对于μC/OS-Ⅱ、embOS等商业操作系统，FreeRTOS操作系统是完全免费的操作系统，具有源码公开、可移植、可裁减、调度策略灵活的特点，可以方便地移植到各种单片机上运行。FreeRTOS的特性如下。

（1）具有抢占式或者合作式的实时操作系统内核。

（2）功能可裁剪，最小占用10kB左右rom空间，0.5kB ram空间。

（3）灵活的任务优先级分配。

（4）具有低功耗模式。

（5）有互斥锁、信号量、消息队列等功能。

（6）运行过程可追踪。

（7）支持中断嵌套。

3. RT-Thread Keil RTX是为ARM和Cortex-M设备设计的免版税、确定性的实时操作系统。它允许创建同时执行多个功能的程序，并帮助创建更好的结构和更容易维护的应用程序。RT-Thread的特性如下。

（1）具有源代码的免版权、确定性 RTOS。

（2）灵活的调度：循环、抢占和协作。

（3）具有低中断延迟的高速实时操作。

（4）为资源有限的系统提供小封装。

（5）无限数量的任务，每个具有 254 个优先级。

（6）无限数量的邮箱、信号量、互斥量和计时器。

（7）支持多线程和线程安全操作。

（8）内核感知调试支持 MDK – ARM。

（9）使用 μVision 配置向导的基于对话框的设置。

优点：尽管无须实时操作系统（通过在超级循环中执行一个或多个功能）就可以创建实时程序，但 KeilRTX 提供解决的 RTOS 有许多调度、维护和计时问题。

4. RT – Thread　是一款来自中国的开源嵌入式实时操作系统，由国内一些专业开发人员。从 2006 年开始开发、维护，除了类似 FreeRTOS 和 μC/OS 的实时操作系统内核外，也包括一系列应用组件和驱动框架，如 TCP/IP 协议栈、虚拟文件系统、POSIX 接口、图形用户界面、FreeModbus 主从协议栈、CAN 框架、动态模块等，因为系统稳定，功能丰富而被广泛用于新能源、电网、风机等高可靠性行业和设备上，已经被验证是一款高可靠的实时操作系统。

RT – Thread 实时操作系统核心是一个高效的硬实时核心，它具备非常优异的实时性、稳定性、可剪裁性，当进行最小配置时，内核体积可以到 3kB ROM 占用、1kB RAM 占用。

在 RT – Thread 中线程是最小的调度单位，线程调度算法是基于优先级的全抢占式多线程调度算法，支持 256 个线程优先级（也能通过配置文件更改为最大支持 32 个或 8 个线程优先级），0 优先级代表最高优先级，255 优先级留给空闲线程使用；支持创建相同优先级线程，相同优先级的线程采用可设置时间片的轮转调度算法；调度器寻找下一个最高优先级就绪线程的时间是恒定的［时间复杂度是 1，即 O（1）］。系统不限制线程数量的多少，只和硬件平台的具体内存相关。

系统支持 semaphore（信号量）、mutex（互斥锁）作为线程间同步机制。mutex 采用优先级继存方式以解决优先级翻转问题。semaphore 的释放动作可安全用于中断服务例程中。同步机制支持线程按优先级等待或按先进先出方式获取信号量或互斥锁。

系统支持 event（事件）、mbox（邮箱）和 MessageQueue（消息队列）等通信机制。event 支持多事件"或触发"及"与触发"，适合于线程等待多个事件情况。mbox 中一封邮件的长度固定为 4kB，效率较 MessageQueue 更为高效。通信设施中的发送动作可安全用于中断服务例程中。通信机制支持线程按优先级等待或按先进先出方式获取。

系统使用时钟节拍来完成同优先级任务的时间片轮转调度；线程对内核对象的时间敏感性是通过系统定时器来实现的；定时器支持软定时器及硬定时器（软定时器的处理在系统线程的上下文中，硬定时器的处理在中断的上下文中）；定时器支持一次性超时及周期性超时。

5. RT – Thread 在 STM32F103 上的移植　所谓移植，就是使一个实时操作系统能够在某个微处理器平台上或微控制器平台上运行。下面将介绍如何移植 RT – Thread Nano 到 STM32F103 上。

（1）基础工程准备　准备一份基础的裸机源码（可通过 STM32CubeMx 可视化软件创建，也可按照工程项目所需文档手动创建）工程，如一份 stm32 的 LED 指示灯闪烁示例代码。

在移植 RT – Thread Nano 之前，我们需要准备一个能正常运行的裸机工程。作为示例，本文使用的是基于 STM32F103 的一个 LED 闪烁程序。程序如图 5 – 16 所示。

```
19    #include "main.h"
20
21    void SystemClock_Config(void);
22    static void MX_GPIO_Init(void);
23
24    static void _delay(void)
25  ┌ {
26        int i = 0x1000000;
27        while (i--);
28  └ }
29
30    int main(void)
31  ┌ {
32      HAL_Init();
33      SystemClock_Config();
34      MX_GPIO_Init();
35
36      while (1)
37    ┌ {
38        HAL_GPIO_WritePin(GPIOE, GPIO_PIN_7, GPIO_PIN_RESET);
39        _delay();
40        HAL_GPIO_WritePin(GPIOE, GPIO_PIN_7, GPIO_PIN_SET);
41        _delay();
42    └ }
43  └ }
44
```

图 5 – 16　LED 闪烁程序

在例程中主要做了系统初始化与 LED 闪烁功能，编译下载程序后，就可以看到 LED 闪烁了。

（2）Nano Pack 安装　Nano Pack 可以通过在 Keil MDK IDE 内进行安装，也可以手动安装。下面我们介绍手动安装：从官网下载安装文件"RT – Thread Nano 离线安装包下载"，下载结束后双击文件进行安装，如图 5 – 17 所示。

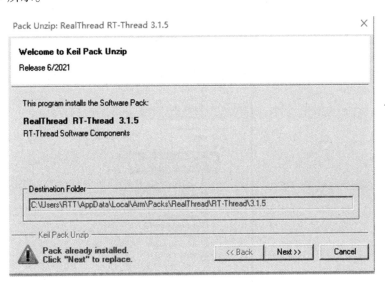

图 5 – 17　Nano Pack 包安装

（3）添加 RT – Thread Nano 到工程　打开已经准备好的、可以运行的裸机程序，将 RT – Thread 添加到工程。如图 5 – 18 所示，点击 Manage Run – Time Environment。

在 Manage Rum – Time Environment 里"Software Component"栏找到 RTOS，Variant 栏选择 RT – Thread，然后勾选 kernel，点击"OK"就添加 RT – Thread 内核到工程了，如图 5 – 19 所示。

现在可以在 Project 看到 RT – Thread RTOS 已经添加进来，展开 RTOS，可以看到添加到工程的文件，如图 5 – 20 所示。

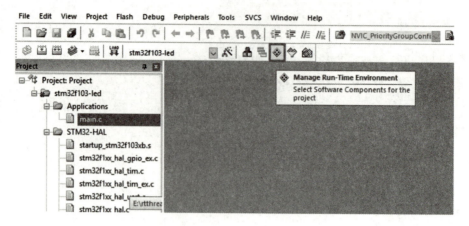

图 5 – 18　添加 RT – Thread Nano

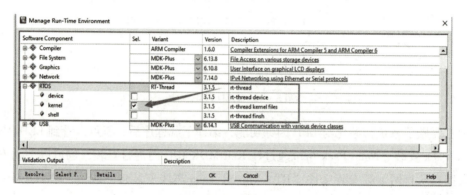

图 5 – 19　添加 RT – Thread Nano 内核

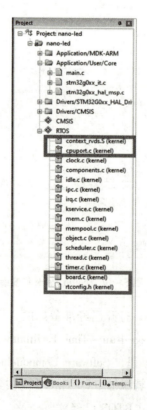

图 5 – 20　程序工程列表

（4）中断与异常处理 RT – Thread 会接管异常处理函数 HardFault_ Handler（ ）和悬挂处理函数 PendSV_ Handler（ ），这两个函数已由 RT – Thread 实现，所以需要删除工程里中断服务例程文件中的这两个函数，避免在编译时产生重复定义。如果此时对工程进行编译，没有出现函数重复定义的错误，则不用做修改。

（5）系统时钟配置 需要在 board. c 中实现系统时钟配置（为 MCU、外设提供工作时钟）与 os_ tick的配置（为操作系统提供心跳/节拍）。如下代码所示，用户需要在 board. c 文件中系统初始化和 OS Tick 的配置，用户需在 timer 定时器中断服务函数调用 rt_ os_ tick_ callback function，cortex – m 架构使用 SysTick_ Handler（ ）：

```
/* board. c */
/* timer 定时器中断服务函数调用 rt_os_tick_callback function,cortex – m
架构使用 SysTick_Handler() */
void rt_os_tick_callback(void)
{

    rt_interrupt_enter(); /* 进入中断时必须调用 */
    rt_tick_increase(); /* RT – Thread 系统时钟计数 */
    rt_interrupt_leave(); /* 退出中断时必须调用 */

}
/* cortex – m 架构使用 SysTick_Handler() */
void SysTick_Handler()
{

    rt_os_tick_callback();

}
void rt_hw_board_init(void)
{

    /* 1、系统时钟初始化 */
    HAL_Init(); // 初始化 HAL 库
    SystemClock_Config(); // 配置系统时钟
    SystemCoreClockUpdate(); // 对系统时钟进行更新
/* 2、OS Tick 频率配置 */
    SysTick_Config(SystemCoreClock / RT_TICK_PER_SECOND);
#ifdef RT_USING_COMPONENTS_INIT
    rt_components_board_init();
    #endif

}
```

由于 SysTick_ Handler（ ）中断服务例程由用户在 board. c 中重新实现，做了系统 OS Tick，所以还需要删除工程里中原本已经实现的 SysTick_ Handler（ ），避免在编译时产生重复定义。如果此时对工程进行编译，没有出现函数重复定义的错误，则不用做修改，如图 5 – 21 所示。

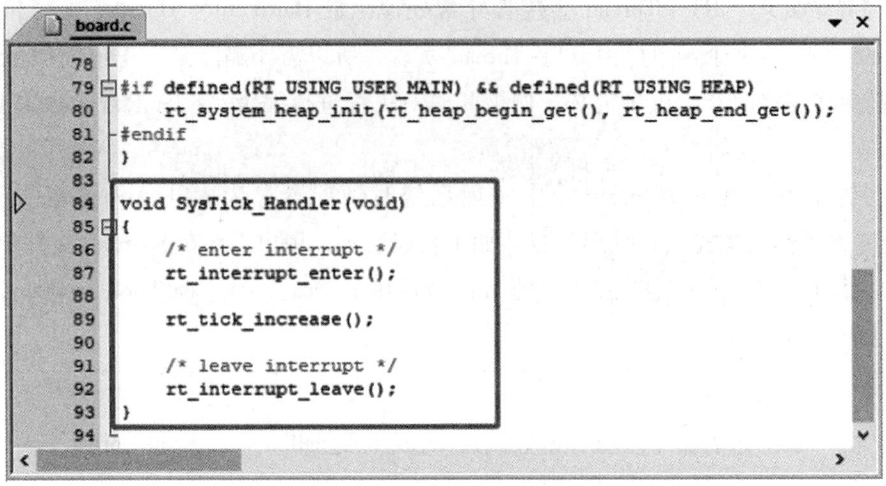

图 5 - 21 SysTick_ Handler 实现

（6）编写第一个应用 移植好 RT - Thread Nano 之后，则可以开始编写第一个应用代码验证移植结果。此时 main（）函数就转变成 RT - Thread 操作系统的一个线程，现在可以在 main（）函数中实现第一个应用：板载 LED 指示灯闪烁，这里直接基于裸机 LED 指示灯进行修改。

1）首先在文件首部增加 RT - Thread 的相关头文件 < rtthread. h >。

2）在 main（）函数中（也就是在 main 线程中）实现 LED 闪烁代码：初始化 LED 引脚、在循环中点亮/熄灭 LED。

3）将延时函数替换为 RT - Thread 提供的延时函数 rt_ thread_ mdelay（）。该函数会引起系统调度，切换到其他线程运行，体现了线程实时性的特点，如图 5 - 22 所示。

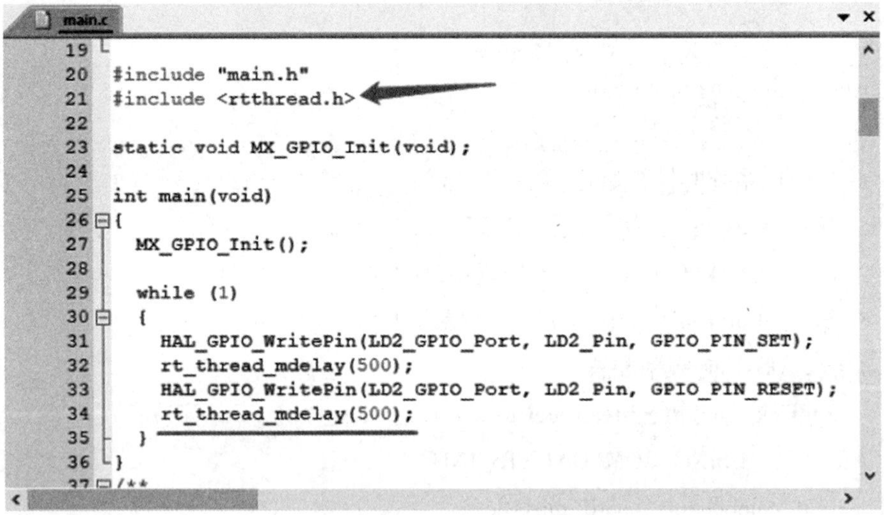

图 5 - 22 编写第一个应用程序

与裸机 LED 闪烁应用代码的不同之处：①延时函数不同，RT - Thread 提供的 rt_ thread_ mdelay（）函数可以引起操作系统进行调度，当调用该函数进行延时时，本线程将不占用 CPU，调度器切换到系统的其他线程开始运行，而裸机的 delay 函数是一直占用 CPU 运行的；②初始化系统时钟的位置不同，移植好 RT - Thread Nano 之后，不需要再在 main（）中做相应的系统配置（如 hal 初始化、时钟初始化等），这是因为 RT - Thread 在系统启动时，已经做好系统时钟初始化等的配置。

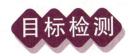

答案解析

一、选择题

下列对有限状态机软件框架的说法，不正确的是（　　）

A. 其在任意时刻都处于有限状态集合中的某一状态

B. 当其获得一个输入字符时，将从当前状态转换到另一个状态，或者仍然保持在当前状态

C. 有限状态机通常可以用状态真值表来描述

D. 有限状态机主要分成两类：Moore 状态机和 Mealy 状态机

二、简答题

1. 常见用 STM32 单片机软件开发工具有哪些？

2. 请用代码表示状态机软件框架。

3. 常见的国产嵌入式操作系统有哪些？

4. 嵌入式操作系统任务之间的同步有哪些方式？

书网融合……

本章小结

第六章　智能医学仪器算法分析

学习目标

1. 掌握　算法的特征和评价；常见医学仪器数据处理用到的嵌入式算法；位置式 PID 和增量式 PID 的原理。

2. 熟悉　中值滤波、算术平均滤波算法的含义；简单阈值控制的原理；神经网络算法的概念。

3. 了解　神经网络算法在 STM32 单片机上的移植；线性插值算法的原理及实现。

4. 具有根据医学信号数据特点选择合适算法实现功能的能力。

⇒ 案例分析

实例　中国的 A 公司曾研发过一款能够预测患者在 15 年内患糖尿病可能性的模型，准确率达 88%；B 公司开发了一种能够预测 30 分钟内血糖值的算法；生物医学公司 C 研发了一种支持 Apple Watch 的血糖监测系统，最近加入了一个能够预测血糖值和提供改善建议的功能。

问题　1. 在糖尿病预测产品中用到了什么算法？
　　　　2. 列举你知道的用于智能医学仪器的算法。

智能医学仪器需要对获取的大量人体信号进行处理，前面我们已经学过处理人体信号其实就是单片机去处理人体信号转换过来的电压信号，所以智能医学仪器中的智能主要体现在大量信号值（即电压值）进行智能算法分析。

第一节　算　法

用计算机完成解题任务，除了要选取适当的数据结构外，还需要制定出解决问题的方法和步骤，这就是所谓的计算机算法。算法是对问题求解过程的一种描述，是为解决一个或一类问题给出的一个确定的、有限长的操作序列。

一、算法的描述

算法可以用自然语言、数学语言或约定的符号语言来描述，也可用计算机高级程序语言描述。例如对于"从 3 个整数中选出最大的一个整数并输出"的问题，可采用以下 3 种方法。

1. 自然语言描述算法

第 1 步：输入 3 个整数 x、y、z。

第 2 步：先从 2 个数 x、y 中选出最大的一个，设为 m。

第 3 步：再从 m 与 z 选出最大的一个，设为 n。

第 4 步：输出 n。

用自然语言描述算法比较容易看懂，对读者要求不高。但算法过程的流向不清晰，特别是算法中含有多处转向时，容易使人弄不明白。

2. 符号语言描述算法 符号语言有许多类型，这里仅介绍用程序流程图描述算法，如图6-1所示。

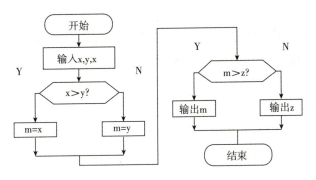

图6-1 算法流程图

程序流程图描述的算法比较清晰，而且容易转换成单片机语言。

3. 高级语言描述算法 目前有多种程序设计语言，本文仅介绍用C语言的描述。

```
scanf("%d%d%d",&x,&y,&z);
if(x>y)
    m=X;
else
    m=Y;
if(m>z)
    printf("%d",m);
else
    printf("%d",z);
```

用高级语言描述的算法对读者要求较高，必须具备高级语言的知识。但这种算法直接可输入计算机中进行调试，容易验证其正确性。本书中的数据结构算法大部分采用C语言描述。

二、算法的特征

一个正确的算法必须满足以下5个重要特征。

1. 有穷性 对于任意一组合法的输入值，在执行有穷步骤之后一定能结束，即算法中的操作步骤为有限个，且每个步骤都能在有限时间内完成。例如如下算法：

```
scanf("%d",&n);
s=0;i=0;
while(i<=n);
{
s=s+i;
i++;
}
printf("%d",s);
```

上述算法应该是求和：1+2+3+....+n。但算法中有一个错误，在while语句后面加了一个分号；使得while（i<=n）语句成为一个独立语句。当输的n大于0时while（i=n）语句无穷地循环执行，因为值始终为0。我们常称这种无限循环为死循环，程序不能在有限的时间内完成。将多余的分号去掉，该算法变为有穷性。

2. 确定性 对于每种情况下算法都必须只有一条执行路径，且不会有二义性。对相同的输入在任何时候执行都应得出相同的结果。例如"从3个整数中选出最大的一个整数或最小的一个整数并输出"的算法如下：

第1步：输入3个整数x，y，z。

第2步：先从两个数x、y中选出最大的或最小的一个，设为m。

第3步：再从m与z中选出最大的或最小一个，设为n。

第4步：输出n。

上述算法的第2步与第3步是不确定的，对于相同的输入会有不同的结果。因此算法应改为：

第1步：输入3个整数x，y，z。

第2步：如果选最大数，则从两个数x、y中选出最大的一个，设为m；再从m与z选出最大设为n。

第3步：如果选最小数，则从两小数x、y中选出最大的一个，设为m；再从m与z选出最小设为n。

第4步：输出n。

3. 可行性 算法中的所有操作都必须是足够的"基本操作"，即每一操作都可以通过已经实现的基本操作运算有限次地实现。例如求n个数的最大值的算法如下：

```
scanf("%d...%d,&a[0],&a[1],...&a[n-1]);
max = a[0];
for(i =1;i < n;i + +)
{
    if (a[i] > max)max = a[i];
}
printf("%d",max);
```

上述算法中第一个语句不够基本，输入的项数不确定，应改为：

```
scanf("%d",&n);
for(i =0;i < n;i + +)
sanf("%d",&a[i]);
max = a[0];
for(i =1;i < n;i + +)
{
    if(a[i] > max)max = a[i];
}
printf("%d",max);
```

4. 有输入   一个算法可以有零个或多个输入量，这些输入量取决于算法中所要求的数据对象。有些算法的输入量需要在算法执行过程中输入，而有些算法表面上可以没有输入，实际上已被嵌入算法之中。例如前面所述的几种算法都有输入量，如下算法是计算 $1+2+3+...+100$，没输入量：

```
s = 0;
for( i = 1; i < = 100; i + + ) s = s + i;
printf("% d", s)
```

可以看出，没有输入量的算法一般输出结果是固定，或是一个特定的值，或是一串固定的符号。

5. 有输出   一个算法必须有一个或多个输出，这些输出是算法对输入进行运算的结果，它是一组与"输入"有确定关系的量值，这种确定关系即为算法的功能。如果一个算法没有输出，则算法无任何意义。

三、算法的评价

对于同一个问题，可以有许多不同的算法。如何评价这些算法的优劣，可以从以下几个方面考虑。

1. 正确性   算法是针对解决具体问题而提出的，所以算法首先应满足具体问题的要求，要具备正确性，否则就谈不上解决实际问题了。即算法的正确与否取决于是否满足解决实际问题的需要，要经得起一切可输入数据的考验。例如求 n 个数的最大值算法改为：

```
scanf("% d", &n);
for( i = 0; i < n; i + + )
      scanf("d", &a[i]);
max = 0;
for( i = 0; i < n; i + + )
{
      if( a[i] > max) max = a[i];
}
printf("% d", max);
```

初步看该算法好像没错误，但当用户输入的数据都为负值时，该算法的结果为 0，并不是正确结果，因此算法正确是非常重要的。

2. 可读性   算法是表示求解问题的步骤，必须可以供人使用、阅读和交流，所以算法要尽可能地简单通俗，便于理解。在算法或程序中可多加注释来增强可读性。当然算法必须有效。例如求 3 个数的最大值的 C 程序可以增加如下注释：

```
scanf("% d% d% d", &x, &y, &z);//输入 3 个整数 x, y, z
if( x > y) m = x;//如果 2 个数 x、y 中 x 大, 将 x 赋给 m
else
      m = y;//否则, 将 y 赋给 m
if( m > z)
      printf("% d", m);//如果 x、y 中较大值 m 大于 z, 则输出最大值 m
else
printf("% d", z);//否则, 输出最大值 z
```

在程序中加注释实际上是将算法的自然语言与高级语言相结合，使算法易懂且容易实现。

3. 容错性　当输入数据非法时，算法应能适当地做出反应或进行处理，如返回某些出错信息，甚至控制终止程序的执行等，而不会产生莫名其妙的输出结果，也即算法要尽可能地考虑各种可能出错的状况。例如求 1 + 2 + 3 + ... + n 的算法如下：

```
scanf("%d",&n)//输入求和的项数 n
for(s = 0,i = 1;i < = n;i + + )
    s = s + i;//对前 n 项进行求和
printf("%d",s);//输出求和结果
```

当输入的 n 值为负值时，此算法的输出结果是 0，结果不明确。如果在算法中增加一个判断，则输出结果更容易理解：

```
scanf("%d",&n)
if(n < 1 )
    printf("input data error!");
else
{
    for(s = 0,i = 1;i < = n;i + + )s = s + i;
    printf("1 + 2 + ... + %d = %d",n,s);
}
```

4. 高效率　要求算法的执行时间要尽可能短，对于存储空间的占用要尽可能少，即做到既省时又节省空间。

显然，在前三个方面都满足的情况下，主要应考虑算法的效率，通过算法效率的高低来评判不同算法的优劣。当然，我们希望选用一个运行时间短、所占存储空间小、其他性能也好的算法，然而实际上很难做到十全十美，因为时间与空间的利用有时相互制约：要节省算法的时间往往要增加算法的空间，而节省算法的空间又可能消耗更多的计算时间。因此要根据具体情况对算法的要求有所侧重。若对于反复进行多次的程序，应尽可能选择快速的算法；对于待解决问题数据量极大，机器存储空间较小，相应算法应主要考虑如何节省空间。

第二节　常用数字滤波算法

很多嵌入式系统都需要通过 A/D 转换方式采集模拟信号，当干扰作用于模拟信号之后，A/D 转换结果就会偏离真实值。如果仅采样一次，是无法确定该结果是否可信的，必须多次采样，得到一个 A/D 转换的数据系列，通过某种处理后，才能得到一个可信度较高的结果。这种用软件算法从采样数据（数据样品）系列中提取逼近真值数据的方法，通常称为数字滤波。数字滤波有硬件滤波的功效，却节省了硬件投资。实现数字滤波功能的软件算法称为数字滤波算法，由于数字滤波算法的灵活性，其效果往往是硬件滤波电路达不到的。

数字滤波的不足之处就是需要消耗一定的 CPU 时间，在进行实时信号处理时必须充分考虑到这一点。当有用信号为高频信号，干扰信号为低频信号时，需要采用高通滤波。实时高通滤波算法受到 CPU

速度的限制，往往力不从心，而硬件高通滤波器却很容易处理这种实时信号。当有用信号为低频信号（如温度、湿度、重量、水位等），其频率通常很低（甚至接近 0.001Hz），而干扰信号频率相对较高时（如各种电磁干扰），需要采用低通滤波。由于硬件低通滤波器往往体积比较大，与当前电子产品微型化趋势不相容。而当前 CPU 的速度在执行实时低通滤波算法时完全可以胜任，故数字滤波主要应用领域为实时低通滤波。在某些情况下，数字滤波也用来进行带通滤波。

对于非实时信息处理，由于不受处理速度的制约，数字滤波算法广泛应用于各种音频数据、图片数据和视频数据的加工处理。

如果用硬件手段（FPGA/CPLD）来实现数字滤波，其处理速度将有质的飞跃，滤波算法采用数学工具软件 MATLIB 来设计，滤波功能也将更加丰富多彩，应用频率范围也大大扩展。本章只介绍在嵌入式系统中广泛使用的几种数字滤波算法，这些算法都是用软件进行实时低频信号处理，达到提高系统的抗干扰能力的目的。

一、程序判断滤波

生产经验告诉我们，很多物理量的变化是需要一定时间的（即数学模型中包含惯性环节），相邻两次采样值之间的变化有一个合理限度（即有用信号高频分量的最高频率有限）。例如在热处理车间的大型电炉里，工件的温度变化不可能在短时间（采样间隔）内发生剧烈变化，如果相邻两次采样值之间的变化未超过预定的范围，说明该采样值未受到明显干扰，可以采信。如果相邻两次采样值之间的变化超过了预定的范围，说明该采样值受到了明显干扰（毛刺型突发干扰），不能采信。对于不可信的采样数据，必须输出一个合理的替代数据，以保证采样数据序列的连续性和完整性。在要求不高的场合，可以用前一个采样数据来替代这个受干扰的采样数据。这种由程序进行简单判断的数字滤波算法称为"程序判断滤波"，也称为"限幅滤波"，相应程序如下：

```
#defineD10//相邻两次采样值之间最大允许变化值
int history;//上次采样值
int filter ()//程序判断滤波
{
    int new;
    new SampleAdc();//进行一次采样得到当前的 A/D 转换值
    if((new - history > D)ll (history - new > D))//与前一次采样值进行比较
    new = history;//如果变化超过允许范围,以前一次采样值为准
    history = new;//刷新"上次采样值",为下一次采样准备好"比较基准"
    return new;//返回本次有效采样值
}
```

当被检测物理量处于明显变化阶段时，相邻两个采样值之间的差别也比较明显，这时用前一个采样值来替代当前受干扰的采样值必然存在较大误差。因此，可以利用被检测物理量的变化趋势来进行预测，选择一个更加合理的数据来替代当前受干扰的采样值，使得替代误差大大减小。

为了掌握被检测物理量当前的变化趋势，至少需要有两个以上的采样值历史记录。我们采用最简单的线性预测算法，只要两个历史采样值就可以了。线性预测算法的含义为"当前采样值的变化趋势与前一次采样值的变化趋势相同"，即采样值在短期内保持相同的上升趋势或下降趋势。设相邻 3 次采样值

依次为 x_0、x_1 和 x_2，则有：

$$x_2 - x_1 = x_1 - x_0 \qquad (6-1)$$

由此可得：

$$x_2 = x_1 - x_0 \qquad (6-2)$$

即由两个历史采样值 x_0 和 x_1 可以预测出当前的采样值 x_2，用这个预测值来替代受干扰的当前采样值会更加合理。按这种方法可以得到的改进程序如下：

```
#defineD10//相邻两次采样值之间最大允许变化值
int history[2]; //history[1]为最近一次采样值,history[0]为更早一次的采样值
int filter ()//程序判断滤波
{
    int new;
    new SampleAdc(); //进行一次采样得到当前的 A/D 转换值
    //与最近一次采样进行比较
    if((new - history[1] > D)||(history[1] - new > D))
    {

        //变化超过允许范围,则按趋势进行预测
        new = 2 * history[1] - history[0];
    }
    if( new < 0)new = 0: //A/D 转换值不能为负数
    if(new > 4095)new = 4095; //12 位 A/D 转换值不能超过 4095
    history[0] = history[1];//刷新采样值历史记录
    history[1] = new;
    return new: //返回本次有效采样值
}
```

程序判断滤波的关键是合理确定采样周期和相邻两次采样值的最大允许变化值。采样周期理论上可以用"奈奎斯特采样频率"来计算，而实际上往往行不通，因为在很多情况下并不知道被检测物理量的详细频谱资料。为此，可以从最简单的技术指标入手，计算出合理的采样周期。具体方法如下。

（1）控制精度（或检测精度）是系统的主要技术指标，为了满足这个技术指标，硬件措施是采用分辨率足够高的 A/D 转换芯片（保证空间分辨率），软件措施是提高采样频率（缩短采样周期），确保相邻两次采样值的变化量不超过控制精度对应的采样值（保证时间分辨率）。

（2）通过对被检测物理量的观察和实践经验，可以得到该物理量最大可能的变化速率（即高频分量的客观体现）。在这种极端情况下，相邻两次采样值的差值达到最大，这时系统进入时间分辨率最低的状态。由于系统的最低时间分辨率必须满足控制精度的要求（并尽可能留有余地），由此便可以计算出合理的采样周期。

下面用一个实例来介绍如何确定采样周期和相邻两次采样值的最大允许变化值。假设某温度控制系

统的控制范围是 0 ~ 100℃，控制精度为 0.5℃。采用 12 位 A/D 转换芯片，空间分辨率达到 0.025℃，完全满足 0.5℃控制精度的要求。再假设控制对象的最大温度变化速率为 0.25℃/s。为了满足时间分辨率要求，相邻两次采样之间的温度变化不得超过 0.5℃（控制精度要求）。因此，相邻两次采样之间的时间间隔（采样周期）不得超过 2 秒。为了留有充分余地，采样周期可选择为 0.5 秒，使得采样时间分辨率更高一些（"高频"特性好一些），控制精度更有保障。另一方面，采样周期也不能太短，必须大于干扰的持续时间，以免一次干扰造成两次以上的采样值不准确。假设每次干扰的持续时间不超过 0.2 秒（4 个工频周期），在这里，0.5 秒的采样周期大于 0.2 秒的干扰的持续时间，故采样周期为 0.5 秒是合理的。在这个例子里，温度最大变化速率就是有用信号高频分量的体现，控制精度就是系统对高频特性要求的体现，满足了这两方面的要求，实际上就是满足了奈奎斯特采样定律。

在 0.5 秒的采样间隔时间里温度最多变化 0.125℃，相当于 A/D 转换值最多变化 5，为了留有余地，将相邻两次采样值之间最大允许变化值选择为 10。按此选择，可得到如下温度采样和控制任务函数（在嵌入式实时操作系统 RThread 的环境中运行）。

```
#defineD10//相邻两次采样值之间最大允许变化值
int history[2];//history[1]为最近一次采样值,history[0]为更早一次的
采样值
voidTaskSampleCtrl(void * pdata)//采样控制任务函数
{
    int new;
    history[0] = SampleAdc();//进行一次采样
    rt_thread_delay(DELAY_MS(500));//延时500ms
    history[0] = SampleAdc();//再进行一次采样,取得两个历史采样值
    rt_thread_delay(DELAY_MS(500));//延时500ms
    while(1)//温度采样和控制任务的循环
    {
        new = SampleAdc();//进行一次采样,得到当前的 A/D 转换值
        if((new - history1] > D)(history[1] - new > D))
        {  //与最近一次采样值进行比较
        new = 2 * history[1] - history[0];
        //如果变化超过允许范围,则按趋势进行预测
        if(new < 0) new = 0;
        if(new > 4095) new = 4095;
        }
        history[0] = history[1];//刷新采样值历史记录
        history[1] = new;//当前采样值在 history[1]中
        TempCtrl();//调用温度控制算法
        //延时500ms 进行下一次的采样和控制
        rt_thread_delay(DELAY_MS(500));}
}
```

　　一方面程序判断滤波本质上是低通滤波，由于毛刺型突发干扰为高频干扰，可以被很好地滤除；另一方面，程序判断滤波采用限幅手段来达到滤波目的，对于幅度比较小的噪声干扰无能为力，即不能滤除随机干扰，因而只能用于对精度要求不是很高的场合。

二、中值滤波

　　程序判断滤波有一个潜在的隐患：在连续两个以上采样周期受到强干扰后，系统可能会不稳定。因此，程序判断滤波只能在基本上没有干扰的场合下采样，它只能滤除极个别偶发的毛刺型干扰。在环境恶化，干扰频繁的情况下，可以采用中值滤波算法来处理，该算法描述是：连续进行奇数次采样，然后将采样得到的数据样本进行排序，取中间的数据样本作为有效采样值。例如，连续采样 5 次得到 5 个采样数据样本（例如 17，17，29，27，16），然后进行排序（16，17，17，27，29），最后取中间的（即第 3 个）采样数据样本 17 作为有效采样值输出。由于受到干扰的采样值偏离有效采样值，排序后必然处于两端的位置，只要受到干扰的采样数据样本个数小于总采样数据样本数目的一半，就可以确保中值采样数据样本的有效性。

　　在采用中值滤波算法时，需要确定两种采样周期：一个被称为主采样周期，即图 6 - 2 中的 T_0，每个主采样周期输出一个有效采样值，具体的时间长度由系统精度和有效信号的高频分量决定，确定方法见"程序判断滤波"一节；另一个称为子采样周期，即图 6 - 2 中的 T_1，每个子采样周期进行一次采样操作，它由干扰频繁程度和连续采样次数 N 决定。

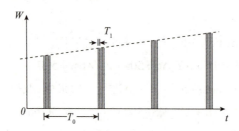

图 6 - 2　中值滤波算法中的两种采样周期

　　采用中值滤波算法必须满足以下条件。

　　（1）被采样的物理量本身在连续 N 次子采样周期期间是基本稳定的，其变化量小于系统精度要求，可以忽略不计。

　　（2）每次干扰的最长持续时间已知，相邻两次干扰的间隔时间虽然不定，但远大于次干扰的持续时间。这样，可以使得连续采样的数据样本中被干扰的样本数目不会超过总样本数目 N 的一半，确保中值样本的有效性。

　　假设某数据采集系统所采集的对象为慢变物理量，每次启动采样任务需要连续采集 1 小时，获取 60 个数据样本，每个数据样本间隔时间为 1 分钟，即主采样周期为 60 秒。采样工作环境存在干扰，但每次干扰的持续时间不会超过 80 秒，相邻两次干扰的间隔时间在 5 秒 ~ 5 分钟之间变化不定。按主采样周期每隔 1 分钟工作一次并将子采样周期确定为 40 毫秒，每次工作连续采样 5 次（工作 200 毫秒）。这样在 5 次连续采样的数据样本中可能出现的受干扰样本不会超过 2 个（干扰最长持续 80 毫秒最多影响 2 次采样），能够确保中值的有效性），将这个中值作为有效数据样本，用这种采集方式得到 60 个有效数据样本后就完成了数据采集任务。

　　采用中值滤波算法时需要对采样数据进行排序，如果排序操作在完成全部 5 次采样后进行，则选择排序算法比较合适。在这里，排序的目的是得到中值，只要排出前 3 名即可确定中值，故可提前结束排序操作。

数据采集任务可以由人工按钮操作来启动，也可以由时钟系统启动或遥控指令启动，假设该数据采集系统采用了嵌入式实时操作系统，数据采集任务为单次执行模式的任务，由人工按钮操作的键盘监控任务创建，任务结束后自行删除。

按此思路可得到如图 6 - 3 所示的程序流程图和以下程序：

```c
#define M 11
unsigned int filter2( void )
{
    unsigned int value_buf[M];
    unsigned int count, i, j, temp;
    for( count = 0; count < M; count + + )
    {
        value_buf[count] = ReadVol_CH2();
    }
    for( j = 0; j < M - 1; j + + )
    {
        for( i = 0; i < M - j - 1; i + + )
        {
            if( value_buf[i] > value_buf[i + 1])
            {
                temp = value_buf[i];
                value_buf[i] = value_buf[i + 1];
                value_buf[i + 1] = temp;
            }
        }
    }
    return value_buf[(M - 1)/2];
}
```

中值滤波本质上也是低通滤波，由于毛刺型突发干扰为高频干扰，故可以被很好地滤除。由于中值滤波进行 N 次采样才输出一次有效值（即采样输出比 $N:1$）抗突发干扰能力比程序判断滤波要提高很多，能够在干扰比较频繁的场合正常工作。另外，在 N 个数据样本中，中值样本通常受到的噪声干扰也比较小，故中值滤波算法也具备一定的抗随机干扰能力（其能力与 N 正相关）。

中值滤波的效果虽然比程序判断滤波提高很多，但必须满足主采样周期远大于子采样周期的条件。而子采样周期受到毛刺型突发干扰持续时间的限制不能太短，故主采样周期必然较长，即被检测物理量的基波频率一定比较低（慢变信号），其应用场合受到一定的限制。

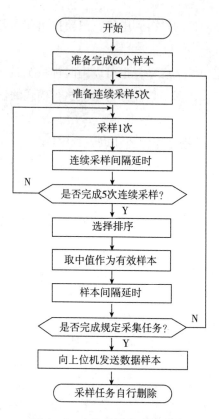

图 6 - 3　中值滤波程序流程图

三、算术平均滤波

由于随机干扰（声型干扰）随着数据样本的增加其统计平均值趋于零，故对被检测物理量进行连续多次采样，然后求其算术平均值作为有效采样值，就可以达到抑制随机干扰的效果。连续采样次数越多，抑制随机干扰的效果越好。这种滤波算法就是算术平均滤波算法。仍然以前面的采样任务为例，按此思路可得到下面的程序：

```
typedef unsigned char INT8U;//无符号 8 位整型变量
typedef unsigned int INT16U;//无符号 16 位整型变量
#define N10 //连续采样次数
INT16U Samp[60];//保存有效数据的数组
void TaskSamp(void * pdata)//采样任务函数
{
    INT8U i,n;//定义辅助变量
    INT16U R;//定义连续采样的数据累加器
    for(n =0;n <60;n + +)//每个有效样本需要连续进行 N 次采样
    {
        R =0;
    for(i =0;i <N;i + +)
    {
```

```
        R += SampAdc();进行1次采样,累加采样结果
    }
    Samp[n] = R/N;
    rt_thread_delay(3000 - 2 * N);//再延时,使主采样周期为1min
    }
}
```

　　算术平均滤波对随机干扰的抑制效果与连续采样次数 N 密切相关,当采样次数 N 增加到一定程度后,被测物理量本身产生的变化量就会超过允许范围,再也不能忽略不计了。因此,连续采样次数 N 是不能任意增加的。其应用场合与中值滤波的应用场合类似,必须满足主采样周期远大于子采样周期的条件。而子采样周期受到毛刺型突发干扰持续时间的限制不能太短,故主采样周期必然较长,即被检测物理量的基波频率一定比较低（慢变信号）,其应用场合受到一定的限制。

　　虽然算术平均滤波对随机干扰的抑制效果比较好,但却不能消除毛刺型突发干扰,只要有一个采样数据样本受到毛刺型突发干扰,算术平均值就将明显偏离真实值。

四、去极值平均滤波

　　算术平均滤波不能消除毛刺型突发的干扰,只是通过平均操作将其影响削弱。因毛刺型突发干扰使采样值远离真实值,针对毛刺型突发干扰这个特点可以比较容易地将其剔除,不参加平均值计算,从而使平均滤波的输出值更接近真实值。算法原理如下：连续采样 N 次,将其累加求和,同时找出其中的最大值与最小值,再从累加和中减去最大值和最小值,将剩余的 $(N-2)$ 个采样值求平均,即得有效采样值。这种滤波算法就是去极值平均滤波算法。仍然以前面的采样任务为例,按此思路可得到如图 6-4 所示的程序流程图和以下程序：

```
typedef unsigned char INT8U;//无符号8位整型变量
typedef unsigned int INT16U;//无符号16位整型变量
#define N10 //连续采样次数
INT16U Samp[60];//保存有效数据的数组
void TaskSamp(void * pdata)//采样任务函数
{
    INT8U i,n;//定义辅助变量
    INT16UR,S,max,min;//定义采样数据累加器、最大采样值和最小采
样值
    for(n = 0;n < 60;n + +)
    {
        //用采样值初始化数据累加器、最大采样值和最小采样值
        R = max = min = SampAdc();
        rt_thread_delay(40);
        for(i = 1;i < N;i + +)
        {
```

```
S = SampAdc();
R += S;
if(S > max) max = S;
elseif(S < min) min = S;
rt_thread_delay(40);
}
R -= max;//剔除最大值
R -= min;//剔除最小值
Samp[n] = R/(N-2);//取算术平均值作为有效值,保存到有效值数组中
rt_thread_delay(3000 - 2 * N);//再延时,使主采样周期为1min
}
}
```

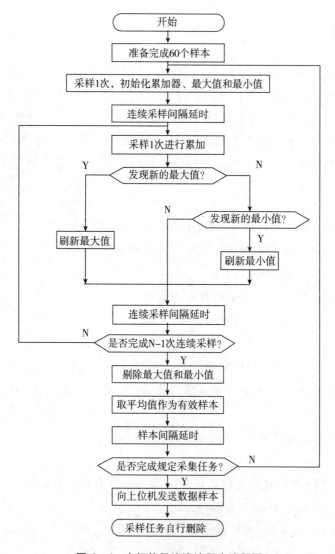

图6-4 去极值平均滤波程序流程图

去极值平均滤波同时具有消除毛刺型突发干扰和噪声型随机干扰的能力,在低频信号采集系统中被

广泛采用。在各种文艺表演大赛的评奖计分中，经常听到主持人宣布"去掉一个最高分，去掉一个最低分，某某最终得分是 9.73 分"，这实际上就是采用去极值平均滤波算法。其中最高分和最低分分别是"偏心眼"评委和"有成见"评委给出的（相当于毛刺型干扰），其他评委虽然"客观"地给分，但由于审美角度的差异，给出的分数也会有差异（相当于噪声型干扰），经过平均处理后，最终得分就能够比较客观地反映该演艺人员的真实水平。

　　如果连续 N 次采样中没有受到毛刺型干扰的数据样品，被剔除的将是两个随机误差最大的数据样品，滤波效果仍然很好。但去极值平均滤波算法也有效果不佳的时候，如果连续 N 次采样中有两个以上的正毛刺数据样品，或者两个以上的负毛刺数据样品，那么至少有个毛刺数据样品不能剔除，最终平均值必然与真实值存在明显偏差。

五、滑动平均滤波

　　前面介绍的两种平均滤波算法有一个共同点，即每个主采样周期取得的一个有效采样值是由连续若干个子采样周期取得一批采样值计算出来的，为此，这些算法的主采样周期都比较长。当被检测物理量变化较快时，较长的主采样周期不能及时采集到被检测物理量中的高频信息，致使系统反应迟钝，实时性难于保证。要保证系统的实时性，必然要按技术指标的要求相应缩短主采样周期，而子采样周期不能随意缩短（受干扰持续时间的制约），只好减少连续采样次数，连续采样次数的减少又直接降低了滤波效果。既然如此，干脆按技术指标的要求确定一个合理的采样周期，每个采样周期只进行一次采样操作（即采样输出比 1∶1），然后将当前的采样值和之前连续的若干次采样值（最近历史采样值）一起进行平均，将得到的平均值作为当前有效采样值投入使用。由于参与平均运算的历史采样值个数固定且内容不断更新，相当于一个滑动的时间窗口，故将这种平均滤波方式称为"滑动平均滤波"窗口的大小用采样数据样本个数 m 来表示。按这种方式进行采样就不再存在主采样周期和子采样周期的问题。

　　滑动平均滤波的数学描述为：

$$y_n = (x_{n-m+1} + x_{n-m+2} + \ldots + x_{n-2} + x_{n-1} + x_n)/m = \frac{1}{m}\sum_{i=1}^{m} x_{n-m+i} \qquad (6-3)$$

式中，$x_{n-m+1} \sim x_n$ 共 m 个采样值为当前滑动窗中包含的数据样本；y_n 为第 n 次采样后滑动平均滤波算法的输出结果，供控制函数使用。仍然以前面的温度控制任务为例，按此思路可得下面的程序：

```
typedef unsigned char INT8U;//无符号 8 位整型变量
typedef unsigned intINT16U；//无符号 16 位整型变量
#define M 6 //滑动窗口大小(参与平均运算的采样数据样本个数)
INT16U history[M]；//采样值的历史记录(循环队列)
INT8U P;//采样值的历史记录循环队列的入队指针
INT16U Samp;//滤波算法输出的有效采样值
void TaskSampleCtrl（void ＊ pdata)//采样控制任务函数
{
    INT8U i;
    float S;
    for(p＝0;p＜M－1;p＋＋)//准备工作:进行 M－1 次采样
    {
```

```
        histroy[p] = SampleAdc( );//将采样数据入队
        rt_thread_delay(100);//采样周期为0.1s
    }
    while(1)
    {
    histroy[p] = SampleAdc( );//新的采样数据入队,覆盖掉窗口中最老的数据
    p + +;
    if(p = = M)p = 0;//指针循环控制
    S = 0;//初始化累加和
    for(i = 0;i < M;i + +)
            S + = history[i];//累加历史数据窗口内的数据
    Samp = S/M;
    TempCtrl( );
    rt_thread_delay(100);
    }
    }
```

六、滑动加权滤波

在滑动平均滤波算法中,窗口中的 m 个采样数据样本以平等身份参与运算,这对抑制随机干扰比较有利,但将有超时严重的滞后效果,会降低系统反应速度。为了提高系统的反应速度,滤波算法的输出应该及时反映当前采样值中包含的有效信息,即增加即时数据样本和近期数据样本的权重,降低早期数据样本的权重。因此,为滑动窗口中的各个数据样本分配不同的"加权系数",进行加权平均运算。这种滤波算法称为"滑动加权滤波",其数学描述为:

$$y_n = (k_1 x_{n-m+1} + k_2 x_{n-m+2} + \ldots + k_{m-2} x_{n-2} + k_{m-1} x_{n-1} + k_m x_n)/Q = \frac{1}{Q} \sum_{i=1}^{m} k_i x_{n-m+i} \qquad (6-4)$$

式中, $x_{n-m+1} \sim x_n$ 共 m 个采样值为当前滑动窗口中包含的数据样本; $k_1 \sim k_m$ 为 m 个加权系数; Q 为全部加权系数的和,为第 n 次采样后滑动加权滤波算法的输出结果,供控制函数使用。

仍然以前面的温度控制任务为例,按此思路可得下面的任务函数:

```
typedef unsigned char INT8U;//无符号8位整型变量
typedef unsigned intINT16U; //无符号16位整型变量
#define M 6 //滑动窗口大小(参与平均运算的采样数据样本个数)
#define Q 21 //加权系数之和
INT16U history[M]; //采样值的历史记录(循环队列)
INT8U k[M] = (1,2,3,4,5,6);//加权系数
INT8U P;//采样值的历史记录循环队列的入队指针
INT16U Samp;//滤波算法输出的有效采样值
```

```
void TaskSampleCtrl ( void * pdata)//采样控制任务函数
{
    INT8U i,j;
    float S;
    for( p = 0;p < M - 1;p + + ){//准备工作:进行 M - 1 次采样
        histroy[ p] = SampleAdc( );//将采样数据入队
        rt_thread_delay(100);//采样周期为 0.1s
    }
    while(1){//新的采样数据入队,覆盖掉窗口中最老的数据
        histroy[ p] = SampleAdc( );
        p + +;
        if( p = = M)p = 0;//指针循环控制
        S = 0;//初始化累加和
        j = p;//指向最老的采样数据
        for( i = 0;i < M;i + +){
            S + = k[ i] * history[ j];
            j + +;
            if( j = = M)j = 0;
        }
        Samp = S/Q;
        TempCtrl( );
        rt_thread_delay(100);
    }
}
```

第三节　常用代数插值和曲线拟合算法

很多嵌入式系统都有信号检测功能,通过传感器对各类物理量进行测量。信号检测部分通常由传感器、信号调理电路和模/数转换电路组成。由于很多种类的传感器均存在一定程度的非线性(有的传感器甚至具有类似对数的转换特性),即被检测的物理量与最终得到的数字量之间不是严格的线性关系,为了得到物理量的真实值,必须建立被检测物理量与转换后的数字量之间的对应关系(即"标度变换"),建立这种对应关系的过程就是"仪器标定"。

进行仪器标定时,输入一个已知的物理量,得到一个 A/D 转换结果,就建立了一个对应关系,再输入另外一个已知的物理量,得到另外一个 A/D 转换结果,就又建立了一个对应关系,不断改变输入物理量的大小,就可以得到一系列对应的 A/D 转换结果。如果建立一个坐标系,用 y 轴表示被检测的物理量,用轴表示 A/D 转换结果,则每一个对应关系就是这个坐标系中的一个点,n 个对应关系就由坐标图上的 n 个点表示,如图 6 - 5 所示。

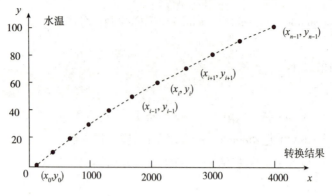

图6-5 用坐标图表示对应关系

如果要完全掌握被检测物理量与 A/D 转换结果之间的对应关系，仪器标定的工作量将非常大。例如，在采用 12 位 A/D 芯片的系统中，就有 4096 种可能的 A/D 转换结果，即存在 4096 个对应关系。标定全部对应关系不但工作量无法承受，记录全部对应关系也需要消耗大量硬件资源。实际可行的标定方法是：在被检测物理量的检测范围之内，只选择若干个检测点进行标定，然后利用这若干点的标定结果推算出全部对应关系。例如，某热水器控制系统需要检测水温，检测范围为 0 ~ 100℃采用 12 位 A/D 进行了 9 点的标定操作，得到表 6-1 所列的 A/D 转换结果，其坐标图如图 6-5 所示。

表6-1 A/D 转换结果与温度的对应关系

水温（℃）	0	10	20	30	40	50	60	70	80	90	100
A/D 转换结果	86	376	687	1021	1379	1760	2164	2592	3043	3515	4008

当 A/D 转换结果是 1787 时，此时对应的水温是多少？根据表 6-1，水温应该在 40 ~ 50℃之间，能否再精确一些？完全可以。为此，想办法寻找一个函数形式来替代表 6-1，通过这个函数，就可以由 A/D 转换结果直接计算出对应的物理量。

若由 A/D 转换结果 x_i；可以得到对应的物理量 y_i（$i = 0，1，2，…，n$），则它们之间一定存在着某种函数关系，记作 $y = f(x)$；但是 $f(x)$ 的数学表达式并不知道，甚至其关系无法用数学表达式来精确描述。如果能够找到某一函数 $g(x)$，使得 $g(z)$ 在 x_i 处与 $f(x)$ 相等，而在其他非标定点可以用 $g(x)$ 近似地代替 $f(x)$，则 $g(x)$ 为 $f(x)$ 的插值函数，x_i 称为插值节点。也就是说，需要为一个未知的函数 $f(x)$ 寻找一个替身 $g(x)$，这个 $g(x)$ 必须满足以下条件：

（1）$g(x)$ 必须有一个明确的数学表达式，以便用它来计算任意对应的 y 值，这是寻找它的最终目标。

（2）在所有标定点（插值节点）上，$g(x_i)$ 与 $f(x_i)$ 等效，完全可以替代。

（3）在标定点（插值节点）之间的区域，$g(x)$ 与 $f(x)$ 的误差很小，满足系统检测精度要求，用 $g(x)$ 来替代 $f(x)$ 才是可行的。

选择插值函数 $g(x)$ 的方法很多，函数类型不同，近 $f(x)$ 的效果就不同。如果选择的函数类型是代数多项式，就称为代数插值。从计算的观点看，插值问题就是在允许误差范围内用一简单函数表达式近似地代替某复杂关系，由已知点推算未知点，因而在数据处理中，插值有广泛的应用。

插值代数多项式的一般形式为：

$$g(x) = a_0 + a_1 x + a_2 x^2 + … + a_{n-1} x^{n-1} + a_n x^n \qquad (6-5)$$

插值条件是：

$$g(x_i) = f(x_i) \quad (i = 0, 1, 2, \ldots, n) \tag{6-6}$$

由插值条件就可以得到一个 $n+1$ 元的线性方程组解此方程组，便可确定该多项式的各项系数（a_0，a_1，a_2，…，a_n），从而确定 $g(x)$ 的具体形式。显然一般说来参与插值的节点越多，$g(x)$ 的幂次就越高，逼近的精度也就越高，但是计算量也越大。实际上人们还是根据允许的误差范围来确定 $g(x)$ 的阶次。在很多情况下，通过控制插值区间的范围，插值函数 $g(x)$ 为一次或二次多项式就可满足要求。因此，我们只讨论这两种插值算法，即线性插值（一次插值）算法和抛物线插值（二次插值）算法。

一、线性插值

（一）算法原理

线性插值是代数插值的最简单的形式。假设变量 y 和自变量的关系 $y = f(x)$ 如图 6-6 中实曲线所示，插值函数 $y = g(x)$ 如图 6-6 中虚直线所示。

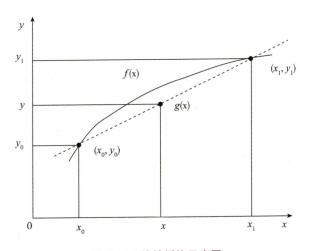

图 6-6　线性插值示意图

已知 y 在点 x_0 和 x_1 的对应值分别为 y_0 和 y_1 现在以 (x_0, y_0) 和 (x_1, y_1) 为两个插值节点，要求用一个线性插值函数 $g(x) = ax + b$，近似代替 $f(x)$。根据插值条件，应满足：

$$\begin{cases} ax_0 + b = y_0 \\ ax_1 + b = y_1 \end{cases} \tag{6-7}$$

解该方程组，便可确定线性插值函数 $g(x)$ 的参数 a 和 b。由图 6-6 可知线性插值的几何意义是用通过点 (x_0, y_0) 和点 (x_1, y_1) 的直线近似地代替曲线 $y = f(x)$。很容易求得该直线表达式：

$$g(x) = y_0 + \frac{y_1 - y_0}{x_1 - x_0}(x - x_0) \quad （点斜式） \tag{6-8}$$

或

$$g(x) = y_0 \left(\frac{x_1 - x}{x_1 - x_0} \right) + y_1 \left(\frac{x_0 - x}{x_0 - x_1} \right) \quad （两点式） \tag{6-9}$$

若插值点 x 在 x_0 和 x_1 之间，称为内插，否则称为外插或外推。在这里，只考虑内插。由图 6-6 也可以看出，插值节点 x_0 和 x_1 之间的间距越小，那么在这一区间 $g(x)$ 与 $f(x)$ 之间的误差就越小，也就是说，当 x_0 和 x_1 之间的间距小到一定程度时，$f(x)$ 在 x_0 和 x_1 之间可以看做一条线段，与 $g(x)$ 几乎重合，完全可以用 $g(x)$ 来代替。但在实际情况下，的变化范围是比较大的，如果用一条直线 $g(x)$ 来代替 $f(x)$，误差太大。线性插值算法然简单，但效果太差。解决问题的办法是设置足够多的标定测试点（插值节点），将 $f(x)$ 分成足够多的小段，在每个小段采用线性插值算法。这时，$g(x)$ 不是一条直线，而是由一系列线段组成的折线，如图 6-6 中的虚线所示。因此，线性插值算法真正的应用方式是分段线性插值算法，或者说折线插值算法。

为了实现折线插值算法，必须记录所有标定结果，它们就是插值节点，即折线的一系列端点。为了记录这些端点，就需要两个表格，第 1 个表格为"标定"测试点 A/D 转换结果 x_i（$i=0,1,2,\cdots,n$），第 2 个表格为对应的物理量精确值 y_i（$i=0,1,2,\cdots,n$）。实际计算时先将 A/D 转换结果和第 1 个表格中的各项数据进行比较，找到当前 A/D 转换结果所在的区间（即两个最邻近的节点）；然后在第 2 个表格中读出对应节点的精确值，再采用线性插值算法求出当前物理量的精确值。

如果传感器的非线性比较明显，而且各段的非线性程度不均匀，就要在非线性较明显的一段进行密集标定，而在非线性不明显的地方减少标定节点。使得在保证一定精度要求的前提下减少标定工作量和缩小表格规模；如果传感器的非线性不太明显，而且各段的非线性程度无明显差别，就可以按被检测物理量的范围均匀分布标定节点。在这种情况下，系统只需要一个表格记录各个标定节点的 A/D 转换结果就可以了。大多数传感器的非线性在测程范围之内都是不太明显的，通常采用均匀分布标定节点的办法只固化一个表格即可。

（二）算法实现

用前面的温度检测作为应用实例，标定的结果见表 6-1。为了设计相关算法，仔细分析表 6-1，从中提取它所包含的信息，并用变量来保持，程序如下：

```
#include < stdio. h >
#define N 10 //折线由 10 段线段组成（即有 11 个插值节点）
folat w = 10.0;
folat w0 = 0.0;
folat wn = 100.0;
int adc[n+1] = {86,376,687,1021,1379,1760,2164,2592,3043,3515,4008};

float line(int x)//折线插值算法,为 A/D 转换结果,返回对应温度值
{
    int i;
    if(x < adc[0]) return(w0);//A/D 转换结果过低,返回起点温度
    if(x >= adc[N]) return(wn);//A/D 转换结果过高,返回终点温度
    for(i=0;i<N;i++) if(x < adc[i+1]) break;//判断 x 所在区间
    return(w*i+w*(x-adc[i])/(adc[i+1]-adc[i]));//用点斜式线性插值算
法计算
}
main()
{
    int x;
    float y;
    while(1)
    {
```

```
        printf("n 输入 A/D 转换结果:");
        scanf ("%d",&x);
        if(x=0)break;
        y=line(x);
        printf("/n 对应温度为:%2.2f℃",y);
    }
}
```

二、曲线拟合

在代数插值算法中有一个特点，不管 $g(x)$ 是何种类型的函数，在所有标定点（插值节点）上，都与 $f(x)$ 等效。说得再明白一些，$g(x)$ 的函数曲线必须通过插值节点，或者说插值节点都在插值函数曲线上。这个特点的物理意义是：插值节点的数据必须 100% 采信，因为它们在标定点真实地反映 $f(x)$ 的值。由此，对标定结果就有一个真实性的要求，即标定数据必须是高度可信的，其误差必须控制在系统允许范围之内，可以忽略不计。以前面的温度检测为例，在 $0.00\sim100.00℃$ 的范围之内进行 12 位 A/D 转换，系统分辨率约为 $0.025℃$，温度可以显示到小数点后面第 2 位。在进行标定时，水温必须严格控制在规定的温度上，误差不得超过 $0.01℃$（小于半个 A/D 转换值）。要达到这个要求，必须采用带自动控制仪的高精度恒温水槽来进行系统标定。在 30℃ 标定时，恒温水槽的温度必须稳定在 $30.00℃$（误差不得超过 $0.01℃$）。

如果没有高精度标定的条件，标定数据中的误差就不能忽略不计，也就是说，$f(x)$ 不能保障通过标定节点，要求插值函数 $g(x_i)$ 必须通过标定节点就没有道理。如果 100% 采信标定节点数据，得到的插值函数 $g(x_i)$ 就完全将这些误差"继承"下来了，以后的插值运算结果就带有先天性误差。

由于标定数据中的误差属于随机误差，可以通过多个测试数据进行对冲。同样，利用多个标定节点的数据，可以在很大程度上减小随机误差的影响。

基于有误差的标定数据，不能再采用前面的插值函数 $g(x_i)$ 来进行插值运算。需要利用这些带有误差的标定数据寻找一个函数 $\varphi(x)$，让它尽可能逼近 $f(x)$。这个寻找 $\varphi(x)$ 的过程就是曲线拟合，即用 $\varphi(x)$ 来拟合 $f(x)$。由于 $f(x)$ 是客观存在的而实际上是无法准确描述的，只能在一批标定数据中去寻找 $f(x)$ 的"影子"。因此，曲线拟合实际上是寻找一个函数 $\varphi(x)$，让它尽可能拟合一批已经得到的标定数据。

由于曲线拟合对标定的技术条件要求不是太苛刻，实用价值比较高。标定时，不再追求高精度数据，节点之间的间隔不要求绝对均匀。仍然以水温检测为例，如果需要在 30℃ 安排一个标定节点，实际标定时就不需要高精度恒温水槽，只要一台电子温度计就可以。标定时随便用冷热水兑一下，在水温稳定下来以后（即 A/D 转换结果已经稳定），大致在 30℃ 左右就行，记录下实际水温（例如 19.25℃）和 A/D 转换结果（例如 1084）就可以了。在系统要求的检测范围内，大致均匀地安排若干个（7~10 个）标定节点，将各个标定节点的标定结果记录下来即可。

曲线拟合与代数插值还有一个不同的地方，代数插值运算需要使用标定节点的数据。也就是说，应用程序中必须包含标定节点的数据（以数组形式固化在程序中）。而曲线拟合与应用程序是分离的，通过曲线拟合得到函数 $\varphi(x)$ 后，就不再需要保存标定数据，在用程序中只需要将 A/D 转换结果代入 $\varphi(x)$ 进行运算即可达到温度值，也就是说，在应用程序中只有 $\varphi(x)$ 的运算程序，不需要标定数据。

有了一批标定数据后，就可以开始进行曲线拟合，即寻找一个 $\varphi(x)$ 函数。为此，首先要确定 $\varphi(x)$ 的类型，是三角函数？是对数函数？还是多项式函数？要确定函数类型，需要了解该传感器的工作原理，通过分析传感器的工作原理，一般就可以确定 $\varphi(x)$ 的类型。在 $\varphi(x)$ 的类型确定以后，再用某种方法找到一个具体的 $\varphi(x)$，这个 $\varphi(x)$ 是不是能够比较精确地拟合 $f(x)$，可以用标定数据来检查其逼近效果的好坏，即：

$$\delta_i = \varphi(x_i) - y_i \tag{6-10}$$

式中，x_i 和 y_i 是标定节点的数据，$\varphi(x_i)$ 是用拟合多项式计算出来的结果，δ_i 是拟合函数 $\varphi(x)$ 在 x_i 处的偏差（残差）。

由于 $\varphi(x)$ 不保证通过所有标定节点，故偏差 $\delta_i(i = 0, 1, 2, \ldots, n)$ 不要求都为零［代数插值函数 $g(x)$ 在 x_i 处的偏差必须为零］。

通常衡量 $\varphi(x)$ 逼近 $f(x)$ 的标准是使各个标定节点的偏差平方和达到最小值，按这个标准来选择拟合函数 $\varphi(x)$ 的方法称为最小二乘法。由于多项式函数可以逼近其他各种函数，而且最小二乘法的多项式拟合算法简单，所以只讨论最小二乘法的多项式拟合算法。

最小二乘法的多项式拟合算法就是求解多项式 $\varphi(x) = a_0 + a_1 x + a_2 x^2 + \ldots + a_n x^n$ 的 $(n+1)$ 个系数 a_0, a_1, a_2, a_n，求解方法的证明过程需要涉及偏微分方程组的知识，在此省略，这里直接给出结果 $\varphi(x)$ 的 $(n+1)$ 个系数 $a_0, a_1, a_2, \ldots, a_n$ 满足一个线性方程组，用矩阵形式表示即为：

$$\begin{bmatrix} m & \sum_{i=1}^{m} x_i & \cdots & \sum_{i=1}^{m} x_i^n \\ \sum_{i=1}^{m} x_i & \sum_{i=1}^{m} x_i^2 & & \sum_{i=1}^{m} x_i^{n+1} \\ \vdots & \vdots & & \vdots \\ \sum_{i=1}^{m} x_i^n & \sum_{i=1}^{m} x_i^{n+1} & \cdots & \sum_{i=1}^{m} x_1^{2n} \end{bmatrix} \begin{bmatrix} a_0 \\ a_1 \\ \vdots \\ a_n \end{bmatrix} = \begin{bmatrix} \sum_{i=1}^{m} y_i \\ \sum_{i=1}^{m} x_i y_i \\ \vdots \\ \sum_{i=1}^{m} x_i^n y_i \end{bmatrix} \tag{6-11}$$

该线性方程组的系数矩阵和常数项均可以由 m 个标定节点数据计算出来，然后求解这个 $(n+1)$ 元线性方程组，就可以得到拟合函数 $\varphi(x)$ 的 $(n+1)$ 个系数 $a_0, a_1, a_2, \ldots, a_n$。

在一个比较有限的区间内，用低阶多项式就可以比较好地逼近 $f(x)$，故我们只讨论次多项式拟合（线性拟合）和二次多项式拟合（抛物线拟合）。

曲线拟合应用非常广泛，在很多没有明确函数关系的物理量之间，通过一批实验测试数据，采用曲线拟合算法，可以得到一个拟合函数，用这个拟合函数来描述没有明确函数关系的物理量，其精度完全可以得到保证。

第四节　常用自动控制算法

自动控制是嵌入式系统的重要应用领域，由于控制对象的物理特性千差万别，技术指标要求高低不同，故控制算法种类繁多。对于一些要求不高的场合，简单的阈值控制即可胜任。在大多数场合，经典的 PID 控制算法均可满足要求。在一些要求较高的场合或者系统特性变化不定的场合，模糊控制算法、神经网络算法等智能控制算法可以取得比较满意的效果。在学习自动控制算法的入门阶段，本章只介绍简单的阈值控制算法和经典 PID 控制算法。

一、简单阈值控制

在很多要求不高的控制系统中，往往只需要将控制对象的某种物理参数控制在一个预定的范围之内，不需要很精确地控制，即使稍微超出预定范围，也不会引起严重后果，例如空调对室内温度的控制、供水水箱的水位控制等。在这一类系统中，物理参数控制范围的边界值（即阈值）就是它的技术指标。当控制系统检测到控制对象的物理参数超出值时，便输出控制信号，控制执行机构，将物理参数调整到预定的范围之内。该类系统执行机构的控制方式很简单，只有"接通"和"断开"两种，控制系统就像一只自动扳动的"乒乓开关"，故这种控制方式俗称"乒乓控制"。

（一）算法原理

在采用阈值控制的系统中，被控对象的状态在外界因素（也有可能包含被控对象自身因素）的作用下会产生变化，其状态常常会超出由上下限阈值预定的范围。控制系统通过传感器实时检测被控对象的状态，每当发现被控对象的状态超出预定范围时，便输出控制信号，由执行机构将被控对象的状态调整到预定范围之内，如图6-7所示。以普通家用空调为例，被控对象是室内温度。在夏天，外界作用就是室外的高温环境，室内各种电器和人员也会产生热量，两者共同作用的效果使得室内温度升高。当室内温度超过上限阈值（例如28℃）时，控制系统启动执行机构（制冷设备），将室内温度降低到上限阈值以下。

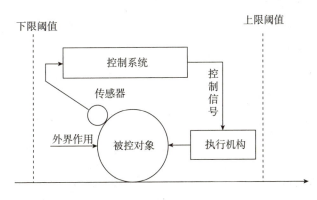

图6-7　阈值控制示意图

执行机构是在被控对象的状态刚刚超过上限阈值时启动的，启动后很快就可以将系统状态调整到上限阈值之内，如果这时候关闭执行机构，系统状态就会在短时间之内再次超过上限阈值，迫使刚刚关闭的执行机构再次启动。由于设备启动期间处于高耗能低效率状态，执行机构的频繁启动不但会降低系统的效率，同时也会缩短设备的使用寿命。解决这个问题的办法就是让执行机构启动后连续工作一段时间，直到被控对象的状态达到下限阈值时才停止工作。在执行机构停止工作后，被控对象的状态需要经过较长时间才会再次达到上限阈值，在这段时间里，执行机构得到充分"休息"。下限阈值越低，执行机构的持续工作时间越长，当然，两次工作之间的间隔时间也越长。在实际应用中，合理设置下限阈值和上限阈值可以在满足需要的前提下使系统能耗最低。按以上分析，可以得到阈值控制算法的程序流程图，如图6-8所示。

按图6-8所示程序流程图可得到如下温度采样和控制函数（每个采样周期中调用该函数一次）：

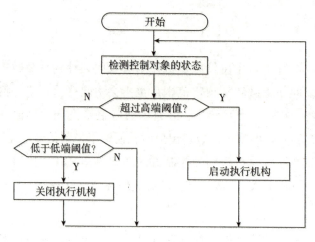

图6-8   阈值控制程序流程图

```
#define H 28.0 //上限阈值(单位:℃)
#define L 25.0 //下限阈值(单位:℃)
void SampleCtrl( ) //采样控制函数
{
    float new; //定义温度采样值(单位:℃)
    new = SampleAdc( ); //进行一次采样,得到当前的室内温度
    if( new > H )
        Ctrlout(1); //如果高于上限阈值,则启动制冷设备
    else if( new < L )
        Ctrlout(0); //如果低于下限阈值,则关闭制冷设备
}
```

　　在阈值控制方式中,也可以只设置一个预定阈值,当控制对象的状态超过预定阈值后即启动执行机构并开始计时,执行机构在工作一段固定的时间后即自行关闭,等待下一次的启动信号,这种定时方式的阈值控制程序流程图如图6-9所示。

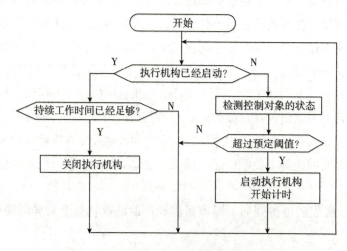

图6-9   定时方式的阈值控制程序流程图

按图 6 - 8 所示程序流程图可得到如下温度采样和控制函数, 每个采样周期（假设为 5 秒）中调用该函数一次:

```
int out;        //定义输出信号(0 = 关闭;1 = 启动)
int count;      //定义计时器(供倒计时用)
void SampleCtrl( )//采样控制函数
{
  float new;//定义温度采样值(单位:℃)
  if ( out = = 0 )
  {
      new = SampleAdc( );//进行一次采样,得到当前的室内温度
      if ( new > H ){//如果高于设定值则启动制冷设备
          out = 1;//设置输出信号为启动信号
        Ctrlout ( out );//输出控制信号,启动制冷设备
count = 12 * T;//初始化工作时间(12 次/分钟)
  }
  }
  else{//如果制冷设备已经启动
    count - - ;//计时器减 1
    if( count = = 0 )
     {//倒计时结束
      out = 0;//设置输出信号为关闭信号
      Ctrlout ( out );//输出控制信号,关闭制冷设备
     }
  }
}
```

在冬天情况与此相反, 室外的低温环境使得室内温度降低。当室内温度低于下限阈值（例如 15℃）时, 控制系统启动执行机构（制热设备）将室内温度提高到下限值以上, 这时的控制算法与图 6 - 8 和图 6 - 9 没有什么本质区别, 只是判断条件反过来而已。

二、经典 PID 控制

简单的阈值控制算法只能够将控制对象的技术指标控制在一个预定的范围之内, 控制精度较差。当需要进行精确控制时, PID 控制算法在很多场合都能够取得比较满意的效果。PID 控制算法是最经典的自动控制算法, 所有的"自动控制原理"教材均有大篇幅的介绍, 从数学模型到传递函数, 公式推导较多, 不少学生似懂非懂, 本书不再重复其内容, 直接用通俗易懂的方式介绍其核心内涵和结论, 并用程序来实现这一控制算法。

PID 控制系统的结构与简单值控制系统基本相同, 如图 6 - 10 所示, 但运行模式完全不同。

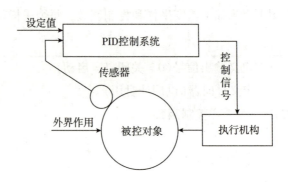

图 6 – 10　PID 控制示意图

在 PID 控制系统中，被控对象的状态与设定值的误差很小，甚至可以忽略不计。而在简单阈值控制系统中，被控对象的状态在一个比较大的范围内波动。

在 PID 控制系统中，执行机构是一直工作的，且工作强度是可以调节的，即可以从停止工作状态调整到满负荷运行状态，执行机构接收到的控制信号是一个准模拟信号（有量化误差的模拟信号）。而在简单值控制系统中，执行机构的状态只能在停止工作状态和满负荷运行状态之间来回切换，执行机构接收到的控制信号是一个标准的逻辑信号。

在 PID 控制系统中，执行机构的作用力总是极力平衡外界对被控对象的作用力，从而使得被控对象的状态能够稳定在设定值上。而在简单阈值控制系统中，两种作用力总是不平衡的，执行机构停止工作时，控制对象只受到外界作用力，执行机构运行时，执行机构的作用力大于外界作用力。

（一）算法原理

PID 控制系统输出的控制信号必须根据控制对象的状态及时进行调整，以便维持控制对象状态的稳定，为此，必须及时掌握控制对象的状态信息。

在 PID 控制系统的每个采样周期中，通过传感器采集到的当前状态信息组成了一个数据系列：

$$x_1, x_2, x_3, \cdots, x_{k-2}, x_{k-1}, x_k \tag{6-12}$$

从这些采样数据系列中至少可以挖掘出 3 种信息。

1. 当前的控制效果　将当前的采样数据与设定值进行比较，比较的结果就是当前的控制误差，当前的控制误差的大小和极性反映了当前的控制效果：

$$e_k = \mathrm{Set} - x_k \tag{6-13}$$

式中，Set 是设定值；x_k 是第 k 次采样得到的采样值；e_k 是第 k 次采样时的控制误差。第 k 次采样时的控制效果可以用控制误差 e_k 来表示：当小于 Set 时，控制误差 e_k 为正，说明控制对象的状态还没有达到设定值。当 x_k 大于 Set 时，控制误差 e_k 为负，说明控制对象的状态已经超过设定值。

2. 投入运行以来控制效果的总体评估　在每次采样后，都进行误差计算，就可以得到个误差数据系列：

$$e_1, e_2, e_3, \cdots, e_{k-2}, e_{k-1}, e_k \tag{6-14}$$

误差数据系列反映了控制系统控制效果的历史数据。系统投入运行以来控制效果的总体评估可以用误差数据系列的总和（累计误差）来表示，即：

$$S_k = e_1 + e_2 + e_3 + \cdots + e_{k-2} + e_{k-1} + e_k = \sum_{i=1}^{k} e_i \tag{6-15}$$

从累计误差的计算方法可以看出，这里实际上采用了数值积分算法，故累计误差也就是误差的积分值。由于控制误差有正有负，误差积分的结果使得 S_k 也可能为正，也可能为负。当 S_k 为正时，说明到目前为止控制对象的状态总体上低于设定值，或者说大多数情况下低于设定值；当 S_k 为负时，说明到目前为止控制对象的状态总体上超过设定值或者说大多数情况下超过设定值。

3. 下一时刻的变化趋势　由于控制对象和外部作用均有一定的惯性，状态变化也有一定的惯性，即控制对象的状态不能突变，某个时刻的变化趋势将在很大程度上被延续到下一个时刻。故下一时刻的变化趋势可以从误差的变化趋势中看出来：

$$d_k = e_k - e_{k-1} \tag{6-16}$$

从式中可以看出，变化趋势 d_k 就是误差的数值微分。当 d_k 为正时，说明误差有增加的趋势；当 d_k 为负时，说明误差有减小的趋势。

PID 控制算法正是利用上面这 3 种信息来计算输出控制信号的大小。

（1）比例控制（P）　根据当前的误差信息来计算输出控制信号的大小，误差越大，输出的控制信号也越大：

$$OutP_k = KP \times e_k \tag{6-17}$$

式中，KP 称为比例常数，KP 的数值越大，控制系统的灵敏度越高，对误差的反应越强烈，使控制对象能够较快达到设定值，但也容易使系统不稳定，反应过度。

当控制对象的状态达到设定值时，误差消失，比例控制运算结果为零，失去控制能力。因此，比例控制只有在误差存在的情况下才有效，不能实现误差为零的控制效果。

（2）积分控制（I）　根据当前的误差积分信息来计算输出控制信号的大小，误差积分越大，输出的控制信号也越大：

$$OutI_k = KI \times S_k \tag{6-18}$$

式中，KI 称为积分常数。在误差不为零的控制调节阶段，积分控制可以协同比例控制，加强控制效果。在控制对象的状态被稳定在设定值上之后，误差为零，这时比例控制已经失效，但误差的积分值 S_k 维持不变，凭借这点"历史本钱"，积分控制仍然可以产生一个稳定的输出控制信号，维持误差为零的控制效果，这就是积分控制的最大优势。

（3）微分控制（D）　根据当前的误差微分信息来计算输出控制信号的大小，误差微分越大，输出的控制信号也越大：

$$OutD_k = KD \times d_k \tag{6-19}$$

式中，KD 称为微分常数。误差的微分值 d_k 越大，预示着控制对象的状态将产生激烈变化。微分控制产生的控制输出就专门用来对抗这种激烈变化，产生超前的控制作用，有打"预防针"的功效。

以上 3 种控制算法各有其特色，将它们综合起来就是 PID 控制算法：

$$Out_k = KP \times e_k + KI \times S_K + KD \times d_k \tag{6-20}$$

由于该计算公式直接计算出输出控制信号的大小，即指明了控制信号在输出信号允许范围中的具体位置，故该算法称为"位置型 PID 控制算法"。按以上分析，采用位置型 PID 控制算法的任务函数如下：

```
float Set;//设定值
float KP;//比例常数
float KI;//积分常数
float KD;//微分常数
float LE;//上次误差值
```

```
float SE;//累计误差值
void Task SampleCtrl(void  * pdata)//采样控制任务函数
{
    float new,E,DE,out;//定义临时变量
    while(1)//采样和控制任务的循环
    {
        new  =  SampleAdc();//进行一次采样,取得控制对象的当前值
        E = Set – new;//计算当前的误差
        SE  +  =  E;//计算当前的误差积分值
        DE = E – LE;//计算当前的误差微分值
        out = KP * E + KI * SE + KD * DE;//计算控制信号,先计算比例项积分
项微分项
        CtrlOut(out);//输出计算结果,控制执行机构
        LE = E;//保存误差值,以供下次计算使用
        rt_thread_delay(500);//延时0.5s(采样周期)
    }
}
```

在运行过程中，计算出来的输出控制信号可能为负值，对于单向驱动的执行机构，负值是没有意义的，负值的控制信号当作零来看待。例如温度控制系统中的加热电炉，只能加热，不会制冷，当温度超过设定值时，误差为负数，计算出来的输出控制信号为负值，实际上就是输出 0 电压，让电炉停止加热。另一种情况发生在系统开始运行时，控制对象的状态与设定值相差甚远（误差很大），计算出来的输出控制信号很大，超过了最大可能输出信号的范围，这时就输出最大信号，让执行机构满负荷工作，以便尽快接近设定值。

只要合理设置 KP、KI 和 KD 三个控制常数，PID 控制算法基本上可以满足各种自动控制系统的要求。

在大多数情况下，执行机构本身没有状态记忆功能，每时每刻都靠控制信号驱动，如果失去控制信号，执行机构即失去功能，在这种场合必须采用位置型 PID 控制算法。例如，加热电炉可以通过调节供电电压来控制其等效功率，如果失去供电，就失去了加热功能。

也有一些执行机构具有记忆功能，即使失去驱动信号仍然可以维持原来的状态不变。例如，在用步进电动机作为执行机构的自动控制系统中（数控机床最为典型），步进电动机在失去驱动信号时，仍然可以锁住当前的坐标位置。当需要改变坐标位置时，只需要给出调整量即可，步进电动机在当前坐标位置的基础上，根据调整量的符号和大小进行调整。在这种情况下，PID 控制算法只需要计算出调整量，并将计算出来的调整量输出给执行机构即可。调整量也就是增量，即本次输出量与上一次输出量之差：

$$Dout_k = Out_k - Out_{k-1} \tag{6-21}$$

而：

$$Out_k = KP \times e_k + KI \times S_k + KD \times d_k$$

$$Out_{k-1} = KP \times e_{k-1} + KI \times S_{k-1} + KD \times d_{k-1}$$

故：
$$Dout_k = Out_k - Out_{k-1}$$
$$= KP \times (e_k - e_{k-1}) + KI \times (S_k - S_{k-1}) + KD \times (d_k - d_{k-1})$$
$$= KP \times d_k + KI \times e_k + KD \times (d_k - d_{k-1})$$

(6-22)

从式中可以看出，在计算输出增量的公式中，除了 3 个常数外，参加计算的数据与位置型 PID 算法相比均降了一阶：参与比例运算的数据由误差值降为误差微分值，参与积分运算的数据由误差积分值降为误差值，参与微分运算的数据由误差微分值降为误差微分值的差（即二阶数值微分）。

这种只计算输出增量的 PID 控制算法，称为增量型 PID 控制算法。采用增量型 PID 控制算法的任务函数如下（在嵌入式实时操作系统 RThread 的环境中运行）：

```
float Set;//设定值
float KP;//比例常数
float KI;//积分常数
float KD;//微分常数
float LE;//上次误差值
float SE;//累计误差值
void Task SampleCtrl(void * pdata)//采样控制任务函数
{
    float new,E,DE,out;//定义临时变量
    while(1)//采样和控制任务的循环
    {
        new = SampleAdc();//进行一次采样,取得控制对象的当前值
        E = Set - new;//计算当前的误差
        DE = E - LE;//计算当前的误差微分值
        out = KP * E + KI * SE + KD * (DE - LD);//计算控制信号,先计算比例项积
分项微分项
        CtrlOut(out);//输出计算结果,控制执行机构
        LE = E;//保存误差值,以供下次计算使用
        LD = DE;//保存误差微分值,以供下次计算使用
        rt_thread_delay(500);//延时 0.5s(采样周期)
    }
}
```

（二）PID 控制算法在应用中需要解决的问题

PID 控制算法本身并不复杂，算法程序也很简单，但在实际应用中要取得满意效果还需要先解决不少问题才行。

就程序本身而言，这里所有数据均为实数类型，实际应用时未必最合理。以温度控制为例，假设温度控制的设定值为 37.0℃，是一个实数类型的数据。温度传感器采集到的温度信息是靠 A/D 转换值来获取的，而 A/D 转换值是一个整数类型的数据。为了计算控制误差，就需要将 A/D 转换值变换为实数类型的温度值，这种转换在每个采样周期里均需要进行一次。如果事先将设定值转换为对应的 A/D 转换值，以整数类型来保存设定值，则所有内部数据均以 A/D 转换值为单位（整数类型），显然可以使运

算变得简单快捷。这在采样周期比较短的高速自动控制系统中是比较有利的。

数据格式只是一个小问题，真正的问题是如何设置 KP、KI 和 KD 这 3 个控制参数。如果知道控制对象的数学模型，可以按教科书中的方法来估算这 3 个控制参数。但在实际应用中基本上是没有意义的，很多实际控制对象的数学模型根本就不知道。因此，大多数情况下都是根据经验人工输入 3 个控制参数，然后再一边运行一边对控制参数进行调整，直到控制效果满意为止。

调整控制参数的基本原则如下（以加温设备为例）。

（1）如果控制对象的温度很快达到设定值，并超过设定值很多才回调（超调），则应该减小 KP 和 KI，降低控制强度；加大 KD，抑制超调。不一定 3 个参数同时都要调整，可以重点调整 KP。

（2）如果控制对象的温度很难达到设定值，或者经常低于设定值，则应该加大 KP 和 KI，增加控制强度。

（3）如果控制对象的温度能够控制在设定值上，但上下波动比较大（不稳定），则应该加大 KD，抑制波动；同时适当减小 KI，降低积分控制对微分控制的对冲作用。

（4）如果容易受环境影响而导致温度波动，则应该加大 KD，抑制波动。

3 个控制参数的调试过程是比较费时费力的，如何让控制系统自己来设置这 3 个控制参数就成为 PID 控制中的热门课题，这就是控制参数"自整定"算法。控制参数自整定是通过多次自动记录系统实际运行轨迹，然后对多次记录的数据进行分析，得到控制对象等效数学模型中的关键参数，从而求出比较合理的控制参数。控制参数自整定过程在系统投入使用的初始阶段进行，控制参数自整定的算法程序作为一个功能模块包含在控制系统的软件中。

3 个控制参数设置好以后，即使取得满意的控制效果，也往往不能持久，因为控制对象是会变化的，即控制对象的数学模型中的参数是会变化的，一套固定的控制参数不可能适应动态变化的控制对象。因此，必须经常进行控制参数调整，或者经常运行控制参数自整定功能。这不但比较麻烦，而且效果不好。因为只有控制效果变坏后才会再次进行参数调整，这时已经产生不良后果（出了废品或次品）。

更完善的 PID 控制算法包含了控制参数自动实时调整功能，只要控制对象发生变化就能实时进行检测判断，动态调整控制参数，使系统总是运行在理想的控制状态。关于控制参数自整定和动态调整的算法比较复杂，属于高端科研课题，有兴趣的读者可以去阅读相关资料，本书不再介绍。

第五节　神经网络算法

神经网络是近年来备受关注和研究的一个领域，尤其是深度神经网络的出现和发展，不仅在图像、语音、自然语言处理等方面有着广泛的应用，而且被认为是 AI 技术的核心之一。

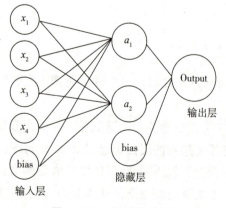

图 6 – 11　神经网络结构

一、神经网络概述

神经网络是一种模仿人类大脑结构设计的算法结构，它由大量的节点（或称为"神经元"）相互连接构成。每个神经元都可以接收输入，进行处理后输出到其他神经元。这种结构使得神经网络能够处理复杂的数据模式，如图 6 – 11 所示。

神经网络的核心是用神经元模型模拟人脑的神经系统，由神经元组成一个神经网络。神经元有若干个输入和一个输出，将所有输入加权求和，通过一个非线性激活函数映射为输出。神经网络可以提供机器学习、分类、聚类、回归等功能的支持。

神经网络受到人脑的启发，可模仿生物神经元相互传递信号。神经网络就是由神经元组成的系统。神经元有许多树突（dendrite）用来输入，有一个轴突（axon）用来输出。它具有两个最主要的特性：兴奋性和传导性。

兴奋性是指当刺激强度未达到某一阈限值时，神经冲动不会发生；而当刺激强度达到该值时，神经冲动发生并能瞬时达到最大强度。

📎 **知识链接**

神经网络在医疗中的前景

神经网络在医疗领域的应用具有广泛的前景和巨大的潜力。随着数据量的增加、计算能力的提升和算法的创新，神经网络在医疗领域的应用已经取得显著的成果，例如疾病诊断、病理诊断、药物毒性预测、基因功能预测等。

---

1. 单层感知机 最早的神经网络结构是单层感知机，仅有一个输出神经元，其输入为一定数量的实值特征，感知机的核心是 siqmoid 激活函数，用来进行非线性变换，解决数据之间的线性可分问题。

2. 多层神经网络 是由多个神经元组成，采用前向传播的方式进行训练。其中包括输入层、隐藏层和输出层。常见的多层神经网络包括全连接神经网络、卷积神经网络和递归神经网络等。

二、神经网络的类型

神经网络有多种类型，每种类型都适用于解决特定的问题。以下是主要类型的神经网络及其应用。

（一）卷积神经网络（CNN）

1. 定义和用途 卷积神经网络主要应用于图像处理领域。它们通过模拟生物视觉系统的机制，有效地识别和处理图像数据。

2. 结构特点 CNN 主要由卷积层、池化层和全连接层组成。卷积层用于提取图像中的特征，池化层用于降低特征的维度，全连接层则用于分类或回归分析。

（二）循环神经网络（RNN）

1. 定义和用途 循环神经网络特别适用于处理序列数据，如时间序列分析、语音识别等。它们能够考虑到数据之间的时序关系。

2. 结构特点 RNN 的核心是它具有记忆功能，可以保存前一时刻的信息，并在当前时刻与新输入共同影响输出。

（三）长短期记忆网络（LSTM）

1. 定义和用途 LSTM 是 RNN 的一种改进型，特别擅长处理长序列数据，广泛用于语言模型和文本生成。

2. 结构特点 LSTM 通过引入三个门（输入门、遗忘门、输出门）来控制信息的流动，有效解决了传统 RNN 的梯度消失问题。

神经网络的多样性体现在其众多类型上，如卷积神经网络（CNN）适用于图像处理，循环神经网络（RNN）和长短期记忆网络（LSTM）优于处理序列数据等。它们广泛应用于各个领域，包括医疗诊断、金融服务、自动驾驶、语音识别和自然语言处理等，凭借其对复杂数据模式的高效处理能力，在众多行业中展示出巨大的潜力和价值。此外，神经网络在实际应用中通常涉及大量数据的训练，需要专业的知识进行架构设计和优化，以及合理的方法进行性能评估和调整。随着技术的不断进步，神经网络未来的发展将进一步推动人工智能领域的创新和突破。

三、神经网络的实现

（一）初始化参数

假设：

输入层有 N 个分量；

隐藏层数为 L，第 l 层隐藏层中神经元个数为在 $L(l)$ 个；

输出层有 M 个分量；

```
#导入模块：
import copy
import random
import numpy as np
import matplotlib. pyplot as plt
import pandas as pd
```

初始化参数代码：

自定义隐藏层结构：hidden_ structure

总层数（包括输入和输出层）：layers

学习率：learning_ rate

迭代次数：epochs

输入层到隐藏层的激活函数：activation_ input

隐藏层之间的激活函数：activation_ hidden

隐藏层到输出层的激活函数：activation_ output

```
class Neural_networks：
    def__init__(self)：
        self. hidden_structure = [40]
        self. layers = len(self. hidden_structure) + 2
        self. learning_rate = 0. 2
        self. Loss = 1
        self. epochs = 3000
        self. activation_input = " sigmoid"
        self. activation_hidden = " equation"
        self. activation_output = " equation"
```

初始化权重：

```
definit_Weight(self,X,Y):
  iflen(X. shape) = = 1:
    self. input_nodes = 1
   else:
    self. input_nodes = X. shape[1]
  iflen(Y. shape) = = 1:
    self. output_nodes = 1
  else:
    self. output_nodes = Y. shape[1]
  self. sample_num = X. shape[0]
  self. network_structure = [self. input_nodes] + self. hidden_structure + [self.
output_nodes]
  np. random. seed(1)
  W = [np. random. rand(self. network_structure[i] + 1,
            self. network_structure[i + 1])
  for i in range(self. layers - 1)]
  self. W = W
  return self. W
```

（二）损失函数

函数定义为：

$$E_k = \frac{1}{2} \sum_{j=1}^{k} (\hat{y}_j^k - y_j^k)^2 \tag{6-23}$$

k 表示第 k 个样本，j 表示第 j 个输出分量，带有 $\hat{y}$ 表示输出值，y 表示真实值。

```
#损失函数:用来衡量预测值与真实值之间的差距
def loss(self,y_hat,y):
  return 0. 5 * np. sum((y_hat - y) * * 2)
def Dloss(self,y_hat,y):
  diff = np. array(y_hat) - np. array(y)
  return diff
```

（三）激活函数

常见的有 Sigmoid 函数：

$$f(x) = \frac{1}{1 + e^{-x}} \tag{6-24}$$

激活函数代码：

```python
#激活函数
def activation(self,x,type):
    if type == "sigmoid":
        return 1/(1 + np.exp(-x))#可能会溢出,因此可以使用下面的方法
    elif type == "tanh":
        return(np.exp(x) - np.exp(-x))/(np.exp(x) + np.exp(-x))
    elif type == "relu":#relu 函数的导数在 x = 0 处不存在
        return np.maximum(0,x)
    elif type == "leaky_relu":#防止神经元死亡
        return np.maximum(0.01 * x,x)
    elif type == "softmax":
        return np.exp(x)/np.sum(np.exp(x))
    elif type == "equation":
        return x
#激活函数的导数
def activation_derivative(self,x,type):
    if type == "sigmoid":
return self.activation(x,type = "sigmoid") * (1 - self.activation(x,type = "sigmoid"))
    elif type == "tanh":
        return 1 - self.activation(x,type = "tanh") * *2
    elif type == "relu":
        return np.where(x > 0,1,0)
    elif type == "leaky_relu":
        return np.where(x > 0,1,0.01)
    elif type == "softmax":
        return self.activation(x,type = "softmax") * (1 - self.activation(x,type = "soft-
max"))
    elif type == "equation":
        return 1
```

(四) 拟合与预测

写完上述函数之后，就可以来进行拟合与预测：

```python
def fit(self,X,Y):
    #初始化权重
    W = self.init_Weight(X,Y)
    #迭代
    Loss_epoch = []
```

```
        for i in range(self. epochs):
            Loss = 0
            for sample in range(self. sample_num):
                if len(X. shape) == 1:
                    x = X[sample]
                else:x = X[sample,:]
                if len(Y. shape) == 1:
                    y = Y[sample]
                else:
                    y = Y[sample,:]
                loss,W = self. backward(x,y,W)
                Loss + = loss
            Loss = Loss/self. sample_num
            Loss_epoch. append(Loss)
            self. Loss = Loss
            if i%100 = = 0:
                print("epoch:",i,"Loss:",Loss)
        self. W = W
        #将 W 保存到 csv 文件中
        return Loss_epoch
#预测
def predict(self,X):
    y_hat = []
    for sample in range(X. shape[0]):
        if len(X. shape) == 1:
            x = X[sample]
        else:
            x = X[sample,:]
        output,hidden_elements = self. forward(x,self. W)
        y_hat. append(output)
    return y_hat
```

未来神经网络将继续发挥重要作用，但是在其应用过程中也面临一些问题，例如欠拟合、过拟合、复杂度计算等方面的瓶颈。另外，神经网络中权重和偏置的初始化、激活函数的选择、优化算法的使用，都需要进一步的研究和解决。

目标检测

答案解析

一、选择题

1. 如果相邻两次采样值之间的变化超过了预定的范围，说明该采样值受到了明显干扰，在要求不高的场合可以用的算法是（　　）

    A. 中值滤波　　　　　　　　　　　　B. 限幅滤波

    C. 算术平均　　　　　　　　　　　　D. 加权平均

2. 深度学习中的"深度"是指（　　）

    A. 计算机理解深度　　　　　　　　　B. 中间神经元网络的层次很多

    C. 计算机的求解更加精确　　　　　　D. 计算机对问题的处理更加灵活

3. 关于线性插值，下列说法正确的是（　　）

    A. 它可以对数据中的缺失进行合理的补偿　　B. 它可以对数据进行放大或者缩小

    C. 它可以预测数据的走势　　　　　　D. A 和 B

4. 与传统机器学习方法相比，深度学习的优势在于（　　）

    A. 深度学习可以自动学习特征　　　　B. 深度学习完全不需要做数据预处理

    C. 深度学习不需要调参　　　　　　　D. 以上都不对

二、简答题

1. 假如测得了 7 个时间点的温度：1 时、3 时、8 时、12 时、15 时、20 时、24 时，摄氏度分别是 8、9、16、23、22、18、10。请问用线性插值的方法得到这一天中 1 ~ 24 时之间其他时间点的温度该怎么做？

2. 简述 PID 调节规律的含义并说明各控制作用的功能。

书网融合……

本章小结

参考文献

［1］ 卢有亮. 基于 STM32 的嵌入式系统原理与设计［M］. 北京：机械工业出版社，2017.

［2］ 刘袁缘. 机器学习应用实战［M］. 北京：清华大学出版社，2022.

［3］ 杨更更. Modbus 软件开发实战指南［M］. 北京：清华大学出版社，2017.

［4］ 牛跃听. CAN 总线应用层协议实例解析［M］. 北京：北京航空航天大学，2018.

［5］ Theodore，S. Rappaport. 无线通信原理与应用［M］. 2 版. 北京：电子工业出版社，2018.

［6］ 余学飞. 现代医学电子仪器原理与设计［M］. 4 版. 广州：华南理工大学出版社，2018.

［7］ 郑传涛. 单片机原理与工程应用［M］. 武汉：华中科技大学出版社，2020.

［8］ 康一梅. 嵌入式软件设计［M］. 2 版. 北京：机械工业出版社，2022.